+++ hypolipémiant bien expliqués ++

Nutrition

Chez le même éditeur

Dans la même collection

Activité physique et sportive : facteur de santé, par le Collège français des enseignants en médecine et traumatologie du sport et de l'exercice physique (CFEMTSEP). 2019, 96 pages.

Anatomie et cytologie pathologiques, par le Collège français des pathologistes (CoPath), 3e édition, 2019, 416 pages.

Cardiologie, par le Collège national des enseignants de cardiologie – Société française de cardiologie (CNECSFC). 2e édition, 2014, 464 pages.

Chirurgie maxillo-faciale et stomatologie, par le Collège hospitalo-universitaire français de chirurgie maxillofaciale et stomatologie. 5e édition, 2021.

Dermatologie, par le Collège des enseignants en dermatologie de France (CEDEF). 7e édition, 2017, 472 pages.

Endocrinologie, diabétologie et maladies métaboliques, par le CEEDMM (Collège des enseignants d'endocrinologie, diabète et maladies métaboliques). 5e édition, 2021.

Gériatrie, par le Collège national des enseignants de gériatrie (CNEG). 4e édition, 2021, 276 pages.

Gynécologie – Obstétrique, par le Collège national des gynécologues et obstétriciens français (CNGOF). 4e édition, 2021.

Hématologie, par la Société française d'hématologie. 3e édition, 2018, 400 pages.

Hépato-gastro-entérologie, par la Collégiale des universitaires en hépato-gastro-entérologie (CDU-HGE). 4e édition, 2018, 536 pages.

Immunopathologie, par le Collège des enseignants d'immunologie. 2018, 328 pages.

Imagerie médicale – Radiologie et médecine nucléaire, par le CERF (Collège des enseignants de radiologie de France) et le Collège national des enseignants de biophysique et de médecine nucléaire (CNEBMN). 3e édition, 2019, 584 pages.

Immunopathologie, par le Collège des enseignants d'immunologie, 2018, 328 pages.

Médecine intensive, réanimation, urgences et défaillances viscérales aigües, par le Collège des enseignants de médecine intensive – réanimation (CEMIR). 7e édition, 2021, 744 pages.

Médecine physique et de réadaptation, par le Collège français des enseignants universitaires de médecine physique et de réadaptation. 7e édition, 2021, 312 pages.

Neurologie, par le Collège des enseignants de neurologie. 5e édition, 2019, 664 pages.

Neurochirurgie, par le Collège de neurochirurgie. 2016, 272 pages.

Ophtalmologie, par le Collège des ophtalmologistes universitaires de France (COUF). 3e édition, 2017, 336 pages.

ORL, par le Collège français d'ORL et de chirurgie cervico-faciale. 4e édition, 2017, 432 pages.

Parasitoses et mycoses des régions tempérées et tropicales, par l'Association française des enseignants de parasitologie et mycologie (ANOFEL). 5e édition, 2016, 504 pages.

Pédiatrie, par G. Benoist, le Collège national des professeurs de pédiatrie. 8e édition, 2021, 930 pages.

Rhumatologie, par le Collège français des enseignants en rhumatologie (COFER). 7e édition, 2020, 456 pages.

Santé publique, par le Collège universitaire des enseignants de santé publique (CUESP). 4e édition, 2018, 464 pages.

Urologie, par le Collège français des urologues (CFU). 5e édition, 2021.

Nutrition

Coordonné par :
Professeur David Séguy, Université de Lille

Sous l'égide du
Collège des enseignants de nutrition
Comité de rédaction
Pr David Séguy, Lille.
Dr Judith Aron-Wisnewsky, Paris.
Dr Vanessa Cottet, Dijon.
Pr Éric Fontaine, Grenoble.

4e édition

Elsevier Masson

ELSEVIER
Elsevier Masson SAS, 65, rue Camille-Desmoulins, 92442 Issy-les-Moulineaux cedex, France

Nutrition sous l'égide du Collège des enseignants de nutrition.

ISBN : 978-2-294-77359-4
e-ISBN : 978-2-294-77378-5

Les indications et posologies de tous les médicaments cités dans ce livre ont été recommandées dans la littérature médicale et concordent avec la pratique de la communauté médicale. Elles peuvent, dans certains cas particuliers, différer des normes définies par les procédures d'AMM. De plus, les protocoles thérapeutiques pouvant évoluer dans le temps, il est recommandé au lecteur de se référer en cas de besoin aux notices des médicaments, aux publications les concernant et à l'Agence du médicament. L'auteur et l'éditeur ne sauraient être tenus pour responsables des prescriptions de chaque médecin.

Table des matières

II Grossesse et allaitement

Les auteurs

Cet ouvrage a été réalisé sous l'égide du Collège des enseignants de nutrition.

Comité de rédaction

Pr David Séguy, Lille.
Dr Judith Aron-Wisnewsky, Paris.
Dr Vanessa Cottet, Dijon.
Pr Éric Fontaine, Grenoble.

Auteurs

Dr Najate Achamrah, Rouen.
Dr Judith Aron-Wisnewsky, Paris.
Pr Antoine Avignon, Montpellier.
Pr Sophie Béliard, Marseille.
Pr Jacques Beltrand, Paris.
Pr Éric Bertin, Reims.
Pr Yves Boirie, Clermont-Ferrand.
Dr Corinne Bouteloup, Clermont-Ferrand.
Pr Marie-Claude Brindisi, Dijon.
Dr Cyrielle Caussy, Lyon.
Dr Sybil Charrière, Lyon.
Dr Vanessa Cottet, Dijon.
Pr Pascal Crenn, Paris-Saclay.
Pr Jacques Delarue, Brest.
Pr Pierre-Henri Ducluzeau, Tours.
Pr Éric Fontaine, Grenoble.
Dr Mouna Hanachi, Paris-Saclay.
Pr Xavier Hébuterne, Nice.
Dr Marie-Françoise Jannot-Lamotte, Marseille.
Pr Pierre Jésus, Limoge.
Pr Chantal Julia, Bobigny.
Dr Marie-Laure Lalanne-Mistrih, Pointe-à-Pitre.
Pr Martine Laville, Lyon.
Pr Jean-Claude Melchior, Paris-Saclay.
Dr Véronique Nègre, Nice.
Pr Jean-Michel Oppert, Paris.
Pr Noël Peretti, Lyon.
Pr Alain Pradignac, Strasbourg.
Pr Denis Raccah, Marseille.
Pr Agathe Raynaud-Simon, Paris.
Pr Patrick Ritz, Toulouse.
Dr Manuel Sanchez, Paris.

Pr Stéphane Schneider, Nice.
Pr David Séguy, Lille.
Pr Chantal Simon, Lyon.
Pr Dominique Turck, Lille.
Pr Paul Valensi, Bobigny.
Pr René Valéro, Marseille.

Avant-propos

Cette nouvelle édition du Référentiel de Nutrition pour le DFSAM s'inscrit dans le cadre plus général du contexte épidémiologique des maladies de la Nutrition. Actuellement, 17 % des adultes Français sont obèses, soit un doublement depuis 1997 et une progression de 2 % depuis 2012. Dix-huit pour cent des enfants de 2 à 7 ans, et 6 % des enfants de 8 à 17 ans sont en situation d'obésité. Sur le versant de la dénutrition, 3 millions de personnes en France sont dénutries. A cela, il faut ajouter plus de 4,5 millions de diabétiques (10,6 % des Français et 4,6 % des Françaises) et une prévalence de 14,3 % des maladies cardio-neurovasculaires largement favorisées par des causes nutritionnelles. Cette nouvelle édition du Référentiel de Nutrition dont le Comité de rédaction est composé de David Séguy, Judith Aron, Vanessa Cottet et Eric Fontaine constitue une mise à jour importante des différents chapitres. Cette édition intègre les items de rang A, B et C, les situations de départ et des exercices d'entrainement. Elle est, dans son objectif principal, le meilleur garant de la réussite au DFSAM dans notre spécialité, bien au-delà de ce que peuvent apporter des fiches Lisa synthétiques par nature. Si la réussite au DFSAM est un objectif important de ce référentiel, il ne saurait se résumer à cela. Les étudiants en médecine de 2e cycle y trouveront aussi matière à approfondir leurs connaissances pour leur exercice médical futur au cours duquel ils côtoieront obligatoirement beaucoup de patients porteurs de maladies nutritionnelles au vu de l'épidémiologie rappelée ci-dessus. Le Collège des Enseignants de Nutrition a aussi souhaité mettre à disposition cet ouvrage, non seulement aux étudiant(e)s en médecine, mais aussi plus largement aux étudiant(e)s des autres voies de formation en santé qui sont aussi tous concernés par les maladies nutritionnelles, quel que soit leur type d'exercice.

Votre réussite sera notre récompense.

Professeur Jacques Delarue
Président du Collège des Enseignants de Nutrition

Note de l'éditeur

Dans le respect de la Réforme du deuxième cycle des études médicales (R2C), les connaissances rassemblées dans cet ouvrage sont hiérarchisées en rang A, rang B et rang C à l'aide de balises et d'un code couleur :

A Connaissances fondamentales que tout étudiant doit connaître en fin de deuxième cycle.

B Connaissances essentielles à la pratique mais relevant d'un savoir plus spécialisé que tout interne d'une spécialité doit connaître au premier jour de son DES.

C Connaissances spécifiques à un DES donné (troisième cycle).

Tous les objectifs indiqués au sein des tableaux de hiérarchisation des connaissances sont abordés dans l'ouvrage excepté le rang B : Connaître les principes du traitement de la rétinopathie diabétique, chapitre 8.

Abréviations

γ-GT	gamma-glutamyltranspeptidase
AB	acide biliaire
ADA	*American Diabetes Association*
ADN	acide désoxyribonucléique
AET	apports énergétiques totaux
AG	acide gras
AINS	anti-inflammatoire non stéroïdien
ALAT	alanine aminotransférase
AM	allaitement maternel
AM	anorexie mentale
AMM	autorisation de mise sur le marché
ANC	apports nutritionnels conseillés
ANSES	Agence nationale de sécurité sanitaire de l'alimentation, de l'environnement et du travail
AOMI	artériopathie oblitérante des membres inférieurs
AP	activité physique
APA	allocation personnalisée d'autonomie
APS	activité physique et sportive
ARA II	antagoniste des récepteurs de l'angiotensine II
ASAT	aspartate aminotransférase
ASG	autosurveillance glycémique
ATP	adénosine triphosphate
AVC	accident vasculaire cérébral
AVK	antivitamines K
BN	*bulimia nervosa*
BNP	*brain natriuretic peptide*
CACI	certificat d'absence de contre-indication
CB	crises de boulimie
CETP	*cholesterylester transfer protein*
CLAN	comité de liaison alimentation et nutrition
CLU	cortisol libre urinaire
CNGOF	Collège national des gynécologues et obstétriciens français
CNO	complément nutritionnel oral
CPK	créatine phosphokinase
CRAT	Centre de référence sur les agents tératogènes
CRP	*C-reactive protein*
CT	cholestérol total
CV	cardiovasculaire
DET	dépense énergétique totale
DEXA	*dual-energy X-ray absorptiometry*
DFG	débit de filtration glomérulaire
DG	diabète gestationnel
DHA	acide docosahexaénoïque
DSM-5	*Diagnostic and Statistical Manual of Mental Disorders 5th edition*

DT1	diabète de type 1
DT2	diabète de type 2
EAL	exploration des anomalies lipidiques
ECG	électrocardiogramme
EE	épreuve d'effort
EER	épuration extrarénale
EMG	électroneuromyographie
EPA	acide eicosapentaénoïque
EPS	éducation physique et sportive
ESV	extrasystoles ventriculaires
ETP	éducation thérapeutique du patient
EVA	échelle visuelle analogique
FDRCV	facteur de risque cardiovasculaire
G30 %	glucosé hypertonique à 30 %
GAD	*glutamic acid decarboxylase*
GAJ	glycémie à jeun
GIP	*glucose-dependent insulinotropic peptide*
GLP-1	*glucagon-like peptide-1*
GLP-1-RA	*glucagon-like peptide-1 receptors agonists*
HAS	Haute Autorité de santé
Hb	hémoglobine
HB	hyperphagie boulimique
HbA1c	hémoglobine glyquée
HCSP	Haut Conseil de la santé publique
HDL-C	*high-density lipoproteins-cholesterol*
HGPO	hyperglycémie provoquée par voie orale
HMG-CoA	hydroxy-méthyl-glutaryl-coenzyme A
HPL	hormone lactogène placentaire
HTA	hypertension artérielle
HTLV	*human T-lymphotropic virus*
IADPSG	*International Association of Diabetes Pregnancy Study Group*
IDL	*intermediate density lipoprotein*
IDM	infarctus du myocarde
iDPP-4	inhibiteur de la dipeptidyl peptidase-4
IEC	inhibiteur de l'enzyme de conversion
IG	index glycémique
IHAB	Initiative Hôpital Ami des Bébés
IL	interleukine
IMC	indice de masse corporelle
INR	*international normalized ratio*
IOTF	*International Obesity Task Force*
IPS	index de pression systolique
IRC	insuffisance rénale chronique
IRM	imagerie par résonance magnétique
ISRS	inhibiteur sélectif de la recapture de la sérotonine
KCl	chlorure de potassium
LADA	*latent autoimmune diabetes in adults*

LDL *low density lipoprotein*
LDL-C *low-density lipoprotein-cholesterol*
LM lait maternel
LPL lipoprotéine lipase
LPPR liste des produits et prestations remboursables
LSN limite supérieure de la normale
MET *metabolic equivalent of task*
MICI maladie inflammatoire chronique de l'intestin
MNA® *Mini Nutritional Assessment®*
MODY *maturity onset diabetes of the young*
MTMV modification thérapeutique du mode de vie
NAC neuropathie autonome cardiovasculaire
NaCl chlorure de sodium
NASH *non-alcoholic steatohepatitis*
NFS numération formule sanguine
NICE *National Institute for Health and Clinical Excellence*
NPC1L1 *Niemann-Pick C1 like 1*
OCT *optical coherence tomography*
OMS Organisation mondiale de la santé
PA pression artérielle
PAD pression artérielle diastolique
PAL phosphatase alcaline
PAS pression artérielle systolique
PCr phosphocréatine
PCSK9 proprotéine convertase subtilisine/kexine de type 9
PICC *peripherally inserted central catheter*
PLS position latérale de sécurité
PNNS Programme national nutrition santé
PP préprandiale et postprandiale
PPAR-α *peroxisome proliferator-activated receptor* α
RA risque absolu
RACU rapport albumine/créatinine urinaire
RASP régulière, adaptée, sécurisée et progressive
RD rétinopathie diabétique
RGO reflux gastro-œsophagien
SA semaine d'aménorrhée
SCORE *systematic coronary risk estimation*
SEFI *Simple Evaluation of Food Intake*
SFC Société française de cardiologie
SFD Société francophone du diabète
SFMES Société française de la médecine de l'exercice et du sport
SFNCM Société francophone de nutrition clinique et métabolisme
SGLT2 *sodium-glucose cotransporter 2*
SHF syndrome d'hyperchylomicronémie familiale
SHM syndrome d'hyperchylomicronémie multifactorielle
SNG sonde nasogastrique
SNJ sonde nasojéjunale

SRI	syndrome de renutrition inappropriée
T3	triiodothyronine
TAG	trouble anxieux généralisé
TCA	trouble des conduites alimentaires
TCC	thérapie cognitivo-comportementale
TG	triglycéride
TNF	*tumor necrosis factor*
TOC	trouble obsessionnel compulsif
TP	taux de prothrombine
TSH	*thyroid-stimulating hormone*
TSV	tachycardie supraventriculaire
UFED	*unspecified feeding or eating disorders*
Unicef	*United Nations International Children's Emergency Fund*
UTDN	unité transversale diététique et nutrition
VIH	virus de l'immunodéficience humaine
VLDL	*very-low density lipoprotein*
VVC	voie veineuse centrale

I

Connaissances

I Interventions en nutrition et activité physique

CHAPITRE

1

Prévention primaire par la nutrition chez l'adulte et l'enfant

Situations de départ

- **303** Prévention/dépistage des cancers de l'adulte
- **313** Prévention des risques liés à l'alcool
- **319** Prévention du surpoids et de l'obésité
- **320** Prévention des maladies cardiovasculaires
- **323** Prévention de l'exposition aux écrans
- **324** Modification thérapeutique du mode de vie (sommeil, activité physique, alimentation...)

Items, objectifs pédagogiques, hiérarchisation des connaissances

ITEM 248 – Prévention primaire par la nutrition chez l'adulte et l'enfant

Rang	Rubrique	Intitulé	Descriptif
A	Définition	Définition de l'activité physique, de l'inactivité physique, de la sédentarité et de la condition physique	
A	Définition	Définir et expliquer les différentes modalités d'activité physique	
B	Diagnostic positif	Connaître les modalités d'évaluation du niveau d'activité physique	
B	Diagnostic positif	Savoir évaluer à l'entretien les différents types d'activité physique	
A	Étiologies	Connaître les principaux effets de l'activité physique et de la condition physique sur la santé en prévention primaire	
A	Étiologies	Connaître les effets de l'alimentation sur la santé	

Rang	Rubrique	Intitulé	Descriptif
A	Étiologies	Connaître les effets de l'inactivité physique et de la sédentarité sur la santé	
B	Étiologies	Connaître les différents freins aux changements de comportements	
B	Étiologies	Connaître les repères de consommation des différentes catégories d'aliments bénéfiques pour la santé	
B	Prise en charge	Savoir conseiller les parents pour que leur enfant ait une alimentation adaptée	
B	Prise en charge	Connaître les recommandations d'activité physique chez l'enfant et l'adulte	Au moins 30 min d'activité physique modérée par jour en une ou plusieurs fois/≈ 10 000 pas/jour*, équivalent marche rapide/vélo/natation, accélération de la respiration sans essoufflement
A	Prise en charge	Connaître les grands principes d'une alimentation équilibrée	Fruits et légumes : au moins 5/jour ; produits laitiers : 2**/jour (3 ou 4 pour enfants ou ados) ; féculents : à chaque repas et selon l'appétit ; viandes, poissons, œufs : 1 à 2 fois/jour ; matières grasses : à limiter (privilégier les matières grasses végétales) ; produits sucrés : à limiter ; sel : à limiter ; eau : à volonté pendant et entre les repas ; activité physique d'au moins l'équivalent de 30 min de marche rapide/jour pour adultes (1 h pour enfants ou ados)
B	Prise en charge	Connaître les moyens de la prévention primaire par la nutrition	Stabilisation du poids, réduction de l'apport énergétique provenant des lipides, réduction de la consommation de graisses saturées et d'acides gras trans pour privilégier les graisses non saturées, consommer davantage de fruits et légumes, consommer davantage de légumineuses, de céréales complètes et de fruits secs, limiter la consommation de sucres libres, limiter la consommation de sel, veiller à consommer du sel iodé

* Ne fait plus partie des recommandations faute de consensus scientifique (ne permet pas de prendre en compte la notion d'intensité de l'activité physique qui est fondamentale en termes d'efficacité).
** Mise à jour du Programme national nutrition santé (PNNS 4) : passe de 3 à 2 produits laitiers/jour chez l'adulte.

A La prévention, un des pans de la promotion de la santé, est selon l'Organisation mondiale de la santé (OMS) « l'ensemble des mesures visant à éviter ou à réduire le nombre et la gravité des maladies, des accidents et des handicaps ». On distingue trois types de prévention dont les enjeux sont les suivants :

- **prévention primaire :** avant l'apparition de la maladie, elle vise à diminuer l'incidence d'une maladie dans une population. Elle cible les conduites individuelles à risque et les risques en termes environnementaux ou sociétaux (ex. : alimentation, vaccination, informations sur la sexualité) ;
- prévention secondaire : à un stade précoce de la maladie, elle recouvre les actes destinés à agir au tout début de l'apparition de la pathologie afin de limiter son évolution ou faire disparaître les facteurs de risque de complications/comorbidités (ex. : dépistage d'une maladie) ;
- prévention tertiaire : une fois la maladie installée, elle vise à amoindrir les effets et séquelles d'une pathologie ou de son traitement.

C La promotion de la santé selon la Charte d'Ottawa (1986) est le processus qui confère aux populations les moyens d'assurer un plus grand contrôle sur leur propre santé et d'améliorer celle-ci. La santé est une ressource de la vie quotidienne et non le but de la vie. Ce concept de santé globale (bien-être physique, psychique et social) ne consiste donc pas uniquement en une absence de maladie ou d'infirmité.

I. Lien entre nutrition et santé

A De nombreux travaux scientifiques ont permis d'établir l'influence de facteurs nutritionnels (excès ou insuffisance) sur le risque ou la protection de nombreuses maladies. Ces maladies (cancers,s maladies cardiovasculaires, obésité, diabète…), souvent multifactorielles, ont un poids considérable en termes de santé publique. Parmi leurs facteurs étiologiques, l'alimentation, l'activité physique et la sédentarité (trois dimensions de la nutrition) jouent un rôle essentiel, d'autant plus important qu'il est possible d'agir sur ces facteurs en termes de prévention. Le lien entre les différentes pathologies et la nutrition peut être à la fois direct, en raison des éléments constitutifs de certains aliments, et indirect, par la relation avec l'obésité.

A. Alimentation et santé

La part de la mortalité attribuable à une mauvaise alimentation (au 1er rang, le sel et un apport insuffisant en fruits et légumes) est estimée à 15 % dans le monde, soit plus que celle due au tabac. Cela représente 11 millions de décès en 2017, notamment dus aux maladies cardiovasculaires, au cancer et au diabète (un décès sur cinq).

1. Maladies métaboliques et cardiovasculaires

Les maladies métaboliques (obésité, diabète de type 2, dyslipidémies et hypertension artérielle) se développent sur un terrain commun, conduisant au « syndrome métabolique (ou syndrome X) » dont la survenue expose au développement du diabète de type 2 et aux maladies cardiovasculaires. Il se caractérise par la coexistence de plusieurs facteurs métaboliques : obésité abdominale, hypertension artérielle, hypo-HDLémie, hypertriglycéridémie et hyperglycémie. Il existe plusieurs définitions (celle de l'OMS est donnée dans le chapitre 7). Ces maladies métaboliques partagent de nombreux facteurs de risque nutritionnels :

- la consommation de **sel** est un déterminant majeur de la pression artérielle. Pour information, une diminution de 10 à 5 g de sel par jour permettrait de réduire d'environ 20 % les taux d'accidents vasculaires cérébraux et de maladies cardiovasculaires ;
- ce n'est pas tant la quantité que la qualité des **acides gras** consommés qui contribue au développement des dyslipidémies. Une consommation excessive d'**acides gras** saturés est en effet associée à une augmentation du LDL-cholestérol *(low density lipoprotein cholesterol)* et au développement de l'hypercholestérolémie. Pour information, la réduction de la consommation d'acides gras saturés entre 1 et 3 % aux États-Unis permettrait de diminuer l'incidence des maladies cardiovasculaires dans une fourchette de 30 000 à 100 000 cas sur une période de 10 ans par rapport à un total de 3 millions de cas. Une consommation en acide gras supérieure à 2 % des apports énergétiques totaux est associée à une augmentation du risque cardiovasculaire. Pour information, si des études observationnelles ont mis en évidence une relation inverse entre consommation d'acides gras polyinsaturés oméga-3 et maladies cardiovasculaires, les essais d'intervention n'ont pas permis de conclure à l'effet bénéfique d'une supplémentation en prévention primaire ;
- la **prise de poids** se développe sur un excès d'apport énergétique non compensé par la dépense énergétique et l'activité physique, conduisant à un bilan énergétique positif. Le risque de surpoids et d'obésité, selon un niveau de preuve élevé, est augmenté par la sédentarité, les boissons sucrées, les aliments type « fast-food » et une alimentation de type "occidentale" (consommation élevée de produits gras, sucrés et de viande rouge). À l'inverse, le risque de prise de poids est diminué par le fait d'avoir été allaité, l'activité physique régulière, les aliments riches en fibres, un régime de type « méditerranéen » une alimentation de type "méditerranéenne" (consommation élevée en aliments d'origine végétale et en poissons). L'obésité est elle-même un facteur de risque de maladies métaboliques (syndrome métabolique et diabète de type 2 particulièrement) et cardiovasculaires, mais aussi de cancer et de pathologies ostéoarticulaires. Se développant sur le terrain de l'obésité, une consommation excessive de glucides simples et d'**acides gras** saturés est associée au diabète de type 2 ;
- une faible consommation de fruits et légumes est associée au risque de maladies cardiovasculaires.

Ces facteurs de risque nutritionnels coexistent souvent chez les mêmes individus, multipliant leur risque de maladies chroniques.

6

2. Cancers

Plus de 70 000 cancers chaque année (soit 20 % des nouveaux cas diagnostiqués) sont attribuables à des facteurs de risque nutritionnels (alimentation, alcool, activité physique et statut pondéral) qui pourraient être évités par des actions de prévention nutritionnelle.

B Les localisations les plus impactées sont le sein et le côlon-rectum.

A D'après les expertises collectives scientifiques, les facteurs nutritionnels dont l'impact sur la survenue des cancers a été démontré avec un niveau suffisant pour émettre des recommandations sont : les boissons alcoolisées (augmentation du risque pour neuf localisations), la viande rouge et la charcuterie (cancer colorectal), le surpoids et l'obésité (pour 14 localisations), les produits conservés dans le **sel** (cancer de l'estomac).

À l'inverse, les facteurs nutritionnels diminuant le risque sont : l'activité physique régulière (cancer colorectal, du sein et de l'endomètre), les produits riches en fibres et en céréales complètes (cancer colorectal), les produits laitiers (cancer colorectal), les légumes et fruits (cancer des voies aérodigestives), le café (cancer du foie et de l'endomètre) et l'allaitement (cancer du sein).

3. Autres pathologies chroniques

C La nutrition représente un champ de recherche émergent pour de nombreuses maladies chroniques. Le rôle des facteurs nutritionnels dans l'inflammation, en particulier, soulève de nouvelles hypothèses quant à son implication dans des pathologies d'origine inflammatoire. Par exemple, la nutrition aurait un intérêt en tant que thérapie complémentaire dans la prise en charge des douleurs et de la fatigue chronique dans la polyarthrite rhumatoïde.

D'une part, les vitamines et minéraux anti-oxydants ainsi que les acides gras polyinsaturés pourraient prévenir le déclin cognitif et la maladie d'Alzheimer. D'autre part, certains facteurs alimentaires seraient impliqués dans le déclenchement de la migraine, comme le retrait de la caféine, le fait de « sauter » des repas, l'alcool et la déshydratation. Enfin, les résultats d'études épidémiologiques et d'essais contrôlés randomisés suggèrent que l'adhésion à un régime riche en fruits et légumes améliore la perception de la santé et la qualité de vie globale.

B. Activité physique et santé

1. Définitions

- A L'**activité physique** (AP) correspond à tout mouvement produit par les muscles squelettiques, responsable d'une augmentation de la dépense énergétique au-dessus de la valeur de repos. L'AP ne correspond pas seulement au « sport » mais à toute mobilisation du corps qui, au-delà de ses effets positifs sur différentes pathologies, est un moyen de renforcer son bien-être global.
- L'**inactivité** physique est définie comme un niveau insuffisant d'AP d'intensité modérée à élevée, sous le seuil des recommandations, soit 30 min d'AP d'intensité modérée au minimum 5 fois par semaine pour les adultes et 60 min/jour pour les enfants et adolescents.
- La **sédentarité** correspond à un ensemble de comportements en éveil, en position assise ou allongée, caractérisés par une dépense énergétique faible (< 1,6 MET : voir plus loin) : par exemple, travailler sur ordinateur, lire, conduire, regarder la télévision, etc.
- AP et sédentarité sont deux dimensions indépendantes, puisqu'un sujet peut être à la fois sédentaire et actif : pratique d'un sport trois fois par semaine, mais télévision, ordinateur, jeux vidéo, voiture et travail de bureau le reste du temps.
- La **condition physique** est la capacité générale de l'organisme à réaliser les activités de la vie quotidienne sans fatigue excessive et à répondre favorablement à l'effort physique. La condition physique regroupe un ensemble de qualités physiques comme l'endurance cardiorespiratoire, l'équilibre, la souplesse, ainsi que la force, l'endurance et la flexibilité musculaire. De la condition physique d'un individu dépendent ses capacités d'AP et leur niveau d'intensité.

2. Les différents types d'activité physique et leur niveau d'intensité

On peut distinguer :

- l'AP liée aux déplacements (trajets vers l'école, au travail, lors des courses, montée des étages) ;
- l'AP liée à l'activité professionnelle ou scolaire ;
- l'AP de loisirs (promenades, jardinage, tâches ménagères, bricolage, activités sportives encadrées ou non) ;
- le temps de sédentarité, temps quotidien passé assis ou allongé sans bouger (la semaine et le week-end).

B Il conviendra d'interroger le patient sur ses AP dans les différentes activités (déplacement, professionnels et loisir) ainsi que sur le niveau de sédentarité.

A Le niveau d'AP est défini selon la durée (par séquence de 10 min minimum), l'intensité, la fréquence et le type ou contexte de réalisation (déplacements, vie professionnelle, loisirs).

B L'unité d'intensité d'une AP la plus couramment utilisée est le *metabolic equivalent of task* (MET) défini comme le rapport de la dépense énergétique de l'activité sur le métabolisme de base (1 MET = coût énergétique d'une personne au repos total).

C L'unité de base de 1 MET, utilisée par convention, est équivalente à 3,5 mL d'oxygène consommés par minute et par kilogramme de poids corporel.

B Plus l'intensité de l'activité est élevée, plus le nombre de MET est élevé. L'échelle d'équivalence métabolique va de 0,9 MET (sommeil) à 18–20 MET (course à 18 km/h).

À titre d'exemple, les correspondances entre mesures objectives et subjectives sont données dans le tableau 1.1.

Tableau 1.1 **A** **Repères des niveaux d'intensité d'activité physique chez l'adulte (pour information)**

Intensité	Mesures objectives	Mesures subjectives	Exemples
Sédentaire	< 1,6 MET < 40 % FCmax < 20 % VO_2max	Pas d'essoufflement Pas de transpiration Pénibilité de l'effort < 2*	Regarder la télévision Lire, écrire, travail de bureau (position assise)
Faible	1,6 à 3 MET 40 à 55 % FCmax 20 à 40 % VO_2max	Pas d'essoufflement Pas de transpiration Pénibilité : 3 à 4	Marcher (< 4 km/h)** Promener son chien Conduire (voiture) S'habiller, manger, déplacer de petits objets Activités manuelles ou lecture (debout)
Modérée	3 à 5,9 MET 55 à 70 % FCmax 40 à 60 % VO_2max	Essoufflement modéré Conversation possible Transpiration modérée Pénibilité : 5 à 6 Peut être maintenue 30 à 60 min*	Marche (4 à 6,5 km/h)**, Course à pied (< 8 km/h)**, vélo (15 km/h)** Monter les escaliers (vitesse faible) Nager (loisirs), jouer au tennis
Élevée	6 à 8,9 MET 70 à 90 % FCmax 60 à 85 % VO_2max	Essoufflement important Conversation difficile Transpiration abondante Pénibilité : 7 à 8 Ne peut être maintenue plus de 30 min**	Marche (> 6,5 km/h ou en pente)**, course à pied (8 à 9 km/h)**, vélo (20 km/h)** Monter rapidement les escaliers Déplacer des charges lourdes
Très élevée	≥ 9 MET < 90 % FCmax < 85 % VO_2max	Essoufflement très important Conversation impossible Transpiration très abondante Pénibilité > 8 Ne peut être maintenue plus de 10 min**	Course à pied (9 à 28 km/h)** Cyclisme (> 25 km/h)**

* Sur une échelle de 0 à 10 (OMS).
** Ces repères sont donnés à titre d'exemples, pour un adulte d'âge moyen, de condition physique moyenne.
Fcmax : fréquence cardiaque maximale ; VO_2max : volume maximal d'oxygène consommé.
(Source : ANSES, expertise collective 2016.)

3. Évaluation du niveau habituel d'activité physique et de sédentarité

A Le niveau de sédentarité est évalué par le temps moyen (en minutes ou en heures) passé éveillé, assis ou allongé au quotidien.

B Parmi les approches pour évaluer les différentes dimensions de l'AP (tableau 1.2), la méthode considérée comme la référence est la calorimétrie indirecte au cours d'un effort standardisé, mais elle ne mesure que la dépense énergétique liée à l'AP réalisée pendant l'examen et non l'AP habituelle.

Tableau 1.2 B Outils de mesure de l'activité physique (AP)

Méthode	Paramètres mesurés
Calorimétrie indirecte	Mesure des échanges gazeux respiratoires (O_2 consommé et CO2 produit) dans différentes conditions : – au repos : calcul de la dépense énergétique de base (repos) – au cours d'une épreuve d'effort : mesure la consommation maximale d'oxygène (VO_2max) qui évalue la capacité cardiorespiratoire du sujet, reflétant son aptitude aux sports d'endurance et sa condition physique – à l'exercice : permet d'évaluer la dépense énergétique à l'effort
Questionnaires Carnets	AP (type, intensité, durée, fréquence) Dépense énergétique liée à l'AP (calculée selon déclaration) Méthode la plus répandue mais qui repose sur la déclaration d'AP des individus
Compteurs de mouvements	
Podomètre	Nombre de pas, évaluation de la distance parcourue Méthode servant à atteindre un objectif de nombre de pas (même si la recommandation des 10 000 pas par jour ne fait plus consensus car elle ne tient pas compte de l'intensité de l'AP Aide à prendre conscience de son niveau d'AP spontanée et à identifier les situations qui permettent de l'augmenter
Accéléromètre	Activité et intensité sous forme d'accélération exprimée en coups/min en fonction du temps Permet d'évaluer la dépense énergétique liée à l'activité
Marqueurs physiologiques	
Fréquence cardiaque	Activité et intensité sous forme de battements par minute en fonction du temps Relation non linéaire à dépense énergétique liée à l'activité et à la VO_2max
Facteurs associés à l'activité physique	
Échelles visuelles analogiques	Adaptées à différents paramètres tels que la dyspnée d'effort, les douleurs, la motivation, etc.

4. Effets de l'activité physique et de la sédentarité

A Un faible niveau d'AP est associé à une augmentation du risque de :

- mortalité totale et cardiovasculaire ;
- morbidité coronarienne ;
- diabète de type 2 ;
- hypertension artérielle ;
- cancer ;

- prise de poids ;
- troubles psychologiques : anxiété, dépression.

L'AP a un rôle de prévention de l'obésité, notamment chez l'enfant, mais l'effet sur la perte de poids est modeste chez le sujet atteint d'obésité.

L'AP protège des maladies liées au vieillissement (sarcopénie, ostéoporose et déclin cognitif), et contribue ainsi à la prévention de la perte d'autonomie chez le sujet âgé. Elle pourrait diminuer l'incidence de la maladie d'Alzheimer et de la maladie de Parkinson.

La relation observée entre la quantité d'activité pratiquée et le gain en matière de santé suit une courbe curvilinéaire (fig. 1.1). Le gain observé le plus important est pour les sujets inactifs devenant au moins modérément actifs (au moins 30 min d'AP d'intensité modérée 5 fois par semaine, selon les recommandations du Programme national nutrition santé ou PNNS). Les effets bénéfiques cardiovasculaires de l'activité physique seraient plus liés à la quantité quotidienne qu'à son intensité.

Chez les enfants, l'AP a des effets similaires : effets favorables sur la **condition physique**, la composition corporelle et la santé osseuse. Elle est associée à une diminution des facteurs de risque cardiovasculaire (hypertension artérielle, résistance à l'insuline, dyslipidémie, syndrome métabolique, etc.) et contribue à améliorer la santé mentale, en renforçant la confiance et l'estime de soi, et en réduisant l'anxiété, le stress et les risques de dépression. L'AP est un facteur favorable pour la réussite scolaire.

L'AP n'est pas seulement un moyen de renforcer la dépense énergétique mais un moyen de renforcer son bien-être global notamment par :

- une réduction des stress psychologiques ;
- une réappropriation positive de son corps et de ses capacités ;
- le développement d'un relationnel positif avec soi et les autres (soutien du lien social) ;
- le soulagement de certaines tensions (stress, agressivité, etc.) ;
- un renforcement positif de l'humeur.

La **sédentarité** a considérablement augmenté chez les adultes et les enfants de 6 à 17 ans ces dix dernières années, contribuant à l'augmentation de la prévalence du surpoids et de l'obésité, ainsi qu'à leurs complications cardiométaboliques. La sédentarité est associée à la mortalité toutes causes confondues, mais aussi à l'incidence du diabète de type 2 et des maladies cardiovasculaires et au risque de déminéralisation osseuse chez la personne âgée.

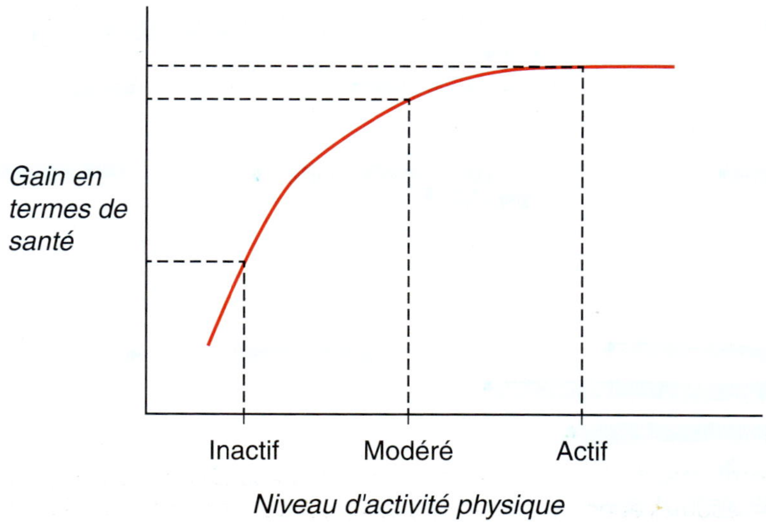

Fig. 1.1. Ⓐ Courbe dose-réponse de la relation entre le niveau habituel d'activité physique et le gain en termes de santé.

Par ailleurs, lors d'un alitement important ou permanent, la fonte musculaire est précoce et rapide, et contribue au risque de dénutrition.

Le niveau de **condition physique** est associé à une diminution des facteurs de risque cardiovasculaire, une amélioration des capacités fonctionnelles et du bien-être et une réduction des douleurs chroniques en particulier dorsolombaires. Par ailleurs, il est observé une réduction de la mortalité (en particulier cardiovasculaire) chez les personnes ayant une condition physique élevée.

II. Recommandations pour un mode de vie favorable à la santé

Tout médecin est amené à agir à des degrés divers sur les trois dimensions de la prévention au quotidien et à promouvoir la santé des personnes atteintes ou non de pathologies chroniques, notamment via la nutrition. Les objectifs de **prévention primaire** doivent prendre en compte l'alimentation, l'activité physique et la sédentarité avec en objectif prioritaire la stabilisation du poids.

B Le médecin devra, toujours dans une démarche de prévention, aider si besoin la personne à mieux gérer son stress, ses difficultés de vie : l'alerter sur l'importance de tenir compte de ses différents besoins en se fixant des limites, en s'accordant des espaces de détente et un temps de sommeil suffisant, et/ou renforcer ses compétences psychosociales (savoir dire non/défendre ses besoins auprès des autres, savoir gérer ses émotions, avoir conscience de soi, etc.).

Savoir comment s'y prendre (objectifs et approche) pour promouvoir la santé des personnes qu'il accompagne est donc essentiel pour le futur médecin, quelle que soit sa spécialité.

A. Alimentation équilibrée

A Une alimentation équilibrée est une alimentation favorable à la santé, permettant de stabiliser son poids et de réduire les risques de survenue de maladies liées à la nutrition.

C Dans le cadre du PNNS, des recommandations ont été établies par le Haut Conseil de la santé publique (HCSP) et l'Agence nationale de sécurité sanitaire de l'alimentation, de l'environnement et du travail (ANSES). Ces repères nutritionnels donnent la structure générale d'une alimentation favorable à la santé en tenant compte à la fois de la couverture des besoins et des données scientifiques sur les effets protecteurs ou délétères des aliments sur la santé (tableau 1.3). Les messages relatifs à ces recommandations sont diffusés par Santé Publique France, qui développe des outils éducatifs spécifiques par le biais du site Internet institutionnel www.mangerbouger.fr.

Les recommandations sont formulées en termes de groupes alimentaires et non en termes de nutriments pour faciliter leur compréhension dans la population générale. La consommation de fruits et légumes permet une augmentation des apports en nutriments antioxydants et en fibres, celle des légumineuses une augmentation des apports en fibres et protéines végétales ; la réduction des matières grasses animales en faveur des matières grasses végétales permet de ré-équilibrer la balance des **acides gras** saturés vers des acides gras polyinsaturés ; la limitation des consommations de produits et de boissons sucrées et de jus de fruits réduit les apports en sucres libres.

A S'il est recommandé d'aller vers les aliments « bios » dans la mesure du possible, le bénéfice des fruits et légumes et produits céréaliers complets a été démontré qu'ils soient bios ou non. Il convient donc d'augmenter ses portions même non bios. De plus, un produit gras et/ou sucré, même bio, reste un produit gras et/ou sucré, sa consommation doit rester limitée.

Tableau 1.3 A B **Recommandations et principaux repères nutritionnels pour la population générale adulte, hors recommandations spécifiques sur avis médical (HSCP, 2017)**

Groupes alimentaires	Repère principal	Repères complémentaires
Fruits et légumes	Au moins cinq par jour	Les tailles de portion recommandées sont de 80 g à 100 g Il est recommandé d'augmenter sa consommation, quel que soit le niveau de consommation initial Pas plus d'un verre de jus de fruits par jour, qui dans cette limite peut compter pour une portion. Privilégier les fruits frais pressés Les fruits séchés peuvent participer à la consommation de fruits. Leur consommation est néanmoins à limiter et ne devrait pas intervenir en dehors des repas Toutes les formes de fruits et légumes sont prises en compte : frais, surgelés ou en conserve. Pour les fruits en conserve, privilégier les fruits au sirop léger, sans consommer ce sirop
Fruits à coque (sans sel ajouté : amandes, noix, noisettes, pistaches)	Une petite poignée par jour	Ce groupe d'aliments comporte de nombreux allergènes, ils ne sont pas recommandés en cas d'allergies identifiées
Légumineuse (légumes secs : lentilles, pois chiches, haricots, etc.)	Au moins deux fois par semaine	Riches en fibres Peuvent être considérées par ailleurs comme des substituts des viandes et volailles
Produits céréaliers complets et peu raffinés (pain, pâtes, riz et céréales non sucrées)	À consommer tous les jours	Privilégier les produits complets ou peu raffinés par rapport aux produits raffinés Aliments naturellement riches en fibres Seules les céréales du petit déjeuner complètes non sucrées peuvent être incluses dans ce groupe
Produits laitiers (lait, yaourts, fromages)	Deux produits laitiers par jour	Les tailles de portion recommandées sont 150 mL de lait, 125 g de yaourt, 30 g de fromage Privilégier les fromages les plus riches en calcium et les moins gras Compte tenu des risques liés aux contaminants, varier les produits laitiers. En dehors des produits laitiers, d'autres groupes alimentaires contribuent à l'apport en calcium : végétaux, poissons, eaux minérales riches en calcium
Viandes et volaille	Limiter la consommation de viande rouge à 500 g par semaine et privilégier la volaille	Viandes rouges : bœuf, porc, veau, mouton, chèvre, cheval, sanglier, biche…
Charcuterie	Limiter la consommation à 150 g par semaine	Privilégier le jambon blanc au sein de ce groupe
Poisson	Deux fois par semaine	Dont un poisson gras (sardine, maquereau, hareng saumon) Varier les espèces et les lieux d'approvisionnement (en particulier pour les grands consommateurs) afin de limiter l'exposition aux polluants
Matières grasses ajoutées	Éviter leur consommation excessive Privilégier les huiles de colza et de noix et l'huile d'olive **sans augmenter** la quantité habituelle de matières grasses ajoutées	Privilégier les huiles de colza et de noix, riches en acide alpha-linolénique (ALA), et l'huile d'olive par rapport aux huiles pauvres en ALA (dont les huiles de tournesol ou d'arachide) Les matières grasses animales sont à réserver à un usage cru ou tartinable et en quantité limitée

(Suite)

Tableau 1.3 Suite

Groupes alimentaires	Repère principal	Repères complémentaires
Produits sucrés	À limiter	Les céréales du petit déjeuner sont en général sucrées, voire sucrées et grasses Limiter la consommation d'aliments sucrés et gras à la fois (pâtisseries, chocolat, desserts lactés et crèmes glacées) Limiter les boissons sucrées, y compris jus de fruits
Sel et aliments salés	À limiter	Être vigilant sur le cumul tout au long de la journée Attention aux aliments fortement contributeurs (ex. : le pain) Limiter les ajouts de sel en cuisine et à table Goûter avant de saler les plats Ne pas ajouter de sel lors de la consommation de produits en conserve Utiliser le sel iodé
Boissons	La seule boisson recommandée est l'eau	Limiter la consommation de boissons sucrées et au goût sucré : cela doit rester exceptionnel et pour les consommateurs être limité à un verre par jour Les boissons édulcorées ont l'avantage de ne pas apporter de calories, mais leur consommation doit être limitée car elles maintiennent le goût pour le sucre Thé, café et infusions, lorsqu'ils ne sont pas sucrés, peuvent contribuer à l'apport en eau
Alcool	Réduire	Pas plus de dix verres d'alcool par semaine, pas plus de deux verres par jour Conserver des jours sans consommation **À supprimer** pendant la grossesse
Recommandations générales		Privilégier les aliments locaux, de saison, avec des modes de culture favorisant la diminution de l'utilisation des intrants (pesticides, engrais). Aller vers les aliments « bios » Éviter le grignotage, prendre le temps de manger et de profiter des repas, éviter les consommations et portions excessives, etc. Privilégier le « fait maison » pour prendre conscience et contrôler les apports en sucres et en produits industriels transformés, notamment pour les enfants Réduire la consommation des aliments de nutriscore D ou E Les produits grillés ou avec un brunissement fort (ex. : au barbecue ou par toaster) ne devraient pas être consommés de façon régulière. Éliminer les parties brûlées en contact avec la flamme ou trop fortement brunies

Chez la personne âgée, les besoins énergétiques diminuent, mais le rendement des aliments ingérés comme les capacités de synthèse protéique diminuent. Il est donc important de maintenir les quantités d'aliments habituellement consommées pour couvrir les besoins et de favoriser l'activité physique dans cette population à risque de dénutrition et de sarcopénie. La portion de produits laitiers peut-être augmentée à 3 car c'est une source intéressante de protéines dans cette tranche d'âge (HSCP 2021).

B Pour les enfants de 0 à 36 mois, les repères principaux spécifiques sont les suivants : alimentation lactée exclusive, idéalement allaitement maternel exclusif, à défaut utilisation des préparations pour nourrissons de la naissance à 4–6 mois ; introduction de la diversification alimentaire entre 4 et 6 mois, sans restriction du choix des aliments (fruits, légumes, légumineuses, produits laitiers, œuf, viande, poisson) et en privilégiant les préparations maison ; absence d'utilisation des boissons végétales avant l'âge de 1 an ; respect des rythmes de sommeil ; absence d'exposition aux écrans avant l'âge de 3 ans, en particulier pendant les repas.

Pour les enfants de 3 à 17 ans, les recommandations en termes de groupes alimentaires sont les mêmes que pour les adultes, sauf la quantité recommandée de trois produits laitiers par jour, sur la base des relations entre ce groupe et la croissance harmonieuse chez les enfants. Il est important d'adapter les tailles des portions afin d'éviter un apport calorique excessif : réduites de moitié par rapport aux adultes chez les plus petits, elles rejoignent progressivement la taille des portions des adultes vers 11–12 ans, pour la dépasser temporairement chez les adolescents. Des aliments sont à éviter : café, thé, sodas et autres boissons caféinées, édulcorants et boissons édulcorées. D'autres sont à limiter : produits à base de soja (exposition aux phytoestrogènes) et chocolat (exposition au nickel). Comme chez l'enfant de moins de 3 ans, la seule manière d'évaluer une bonne adéquation de l'alimentation à l'âge de l'enfant est la surveillance de la courbe de croissance staturopondérale et de corpulence (indice de masse corporelle ou IMC) de l'enfant.

B. Comportement alimentaire

Pour favoriser un bon équilibre entre les apports et les besoins énergétiques d'une personne, il faut lui conseiller de :

- se fonder sur ses signaux alimentaires internes (faim, rassasiement), c'est-à-dire d'arrêter de manger quand la sensation de faim a disparu et non quand l'estomac est tendu. Pour un enfant, on conseillera de ne pas l'obliger systématiquement à finir son assiette ;
- éviter les restrictions alimentaires (source de frustrations et de compensations secondaires) ;
- prendre le temps de manger dans une ambiance sereine en veillant à un temps de mastication suffisant (dans l'écoute des sensations alimentaires).

Chez le jeune enfant, pour lutter contre la **néophobie alimentaire** (qui peut se manifester entre 2 et 10 ans) et favoriser une alimentation diversifiée à l'âge adulte, il est nécessaire de l'habituer à consommer les différents aliments (notamment les fruits et légumes) avant l'âge de 2 ans. La néophobie, notamment par rapport à certains aliments de saveur amère (légumes), est un processus physiologique qui ne doit pas faire l'objet d'un *forcing*. Il s'agit simplement de demander à l'enfant de goûter l'aliment et de lui représenter ultérieurement à plusieurs reprises sous une forme variée. Il peut être intéressant de jouer avec les sens (vue, toucher, odorat), de le familiariser aux aliments en cuisinant ou jardinant, de donner pour exemple des autres convives et d'encourager à manger sans forcer.

Le contexte du repas est important : calme et chaleureux, sans distraction telle que les écrans qui peuvent détourner l'attention des sensations et signaux de rassasiement.

C. Recommandations concernant l'activité physique et la sédentarité

La promotion de l'AP (tableau 1.4) nécessite la même approche éducative que pour l'équilibre alimentaire.

La pratique de l'AP englobe aussi bien le jeu, le sport, l'éducation physique, les déplacements actifs, les activités récréatives de la vie quotidienne. La pratique de l'AP est souvent contrainte par l'environnement physique des individus, en particulier la « marchabilité » qui peut être définie comme la capacité d'un territoire à susciter la pratique de la marche : trottoirs, environnement piéton sécurisé, commerces et de lieux de vie de proximité, etc.

Il existe également une influence positive du cadre familial et de l'entourage, du cadre scolaire ou social et du milieu associatif dans la pratique de l'activité physique. Il est recommandé de sensibiliser et soutenir l'implication dans ces milieux.

Ces activités peuvent être réalisées lors de la vie courante (montée et descente d'escaliers, port de charges, etc.) ou lors de séances dédiées (utilisation du poids du corps, de bracelets

Tableau 1.4 B Recommandations en matière d'activité physique (AP)

Population	Recommandations	
	Activité physique	Sédentarité
Adultes	30 min* d'AP d'intensité modérée à élevée (voir tableau 1.1), au moins 5 jours par semaine, en évitant de rester 2 jours consécutifs sans AP Inclure de courtes périodes d'AP d'intensité élevée Renforcement musculaire 1 à 2 fois par semaine avec 1 à 2 jours de récupération entre deux séances (8 à 10 exercices des membres supérieurs et inférieurs, 2 à 3 séries de 10 à 15 répétitions, sans douleur musculaire, avec une pénibilité perçue ne dépassant pas 5/10) Assouplissement : 2 à 3 fois par semaine, ex. : étirements après échauffement maintenus 10 à 30 s et répétés 3 fois. Ils doivent être limités par la sensation d'inconfort ou de raideur	Interrompre les temps de sédentarité, au moins toutes les 90 à 120 min, par une marche de 3 à 5 min, accompagnée de mouvements de mobilisation musculaire
Enfants < 5 ans	3 h/jour d'AP, soit 15 min/h pour 12 h d'éveil Favoriser le jeu et le plaisir, diversifier les activités	Ne pas dépasser 60 min en continu d'activité sédentaire
Enfants de 6 à 17 ans	Au moins 60 min/jour d'AP d'intensité modérée à élevée Tous les 2 jours, ce temps d'activité devrait intégrer au moins 20 min d'activité intense et des activités qui renforcent les muscles, améliorent la santé osseuse et la souplesse	Ne pas dépasser 120 min en continu d'activité sédentaire
Personnes âgées > 65 ans	30 min* d'activité physique d'intensité modérée (faible essoufflement) par jour Renforcement musculaire au moins 2 jours par semaine non consécutifs (8 à 10 exercices des membres supérieurs et inférieurs, 2 à 3 séries de 10 à 15 répétitions, sans douleur musculaire, avec une pénibilité perçue ne dépassant pas 5/10) Assouplissement : 2 à 3 fois par semaine, étirements après échauffement maintenus 10 à 30 s et répétés 3 fois. Ils doivent être limités par la sensation d'inconfort ou de raideur Exercices d'équilibre au moins 2 jours par semaine non consécutifs (répéter 3 à 5 fois, une série de 5 à 10 exercices, d'une durée de 10 à 30 s chacun)	Interrompre les temps de sédentarité, au moins toutes les 90 à 120 min, par une activité de 5 min, avec mouvements de mobilisation musculaire

* Des bénéfices supplémentaires sur la santé peuvent être obtenus avec une pratique de 45 à 60 min.
(Source : ANSES, 2016.)

lestés, etc.). Il est recommandé de pratiquer de manière progressive, que ce soit lors de la reprise d'activité, au cours d'une séance ou en termes d'intensité d'effort. Chez les individus peu actifs ou sédentaires souhaitant pratiquer régulièrement une AP d'intensité élevée, une consultation médicale préalable est fortement recommandée.

A Concernant la **sédentarité**, et quel que soit le contexte (travail, transport, domestique, loisirs), il est recommandé de réduire le temps total quotidien passé en position assise, autant que possible.

B Il faut également limiter le temps d'écran totalement avant 2 ans, à moins de 1 h par jour avant 5 ans, et à moins de 2 h de temps d'écran consacré aux loisirs pour les 6–17 ans.

III. Promouvoir un comportement favorable à la santé

A. Freins aux modifications de comportement

Les comportements, en particulier alimentaires, sont le reflet d'habitudes de longue date des individus, ancrés dans une histoire personnelle, familiale et culturelle pour lesquels le changement peut être difficile. Tout changement doit pouvoir être réalisé graduellement et dans le respect des valeurs des individus pour pouvoir être maintenu dans la durée.

Certains freins individuels (motivation personnelle, sentiment d'auto-efficacité) peuvent être levés grâce à une prise en charge individuelle permettant de recentrer les bénéfices attendus à la modification du comportement vers des comportements plus favorables à la santé.

Néanmoins, il est nécessaire de tenir compte des contraintes externes aux individus : l'environnement bâti peut influer sur la propension des individus à réaliser de l'AP, l'environnement alimentaire influe aussi considérablement les choix individuels. On peut citer le marketing alimentaire (incluant promotion, placement et publicité pour des aliments de moins bonne qualité nutritionnelle), le prix des produits ou l'accessibilité à des produits de bonne qualité à un prix acceptable pour les individus, en particulier les plus défavorisés.

Concernant les activités physiques et sportives antérieures, elles doivent être questionnées pour déterminer le vécu de la personne face à ses activités et les raisons d'une éventuelle interruption. Il s'agit d'identifier quels sont ses centres d'intérêt et les activités qu'elle a investies mais aussi d'évaluer la motivation de la personne et les freins éventuels.

B. Motivation et sentiment d'auto-efficacité

La motivation correspond à la probabilité qu'une personne va débuter, poursuivre et adhérer à une stratégie de changement de comportement. Elle résulte de facteurs conscients et inconscients déterminant les actions de l'individu et diffère de la volonté et du courage :

- la **motivation personnelle ou intrinsèque** est le préalable à toute démarche de changement ;
- la **motivation extrinsèque** induite par les pressions extérieures (famille, médecin, etc.) n'est pas suffisante pour engager, et encore moins maintenir, un changement.

Amener la personne à s'engager dans des modifications de son mode de vie alors qu'elle n'y est pas réellement prête est donc la garantie d'un échec rapide. Le processus de changement de comportement(s) nécessite du temps et un accompagnement pour s'inscrire durablement dans la vie d'une personne.

Une absence de motivation pour modifier ses comportements peut s'expliquer par :

- une absence de **conscience** des enjeux de santé et des déterminants des comportements à modifier ;

- le **déni** des conséquences potentielles des comportements actuels qui peut être une conduite d'évitement pour se protéger des angoisses et/ou jugements négatifs. La menace de complications, génératrice d'angoisses, n'est donc pas pertinente pour amener au changement de comportement ;
- l'appréhension des **contraintes/frustrations** que la démarche de changement pourrait induire (balance bénéfices/inconvénients défavorable) ;
- un faible sentiment d'**auto-efficacité** dans la mise en œuvre du changement ;
- l'absence d'**autodétermination** (fait de se sentir libre de ses propres choix et d'être à l'origine de ses comportements) de la personne quant au projet de changement.

Pour identifier dans la pratique clinique les différents freins ou obstacles au(x) changement(s) de comportement(s), se référer au chapitre 2.

Le soignant doit donc accepter de ne pas systématiquement fournir une réponse thérapeutique immédiate et être capable de réaliser d'abord un **travail motivationnel** afin de faire évoluer le patient vers une dynamique personnelle de promotion de sa santé :

- déterminer la **représentation du patient** quant aux enjeux de santé concernés (comment considère-t-il la qualité de son alimentation ? quelles conséquences de l'alimentation sur la santé a-t-il identifiées ?) et, si besoin, lui faire prendre conscience de l'impact négatif d'une alimentation « non équilibrée » sur sa santé sans générer un sentiment de stigmatisation/ jugement de ses comportements habituels ;
- identifier sa représentation des changements nécessaires et de leurs impacts potentiels en matière de qualité de vie (contraintes/bénéfices) et, si besoin, le rassurer sur :
  - le maintien du plaisir de manger, l'absence de nécessité d'une individualisation des repas, les autres approches possibles en dehors du « tout ou rien », la prise en compte de la situation alimentaire de la personne concernée (fortement influencée par son histoire, sa culture et sa situation psychosociale),
  - le respect de son libre arbitre : détermination en commun des objectifs (en acceptant que la personne décide de ne rien changer à court terme), absence de *forcing* au-delà de la limite posée par la personne en matière de changement(s),
  - l'accompagnement dans le changement (acquisition de compétences via des séances éducatives individuelles ou en groupe par exemple) et le réajustement des objectifs en fonction de ses difficultés,
  - l'absence de jugement négatif ;
- favoriser l'implication de l'entourage pour ne pas « isoler » la personne vis-à-vis de ses proches.

Le meilleur moyen pour soutenir la motivation une fois le projet de soins engagé est d'entendre les difficultés du patient et de l'aider à ne pas aller trop vite, trop loin.

C Le patient est souvent dans une logique du tout ou rien et dans une absence de temporalité et de hiérarchisation des enjeux.

Cela est d'autant plus marqué dans les populations socialement défavorisées qui présentent :

- un faible sentiment d'auto-efficacité et une faible estime de soi, obstacles trop souvent négligés, sources de la non-réponse, voire du rejet des conseils qui prônent des comportements trop éloignés de leurs habitudes ;
- une difficulté à se projeter dans l'avenir, notamment en matière de santé en raison des difficultés immédiates de la vie.

B L'approche relationnelle à utiliser pour soutenir un projet de changement chez une personne est fondée sur l'**empathie** et l'**écoute active** bienveillante. Elles permettent au patient d'exprimer son point de vue, ses représentations et son ressenti, en utilisant largement les **questions ouvertes** et la technique de **reformulation**. Cela permet au patient de faire des liens et de s'assurer qu'il est bien compris dans ses difficultés par le soignant.

Points clés

- L'activité physique se définit comme tout mouvement produit par les muscles, responsable d'une augmentation de la dépense énergétique au-dessus de la valeur de repos. Elle se décrit par sa fréquence, sa durée et son intensité.
- La sédentarité se définit comme les comportements en éveil avec une dépense énergétique très faible.
- L'activité physique et la sédentarité sont deux dimensions complémentaires et non l'inverse l'une de l'autre.
- Les repères du Programme national nutrition santé (PNNS) définissent les comportements optimaux en matière de nutrition pour préserver la santé. Sont à privilégier les consommations de produits céréaliers complets, les fruits et légumes et les légumineuses, et à limiter les viandes rouges et charcuteries, les produits gras, salés et sucrés, ainsi que l'alcool. L'activité physique est également à pratiquer chaque jour, à des degrés différents selon l'âge (au minimum 30 min). La sédentarité doit être limitée.
- La promotion des comportements favorables à la santé nécessite de prendre en compte la motivation personnelle des individus, ainsi que les contraintes personnelles, environnementales et socioéconomiques qu'elles subissent, afin de les accompagner au changement.

Pour en savoir plus

	ANSES. Repères alimentaires pour les populations spécifiques. https://www.anses.fr/fr/system/files/PRES2019DPA02.pdf
	Santé publique France. Recommandations relatives à l'alimentation, à l'activité physique et à la sédentarité pour les adultes. 2019. https://www.santepubliquefrance.fr/determinants-de-sante/nutrition-et-activite-physique/documents/rapport-synthese/recommandations-relatives-a-l-alimentation-a-l-activite-physique-et-a-la-sedentarite-pour-les-adultes

CHAPITRE

2

Modifications thérapeutiques du mode de vie (alimentation et activité physique) chez l'adulte et l'enfant

Connaissances

Situations de départ

- **42** Hypertension artérielle
- **51** Obésité et surpoids
- **132** Troubles des conduites alimentaires
- **251** Prescrire des corticoïdes par voie générale ou locale
- **264** Adaptation des traitements sur un terrain particulier insuffisant rénal, insuffisant hépatique, grossesse, personne âgée…)
- **279** Consultation de suivi d'une pathologie chronique
- **280** Prescription d'une insulinothérapie, consultation de suivi, éducation d'un patient diabétique de type 1
- **281** Prescription médicamenteuse, consultation de suivi et éducation d'un patient diabétique de type 2 ou ayant un diabète secondaire
- **290** Suivi d'un patient insuffisant rénal chronique
- **324** Modification thérapeutique du mode de vie (sommeil, activité physique, alimentation…)
- **328** Annonce d'une maladie chronique
- **335** Évaluation de l'aptitude au sport et rédaction d'un certificat de non-contre-indication
- **353** Identifier une situation de déconditionnement à l'effort
- **354** Évaluation de l'observance thérapeutique

Items, objectifs pédagogiques, hiérarchisation des connaissances

ITEM 249 – Modifications thérapeutiques du mode de vie (alimentation et activité physique) chez l'adulte et l'enfant

Rang	Rubrique	Intitulé	Descriptif
A	Diagnostic positif	Savoir évaluer le comportement alimentaire	Connaître les différents éléments de régulation (faim, rassasiement, satiété) et les éléments cliniques favorisant un excès pondéral (tachyphagie, hyperphagie prandiale, impulsivité alimentaire...)
A	Prise en charge	Connaître les effets positifs de l'activité physique dans les maladies chroniques et savoir les expliquer au patient	
B	Prise en charge	Savoir comment renforcer les compétences psychosociales	
B	Prise en charge	Savoir déterminer avec le patient des objectifs d'éducation thérapeutique	
B	Prise en charge	Savoir prescrire une alimentation adaptée dans les principales maladies chroniques	Insuffisance rénale, diabètes, obésité, maladies inflammatoires (corticothérapie)
B	Prise en charge	Savoir promouvoir l'activité physique	Approche éducative – recommandations pour les principales pathologies chroniques
B	Prise en charge	Savoir orienter vers la pratique d'une activité physique adaptée	Prescription – intervenants potentiels – adaptation en fonction de l'âge et des comorbidités

A Les modifications thérapeutiques du mode de vie (MTMV) en nutrition concernent avant tout l'**alimentation** et l'**activité physique** (AP) qui sont des enjeux importants non seulement dans la prise en charge des pathologies nutritionnelles (obésité, maladies métaboliques, dénutrition) mais aussi pour la plupart des maladies chroniques.

C Les MTMV portent également souvent sur l'observance des **traitements médicamenteux**, la gestion des conduites à risque **(tabac, alcool...)**, mais peuvent aussi concerner d'autres facteurs d'écologie personnelle : le sommeil, la socialisation et la création d'espaces de détente (temps pour soi, vacances).

A Le terme « règles hygiénodiététiques » doit être abandonné car il fait référence à une définition normative, porteuse d'un jugement négatif quant à l'origine des comportements existants (qui sont fortement dépendants de l'origine socioculturelle), et méconnaît les difficultés à modifier ces comportements. Parmi ces difficultés, les troubles du comportement alimentaire à l'origine d'hyperphagie doivent être recherchés systématiquement.

I. Savoir évaluer le comportement alimentaire

Physiologiquement, la régulation de l'alimentation se fait en toute liberté par le respect des signaux alimentaires intéroceptifs de faim et de rassasiement. La **faim** est une sensation physique qui habituellement correspond à des contractions de la musculature de l'estomac déclenchées par l'hypothalamus pour signaler le besoin de nourrir l'organisme. Le **rassasiement** correspond à l'extinction du signal de faim, normalement à la fin du repas, sans apparition d'un nouveau signal physique (sensation de tension gastrique notamment, qui signifie que l'individu a dépassé le stade de rassasiement). La **satiété** est l'état correspondant à l'absence de faim (période entre le rassasiement et l'apparition du signal de faim correspondant à la prise alimentaire suivante).

Pour des raisons développementales, environnementales et/ou culturelles, ces signaux alimentaires peuvent ne pas avoir été bien intégrés (ex. : habitudes alimentaires familiales rigides) ou être perturbés (ex. : stress, anxiété), et conduire à une prise de poids ou au contraire à une perte de poids par perte du désir de manger ou contrôle excessif de la nourriture. La faim est également fortement atténuée en présence d'une inflammation du fait des cytokines pro-inflammatoires : interleukine 1 (IL-1) et *tumor necrosis factor* α (TNF-α).

Les éléments favorisant la prise de poids (voir chapitre 7), par une augmentation des apports, sont : la tachyphagie, l'hyperphagie prandiale et les prises extraprandiales, souvent soumises à l'impulsivité alimentaire (difficultés à s'arrêter de manger au cours d'un repas ou envies irrésistibles de manger en dehors des repas). Leur impact sur le poids sera d'autant plus important que le profil alimentaire est peu varié et à forte densité énergétique (boissons sucrées, matières grasses) et/ou que la personne est physiquement inactive.

Les éléments sémiologiques d'évaluation du comportement alimentaire sont détaillés dans le chapitre 7.

Avant toute préconisation de modifications alimentaires chez un patient, il faut rechercher selon les situations une perte d'appétit liée à un trouble de l'humeur ou à une pathologie chronique (maladie inflammatoire ou cancer) ou une impulsivité alimentaire qui traduit une perte de contrôle sur l'alimentation.

B Il s'agira bien sûr de connaître l'alimentation recommandée pour la pathologie/problématique de santé présentée par le patient (voir plus loin V. Savoir prescrire une alimentation adaptée dans les principales maladies chroniques).

A Lorsque les MTMV concernent le profil alimentaire (ex. : limitation de certaines matières grasses ou des glucides simples), l'évaluation peut se faire facilement par un questionnement sur les catégories d'aliments concernées ou en demandant de noter pendant une semaine chacune des prises alimentaires (journal alimentaire, repas et hors repas).

II. Connaître les effets positifs de l'activité physique dans les maladies chroniques

Une AP régulière entraîne de nombreux bénéfices pour la santé et participe à la prévention et au traitement des principales pathologies chroniques. La promotion de l'AP chez le sujet malade fait partie intégrante des MTMV (tableau 2.1).

Tableau 2.1 Ⓐ **Effets bénéfiques de l'activité physique dans les principales maladies chroniques**

Individus avec une pathologie préexistante	
Variables de santé	**Effets de l'activité physique**
Cancers	Selon la localisation : – réduction du risque de mortalité et de récidive – réduction de la fatigue, amélioration de la tolérance aux traitements et de la qualité de vie – renforce l'immunité
Obésité	Diminution du poids et de la masse grasse (modeste, quelques kilos), de la graisse abdominale viscérale Amélioration des paramètres métaboliques (équilibre glycémique, profil lipidique) Diminution du risque de reprise de poids
Diabète de type 2	Réduction du risque de mortalité Amélioration des marqueurs de progression de la maladie (HbA1c, pression artérielle) et du profil lipidique Réduction du périmètre abdominal Limitation de la perte de masse musculaire
Hypertension artérielle	Réduction du risque de progression de la maladie cardiovasculaire Réduction du risque d'augmentation de la pression artérielle avec le temps
Cardiopathies ischémiques, insuffisance cardiaque chronique, artériopathie des membres inférieurs	Amélioration du pronostic fonctionnel et vital Diminution de la pression artérielle Amélioration de la fonction endothéliale Développement de néovaisseaux
Pathologies respiratoires chroniques (notamment BPCO)	Amélioration des capacités physiques et de la qualité de vie Amélioration de la dyspnée et de la tolérance à l'effort Diminution de l'anxiété Meilleur contrôle des symptômes de la BPCO et de l'asthme (Pas de changement de la fonction pulmonaire chez l'adulte)
Maladies rhumatismales, arthrose (hanche et genou)	Diminution de la douleur Amélioration des capacités fonctionnelles Amélioration de la qualité de vie
Troubles de l'hyperactivité, déficit de l'attention	Amélioration des fonctions cognitives
Dépression et pathologie anxieuse	Réduction des signes d'anxiété et de dépression Amélioration de l'humeur
Schizophrénie	Amélioration des fonctions cognitives Amélioration de la qualité de vie
Démence	Amélioration des fonctions cognitives
Sclérose en plaques	Amélioration de la marche, de la force musculaire et de l'équilibre
Maladie de Parkinson	Amélioration des fonctions cognitives Amélioration de la marche, de la force musculaire et de l'équilibre
AVC	Amélioration des fonctions cognitives Amélioration de la marche, de la force musculaire et de l'équilibre

AVC : accident vasculaire cérébral ; BPCO : bronchopneumopathie chronique obstructive ; HbA1c : hémoglobine glyquée.
(Source : HAS, 2019.)

sociale
cognitive
émotionnelle

III. Savoir comment renforcer les compétences psychosociales

B Les compétences psychosociales *(life skills)* ont été définies par l'OMS par « la capacité d'une personne à répondre avec efficacité aux exigences et aux épreuves de la vie quotidienne (…) et à maintenir un état de bien-être subjectif qui lui permet d'adopter un comportement approprié et positif à l'occasion d'interactions avec les autres, sa culture et son environnement ». Trois types de compétences ont été identifiés par l'OMS en 2003 et sont détaillés dans le tableau 2.2.

Tableau 2.2. B Compétences psychosociales

Compétences sociales (ou interpersonnelles ou de communication)	Compétences cognitives	Compétences émotionnelles
Compétences de communication verbale et non verbale : écoute active, expression des émotions, capacité à donner et recevoir des feedback	Compétences de prise de décision et de résolution de problèmes	Compétences de régulation émotionnelle : gestion de la colère et de l'anxiété, capacité à faire face à la perte, à l'abus et aux traumatismes
Empathie, c'est-à-dire capacité à écouter et comprendre les besoins et le point de vue d'autrui et à exprimer cette compréhension	Pensée critique et autoévaluation qui impliquent de pouvoir analyser l'influence des médias et des pairs, d'avoir conscience des valeurs, attitudes, normes, croyances et facteurs qui nous affectent, de pouvoir identifier les sources d'information pertinentes	Compétences de gestion du stress qui impliquent la gestion du temps, la pensée positive et la maîtrise des techniques de relaxation
Capacités de résistance et de négociation : gestion des conflits, capacité d'affirmation, résistance à la pression d'autrui		Compétences d'autoévaluation et d'autorégulation qui favorisent la confiance et l'estime de soi
Compétences de coopération et de collaboration en groupe		
Compétences de plaidoyer qui s'appuient sur des compétences de persuasion et d'influence		

(Source : OMS, 2003.)

Le renforcement des compétences psychosociales (ou d'adaptation) permet de favoriser la mise en place des changements de comportements et leur maintien dans le temps, en particulier dans les populations socialement défavorisées.

L'estime de soi et la gestion du stress sont les compétences psychosociales le plus souvent altérées.

L'estime de soi peut être soutenue par le soignant via l'attention qu'il accorde au patient en l'écoutant avec bienveillance et en le valorisant quant aux changements mis en œuvre. Il est également essentiel d'aider le patient à mieux comprendre les difficultés de mise en œuvre des MTMV, et de le déculpabiliser quand il n'y arrive pas (la volonté n'a pas d'effet sur les comportements émotionnels). Les activités créatives et/ou artistiques (art-thérapie) ou du bénévolat aident à renforcer l'estime de soi et peuvent donc être incités par le soignant.

Une bonne gestion du stress permet de mieux gérer l'alimentation émotionnelle ou les situations aiguës (crise d'asthme, hypoglycémie…). Le soignant peut aider la personne à :

- comprendre ses émotions, en l'encourageant à identifier ce qui se passe dans son corps et le contexte déclencheur ;
- mettre des limites aux autres (employeur, conjoint, enfants…) en reconnaissant que leur demande est excessive.

Ceci est une source de mieux-être immédiat pour la personne concernée.

IV. Savoir déterminer avec le patient des objectifs d'éducation thérapeutique

Les MTMV doivent être **mises en place de façon progressive**. Elles dépendent des **objectifs éducatifs définis avec le patient** en fonction de ses aspirations au changement, de son contexte de vie, de sa culture et des difficultés prévisibles dans leur mise en œuvre.

La **posture éducative du soignant** renvoie à une écoute et à un accompagnement cognitif et psychosocial dans la relation avec le patient, dans le but de lui permettre d'acquérir des compétences d'adaptation à la maladie et des compétences d'autosoins. C'est une transformation des pratiques professionnelles au quotidien et qui doit remplacer les postures classiquement injonctives ou prescriptives.

La posture du soignant est susceptible de freiner, voire de bloquer, la motivation du patient, quand elle incite à réaliser des changements sans les avoir « légitimés » ou à les décliner en fonction de sa vision personnelle (selon ses centres d'intérêt et envies) plutôt que de soutenir un processus d'**autodétermination** du projet de changement par le patient.

Il est donc crucial que le soignant prenne le temps de **donner du sens au projet de changement** en expliquant les liens entre les comportements à modifier et les enjeux de santé, sans pour autant générer de l'angoisse (qui favorise chez la plupart des gens des conduites d'évitement). Un patient ne se sentant pas concerné par un risque induit par un de ses comportements n'aura en effet aucune motivation au changement.

Le soignant doit ainsi savoir réaliser des « entretiens motivationnels » où il tentera de mobiliser le patient en favorisant sa **réflexivité** par un questionnement ouvert et évaluera à quel stade de changement du comportement il se trouve.

Il est inutile de forcer les résistances au changement, et toute personne doit être respectée dans son choix de ne pas agir dans la démarche de protection de sa santé souhaitée par le soignant (conformément à l'éthique de la pratique médicale).

Il est donc préférable de :

- interroger les représentations du patient sur les changements proposés pour préserver sa santé ;
- relativiser des représentations, car celles-ci sont parfois excessives et donc source de frustrations ou de sentiment d'incapacité pour renforcer la motivation à se mobiliser pour un changement ;
- maintenir la relation de confiance et le dialogue. Il est possible que plusieurs mois ou années plus tard, le patient entrevoit un changement même a minima (ex. : marcher quelques minutes par jour même sans atteindre les recommandations est déjà un facteur de protection cardiovasculaire).

La capacité de changement d'un patient peut être par ailleurs améliorée par les éléments suivants :

- correction des troubles du sommeil : syndrome d'apnées du sommeil, syndrome des jambes sans repos… ;
- traitement des troubles de l'humeur (dépression) ;
- expression des difficultés de vie (notamment celles en lien avec la maladie pour laquelle des MTMV sont indiquées) ;

- intégration dans un groupe d'éducation thérapeutique où il pourra s'identifier aux autres patients et échanger.

Le suivi est indispensable car le maintien du comportement actif est souvent difficile. Il consiste à évaluer les changements mis en œuvre, à les valoriser, à rechercher les difficultés rencontrées, et à aider le patient à réajuster les objectifs si besoin ou à en fixer de nouveaux dans une démarche de prise en charge progressive.

V. Savoir prescrire une alimentation adaptée dans les principales maladies chroniques

A. Prescription d'une alimentation thérapeutique

La **prescription médicale écrite est obligatoire** chez le patient hospitalisé pour lequel une **alimentation thérapeutique** est nécessaire à la bonne gestion de sa ou ses maladies. Il s'agit d'un **acte médicolégal** engageant la responsabilité du médecin dans la mesure où certaines textures alimentaires peuvent être à risque de « fausse route » en présence de troubles de déglutition et où certaines prescriptions diététiques sont indispensables en présence de certaines pathologies (insuffisance cardiaque, rénale, diabète avec risque d'hypoglycémie, prescription d'une corticothérapie au long cours, etc.). Le médecin doit donc inscrire sur la prescription :

- le **type d'alimentation** ;
- la **texture** de l'alimentation et des boissons si nécessaire, en cas de troubles de la déglutition par exemple (fig. 2.1) ;

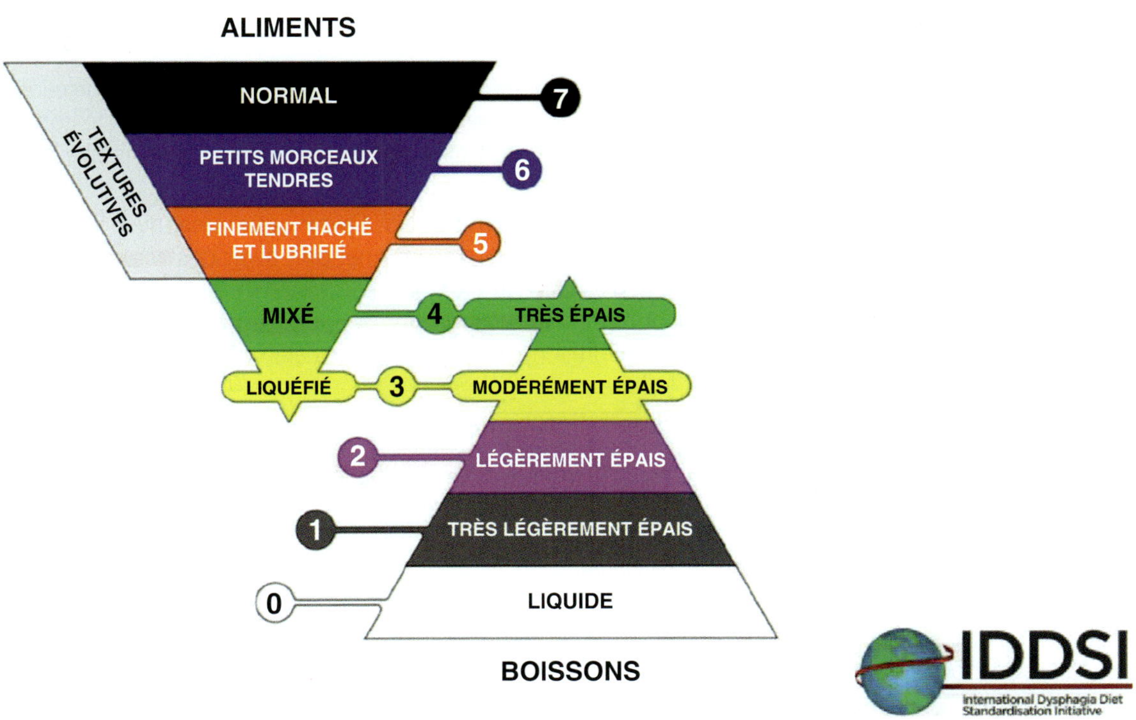

Fig. 2.1. B **Différentes textures des aliments et des boissons.**
(Source : © The International Dysphagia Diet Standardisation Initiative 2019 @ https://iddsi.org/framework/ Licensed under the CreativeCommons Attribution Sharealike 4.0 License https://creativecommons.org/licenses/by-sa/4.0/legalcode. Derivative works extending beyond language translation are NOT PERMITTED.)

- le nombre de **collations** (éventuelles) ;
- le type et la quantité de compléments nutritionnels oraux et leurs horaires (quand requis) ;
- l'aide aux repas (éventuellement) ;
- les **mesures posturales** de prévention des fausses routes (éventuellement).

Combiner plus de deux alimentations thérapeutiques restrictives expose au risque de dénutrition.

Pour la plupart des maladies chroniques, l'alimentation adaptée correspond globalement aux recommandations pour la population générale du PNNS (voir tableau 1.3). Néanmoins, il peut exister des adaptations nécessaires en cas de :

- obésité : l'objectif doit être adapté en fonction de l'âge et de la situation physiologique. Il s'agit au moins de veiller à une stabilisation pondérale, voire à une perte de poids de 5 à 10 % ;
- diabète : l'alimentation standard est adaptée (sans exclusion des produits et desserts contenant du saccharose). Chez le sujet sous traitement hypoglycémiant, un apport régulier en glucides à chaque repas est nécessaire pour éviter les fluctuations glycémiques ;
- insuffisance rénale chronique : il est nécessaire d'adapter les apports protidiques en fonction du stade de la maladie et de l'état nutritionnel ;
- maladie inflammatoire chronique avec corticothérapie : il faut prescrire une alimentation équilibrée respectant les recommandations pour la population générale. L'alimentation « pauvre en sucres » et « pauvre en sel » n'est pas recommandée.

Il n'est par ailleurs pas recommandé de prescrire une alimentation thérapeutique hypolipidique inférieure à 35 % des apports énergétiques, à l'exception de l'hypertriglycéridémie majeure primitive et des épanchements chyleux où une restriction stricte des lipides s'impose.

B. Conseil diététique

Le changement de comportements à réaliser par le patient atteint de maladie chronique devant le plus souvent s'inscrire sur le long terme, le conseil nutritionnel (qui intègre le conseil diététique et la promotion d'une AP adaptée) doit être adapté à la personne et relève donc d'une approche d'éducation thérapeutique.

Au-delà d'une posture éducative adéquate (voir plus haut IV. Savoir déterminer avec le patient des objectifs d'éducation thérapeutique), le conseil nutritionnel doit avoir des objectifs clairement définis et personnalisés, dits « partagés » entre le sujet et le médecin. Les objectifs doivent aussi être suffisamment concrets pour être intégrés dans la vie quotidienne (par exemple, dire à une personne de manger plus « équilibré » ne lui fournit pas les éléments lui permettant de savoir comment s'y prendre pour le faire).

Les **objectifs éducatifs dans le conseil diététique** porteront selon les cas sur :

- la répartition des repas dans la journée et leur structuration ;
- la vitesse d'ingestion alimentaire et l'identification des signaux internes de faim et rassasiement ;
- l'introduction ou l'augmentation de certains aliments pour une plus grande diversification alimentaire ;
- la diminution de certains aliments (particulièrement gras, sucrés et/ou salés) ou de boissons (alcoolisées ou à forte teneur en sucres) consommés en excès ;
- les mesures de prévention et de correction des hypoglycémies, les équivalences glucidiques (chez le diabétique sous traitement hypoglycémiant) ;
- le recours à un diététicien qui est très utile, sans être systématique. Toutefois, la consultation des diététiciens n'est pas prise en charge par l'assurance maladie.

Dans tous les cas, **respecter le plaisir de manger** en privilégiant la sensorialité et en maintenant la convivialité.

VI. Savoir promouvoir l'activité physique

A. Conseils d'activité physique

- Présenter l'AP à la fois comme un enjeu pour la santé (diminution du risque cardiovasculaire, meilleur équilibre du diabète, amélioration de la condition physique, etc.) mais aussi pour acquérir du « mieux-être » (qualité de vie) : **exutoire des tensions** (comme le stress), **lien social** (rompre l'isolement), **reprise de conscience du corps**, amélioration du **sommeil**, plus grande autonomie, etc. Les bénéfices potentiels étant à énoncer en fonction des besoins de la personne et, mieux encore, à lui faire énoncer.
- Dans certains cas, l'AP sera prioritaire en première intention. Dans d'autres cas, les conseils viendront dans un second temps (ex. : après mise en place d'un soutien psychosocial ou du traitement d'un syndrome d'apnées du sommeil).
- Les conseils doivent être considérés dans une perspective de **progression individuelle, par étapes et à long terme**.
- L'utilisation de moyens objectifs de mesure de l'AP (ex. : podomètre ou objets connectés) permet de suivre la progression et de renforcer la motivation d'un patient.
- Des conseils soutenant une mise en pratique dans le quotidien, au plus près du milieu de vie de la personne, sont déterminants pour favoriser la mise en place d'une AP et sa pérennité.

B. Démarches et orientations individualisées

- Évaluer le niveau habituel d'AP et de sédentarité.
- Questionner les activités physiques et sportives antérieures pour déterminer le niveau de pratique (compétition), le vécu de la personne face à ses activités et les raisons de leur interruption.
- L'AP doit le plus souvent commencer de façon progressive par des activités d'intensité faible à modérée dans la vie quotidienne (professionnelle, de transport ou de loisirs). Il est intéressant à ce stade de reprendre les conseils déclinés dans les grands programmes de santé publique comme le PNNS (www.mangerbouger.fr) : se déplacer à pied le plus possible, notamment pour se rendre au travail ou dans les magasins ; descendre un arrêt avant sa destination lors de l'utilisation des transports en commun ; utiliser les escaliers à la place de l'ascenseur ou des escaliers mécaniques ; promener son chien ou passer plus de temps à travailler son jardin…
- Proposer des activités d'intensité plus élevée sur une base individuelle, dans le cadre récréatif ou de loisirs.
- Limiter le temps consacré aux occupations sédentaires est une approche complémentaire de la promotion de l'AP. Conseiller d'abord d'éviter de rester assis pendant des périodes prolongées, surtout devant un écran, et de réaliser des pauses « actives » à intervalles réguliers.
- Évaluer les effets (positifs et négatifs) et les difficultés dans la mise en œuvre et adapter les objectifs au fur et à mesure du suivi.

C. Recommandations pour les principales pathologies chroniques

Celles-ci font l'objet de recommandations de la Haute Autorité de santé (HAS) et sont décrites de façon synthétique dans le tableau 2.3.

Tableau 2.3 B Recommandations d'activité physique en fonction de la pathologie chronique

Pathologies	Exercices d'endurance (en aérobie)	Renforcement musculaire
Cardiovasculaires	+	+*
BPCO	+	+*
Obésité	+	+
Diabète de type 2	+	+

*après programme de réadaptation spécialisée.
BPCO : bronchopneumopathie chronique obstructive.

Les activités d'endurance (aérobie) permettent d'augmenter la puissance aérobie maximale (VO_2max) ; les activités de renforcement musculaire permettent d'augmenter la force musculaire (et la masse musculaire).

VII. Savoir orienter vers la pratique d'une activité physique adaptée

La prescription se fait sur ordonnance ou carnet de liaison mis à disposition par certains réseaux sport-santé. Elle a pour finalité non pas de dicter le changement de comportements mais d'adresser le patient vers des professionnels de l'AP adaptée.

Ceux-ci vont aider le patient à l'initiation/reprise d'une AP et/ou l'accompagner dans ce processus. Ce sont des enseignants en AP adaptée (appelés parfois éducateurs médicosportifs) ayant une formation spécifique et parfois une formation complémentaire en éducation thérapeutique.

Ils peuvent travailler pour des clubs de sport, associations (dont notamment les réseaux sport-santé) ou fédérations sportives.

L'adaptation en fonction de l'âge fait partie de leurs apprentissages, mais les limitations liées à des comorbidités doivent être signalées et une évaluation spécialisée par un cardiologue doit être réalisée au préalable si besoin. Des programmes de reprise d'une AP adaptée pour les patients atteints de diverses pathologies chroniques, dénommés **Prescri'mouv**, sont actuellement promus par plusieurs agences régionales de santé. Certaines villes et mutuelles prennent également en charge les coûts d'inscription à des offres d'AP adaptée la première année pour favoriser la mise en place d'une AP par les personnes socialement défavorisées.

Points clés

- Les MTMV concernent également les compétences psychosociales.
- Les objectifs éducatifs doivent être définis avec le patient (en soutenant son autodétermination) après avoir donné du sens à un besoin de MTMV et identifié d'éventuels freins au changement.
- La pratique d'une AP adaptée dans la prise en charge des pathologies chroniques influence positivement leur évolution et la qualité de vie des patients.
- Il est plus motivant pour le patient de lui présenter l'AP comme un moyen d'acquérir du bien-être.
- Pour les MTMV sur l'alimentation, rechercher systématiquement une impulsivité alimentaire et veiller à respecter le plaisir de manger et la dimension sociale des repas.
- La prescription d'une alimentation thérapeutique à l'hôpital est un acte médicolégal.

Pour en savoir plus

IRBMS. L'entretien motivationnel. 2021. https://www.irbms.com/entretien-motivationnel

CHAPITRE

3

Aptitude au sport chez l'adulte et l'enfant, besoins nutritionnels chez le sportif

Situations de départ

- **51** Obésité et surpoids
- **270** Demande d'amaigrissement
- **277** Consultation de suivi d'un patient présentant une lombalgie aiguë ou chronique
- **281** Prescription médicamenteuse, consultation de suivi et éducation d'un patient diabétique de type 2 ou ayant un diabète secondaire
- **282** Prescription médicamenteuse, consultation de suivi et éducation d'un patient hypertendu
- **283** Consultation de suivi et éducation thérapeutique d'un patient asthmatique
- **286** Consultation de suivi et éducation thérapeutique d'un patient BPCO
- **287** Consultation de suivi et éducation thérapeutique d'un patient insuffisant cardiaque
- **319** Prévention du surpoids et de l'obésité
- **320** Prévention des maladies cardiovasculaires
- **323** Prévention de l'exposition aux écrans
- **324** Modification thérapeutique du mode de vie (sommeil, activité physique, alimentation…)
- **335** Évaluation de l'aptitude au sport et rédaction d'un certificat de non-contre-indication

Items, objectifs pédagogiques, hiérarchisation des connaissances

ITEM 256 – Aptitude au sport chez l'adulte et l'enfant, besoins nutritionnels chez le sportif (voir item 80)

Rang	Rubrique	Intitulé	Descriptif
A	Prise en charge	Connaître les circonstances de délivrance d'un certificat d'absence de contre-indication à la pratique sportive	Pour quelles pratiques ?
B	Définition	Connaître les contre-indications de la pratique du sport en milieu scolaire	Spécificités de la non-contre-indication au sport en milieu scolaire

Rang	Rubrique	Intitulé	Descriptif
B	Prise en charge	Savoir conduire un examen médical d'absence de contre-indication à la pratique du sport chez l'adulte	
B	Prise en charge	Savoir conduire un examen médical d'absence de contre-indication à la pratique du sport chez un enfant	
A	Définition	Connaître les principales causes de contre-indication à la pratique sportive	
A	Définition	Connaître les bénéfices et risques de la pratique sportive chez l'enfant et chez l'adulte	Santé mentale et physique. Sommeil, alimentation, dopage – bonne pratique sportive
B	Étiologie	Connaître les principales pathologies liées à la pratique du sport chez l'enfant	En dehors de l'entraînement intensif : manifestations respiratoires, orthopédiques
B	Prise en charge	Besoins nutritionnels des sportifs adultes	Savoir que la plupart des pratiques sportives nécessitent simplement une augmentation des apports énergétiques
B	Prise en charge	Besoins nutritionnels des enfants sportifs	Très spécifique à l'enfant
B	Prise en charge	Particularités des besoins nutritionnels des sports d'endurance et du développement musculaire	
A	Prise en charge	Rechercher les facteurs de risque et les symptômes évocateurs de pathologies cardiovasculaires à l'interrogatoire	

A Le sport est un ensemble d'exercices physiques, se pratiquant sous forme de jeux individuels ou collectifs pouvant donner lieu à des compétitions. La pratique d'un sport se décompose en trois types d'activités : l'entraînement sportif, la compétition et la récupération.

L'activité physique et sportive (APS) regroupe toutes les pratiques, qu'elles soient sportives, compétitives, de loisirs, extrêmes, libres, au cours desquelles le corps est utilisé et mis en jeu. Pour un même niveau d'intensité et à volume égal, les bénéfices de l'activité physique (AP) ou de la pratique sportive sont similaires quel que soit le contexte de pratique (entraînement sportif, compétition, exercice, loisir, vie quotidienne).

I. Examen médical pour établir l'absence de contre-indication à la pratique du sport

L'examen médical afin de délivrer un **certificat attestant de l'absence de contre-indication à la pratique du sport** (CACI) doit permettre de dépister des pathologies pouvant induire un risque vital ou fonctionnel grave, favorisé par une pratique sportive. Il s'agit principalement de dépister les pathologies cardiovasculaires majoritairement responsables de mort subite lors de la pratique sportive.

C L'incidence des morts subites en France est estimée entre 0,5 et 2,5/100 000 pratiquants âgés entre 12 et 35 ans et entre 1 et 4/100 000 pratiquants âgés de plus de 35 ans.

A Cet examen, qui n'est pas pris en charge par l'assurance maladie, se justifie par son intérêt de santé publique car il permet de prévenir, informer, éduquer, orienter, voire effectuer des actes curatifs si besoin.

A. Cadre légal

Le CACI est une obligation légale pour toute personne pratiquant une activité sportive en compétition, qu'elle soit licenciée ou non licenciée (loi n° 2016-41 du 26 janvier 2016 de modernisation du système de santé).

L'arrêté du 28 avril 2000 fixe par ailleurs la liste des disciplines sportives à contraintes particulières pour lesquelles un examen médical plus approfondi par un médecin qualifié est nécessaire :

- alpinisme de pointe ;
- sports utilisant des armes à feu ;
- sports mécaniques ;
- sports aériens à l'exception de l'aéromodélisme ;
- sports sous-marins ;
- sports de combat pour lesquels la mise hors de combat est autorisée.

Le CACI est valide pendant 3 ans sauf pour les disciplines à contraintes particulières (1 an).

B. Examen médical

B Il s'agit d'un examen particulier concernant un sujet sain, sans troubles fonctionnels particuliers et consultant dans le but d'obtenir le CACI, engageant la responsabilité du médecin.

Il convient d'être attentif au risque de minimisation ou de fausse déclaration du sujet dans le but d'obtenir ce certificat.

1. Chez l'adulte

a. Interrogatoire

C'est un élément essentiel de l'examen. Il doit être complet et rechercher particulièrement :

- les antécédents sportifs : passé sportif, niveau de compétition ou de « loisirs », interruptions et leurs motifs, blessures, modalités d'entraînement, motif d'un arrêt éventuel ;
- les antécédents personnels et le mode de vie : conduites à risque (tabac, alcool…), habitudes alimentaires, prise de traitements, toxiques ou produits dopants ;
- les facteurs de risque de pathologies cardiovasculaires ainsi que les symptômes évocateurs de pathologies cardiovasculaires ;
- des antécédents médicaux familiaux cardiovasculaires (tableau 3.1).

L'interrogatoire doit aussi évaluer la motivation du patient et identifier l'intensité de l'AP que souhaite faire la personne et dont découleront certains examens en fonction du niveau de risque.

Tableau 3.1 B Facteurs de risque et symptômes évocateurs de pathologies cardiovasculaires à rechercher à l'interrogatoire

Facteurs de risque	Antécédents familiaux Mort subite Syncope Cardiopathie congénitale Myocardiopathie Pathologie de l'aorte Pathologie coronaire Troubles du rythme cardiaque Hypertension artérielle Dyslipidémie Diabète
Symptômes (au repos ou à l'effort)	Dyspnée Asthénie inhabituelle pour des activités habituelles Douleurs thoraciques Palpitations Malaises Syncopes Claudication intermittente à la marche

b. Examen clinique

Il doit être complet (appareil par appareil) et orienté en fonction de la discipline sportive (par exemple, examen ORL pour les sports de plongée) ; il doit inclure :

- l'anthropométrie : poids, taille, calcul de l'IMC (kg/m²) ;
- l'examen ostéoarticulaire : statique et associé à des manœuvres dynamiques articulaires en fonction de la discipline pratiquée ;
- l'examen cardiorespiratoire : vérifier la présence des pouls, mesurer la pression artérielle, rechercher des anomalies des bruits du cœur et de souffle cardiaque ou vasculaire.

c. Examens complémentaires

Les examens complémentaires sont déterminés par les données de l'interrogatoire et de l'examen clinique :

- explorations cardiovasculaires : électrocardiogramme (ECG) de repos, épreuve d'effort, échographie cardiaque, Holter ECG ;
- explorations ostéoarticulaires non systématiques et fonction de l'examen clinique ou de la plainte du patient : radiographie, échographie ou imagerie par résonance magnétique (IRM).

Avant 35 ans, les recommandations 2019 de la Haute Autorité de santé (HAS) **ne préconisent plus l'ECG de repos en systématique** avant la pratique d'une activité physique ou sportive de loisirs. L'ECG de repos 12 dérivations (à partir de 12 ans) garde sa place avant 35 ans :

- pour détecter chez le patient une pathologie asymptomatique potentiellement arythmogène, en cas d'antécédents familiaux de pathologies cardiovasculaires héréditaires ou congénitales ou de mort subite avant 50 ans ;
- avant la pratique d'une AP d'intensité élevée accompagnée cette fois d'une consultation cardiologique spécialisée.

Après 35 ans, l'ECG de repos n'est pas assez contributif. **Il doit être remplacé par une épreuve d'effort (EE)** dont l'indication dépend du niveau de risque cardiovasculaire du patient, de son niveau habituel d'AP et de l'intensité de l'AP envisagée, et éventuellement de pathologies chroniques déjà présentes. Le médecin doit aussi se reposer sur son jugement clinique.

Ainsi, il est recommandé de réaliser une EE :

- chez les sujets asymptomatiques ayant un risque cardiovasculaire élevé ou très élevé (*systematic coronary risk estimation* ou SCORE ≥ 5 % : voir tableau 10.3) et qui prévoient de débuter ou de poursuivre une AP d'intensité élevée (> 6 MET ou sports de compétition) ;
- chez les sujets asymptomatiques ayant un risque cardiovasculaire modéré (SCORE entre 1 et 5 %) et habituellement inactifs, l'EE peut être réalisée.

Lorsqu'elle est réalisée, l'EE est généralement répétée tous les 5 ans, mais il n'existe pas de consensus formel.

L'EE n'est en revanche pas recommandée chez les athlètes asymptomatiques ayant un faible risque cardiovasculaire (SCORE < 1 %).

d. Examens biologiques

La prescription systématique d'examens biologiques n'est pas recommandée au préalable d'une AP.

Une cholestérolémie totale peut être prescrite pour la mesure de l'index SCORE, si le dosage date de plus de 1 an.

2. Spécificité chez l'enfant

Chez l'enfant, l'interrogatoire est similaire à celui de l'adulte, néanmoins des éléments spécifiques sont à prendre en compte lors de l'examen clinique :

- le tracé de la courbe de croissance pour l'enfant (carnet de santé) ;
- l'évaluation de la maturation pubertaire chez l'enfant (stades de Tanner) ;
- la recherche d'anomalies, maladies ou blessures articulaires (cartilage de croissance).

C. Pratique du sport en milieu scolaire

En milieu scolaire, l'éducation physique et sportive (EPS) est une discipline d'enseignement à part entière obligatoire et soumise à évaluation. D'un point de vue réglementaire, il n'y a pas d'obligation d'évaluation médicale car on considère qu'il y a une aptitude *a priori* de tous les élèves à participer à l'enseignement d'EPS.

En cas de pathologie contre-indiquant la pratique sportive, un **certificat médical d'inaptitude à la pratique de l'EPS** doit être établi par le médecin de famille ou le médecin scolaire.

Ce certificat doit indiquer le caractère total ou partiel de l'inaptitude ainsi que la durée de sa validité. Il ne peut s'appliquer qu'à l'année scolaire en cours.

On différencie :

- les inaptitudes temporaires, limitées dans le temps et faisant souvent suite à des accidents, traumatismes ou pathologies aiguës ;
- les inaptitudes partielles correspondant à des incapacités à supporter un type d'effort, à réaliser des mouvements particuliers, à pratiquer dans certains environnements (exercice en hauteur, milieu aquatique, etc.). En cas d'inaptitude partielle, le certificat devrait comporter, dans le respect du secret médical, des indications utiles pour adapter la pratique de l'éducation physique et sportive aux possibilités individuelles de l'élève ;
- l'inaptitude totale, incapacité complète d'un élève à pouvoir réaliser une quelconque activité motrice, y compris avec aménagement pédagogique, ce cas devrait rester l'exception.

II. Bénéfices et inconvénients de l'activité physique et sportive chez l'adulte

A. Bénéfices

Ⓐ Les effets physiologiques et le bénéfice des activités sont différents selon le type d'activité pratiquée. On distingue les activités qui développent :

- la capacité cardiorespiratoire (activités dites « en endurance »). Ces activités qui permettent d'accroître l'aptitude à maintenir un effort pendant une durée prolongée (marche rapide, course, vélo, trottinette, natation, etc.) mettent en jeu la filière aérobie et représentent la base des recommandations pour la population générale ;
- la force et la masse musculaires (activités de renforcement musculaire). Ces activités, qui sollicitent les voies anaérobiques et aérobiques dans des proportions variables, comprennent les exercices localisés avec poids ou contre-résistance mais aussi, dans la vie de tous les jours, la montée d'escaliers, les levers de chaise, le port de charges ;
- la souplesse et la mobilité articulaire (gymnastique, exercices d'étirement, méthode Pilates, etc.) ;
- le maintien de l'équilibre, particulièrement important pour la prévention des chutes chez les sujets avançant en âge (gymnastique, danse) ;
- la densité osseuse et le renforcement ostéomusculaire (activités avec mise en charge dynamique et avec impact comme la course à pied ou les sauts).

De nombreuses études ont mis en évidence le caractère bénéfique de la pratique régulière d'une AP aussi bien pour le maintien de l'état de santé mentale et physique, que pour l'amélioration de pathologies chroniques (tableau 3.2).

Tableau 3.2 Ⓐ **Principaux bénéfices pour la santé d'une pratique d'activité physique sportive régulière chez l'adulte**

Maintien de l'état de santé	Réduction de la mortalité prématurée
	Amélioration de la qualité de vie
	Maintien de l'autonomie chez la personne âgée, diminution du risque de chute
	Amélioration des fonctions cognitives et prévention de la démence
	Régulation du poids corporel, limitation de la prise de poids excessive
Prévention des pathologies chroniques	Réduction du risque de certains cancers : côlon, sein, endomètre, œsophage, poumon, foie
	Réduction du risque de maladies cardiovasculaires
	Réduction du risque de maladies métaboliques (diabète de type 2, dyslipidémie, hypertension artérielle)
	Réduction du risque d'ostéoporose chez la femme
Amélioration et traitement des pathologies chroniques	Amélioration de l'anxiété, de la dépression
	Amélioration des troubles du sommeil (insomnie)
	Prise en charge des cardiomyopathies ischémiques
	Prise en charge des bronchopneumopathies chroniques obstructives (BPCO), du syndrome d'apnées obstructives du sommeil
	Prise en charge de l'obésité, du diabète de type 2
	Prise en charge des maladies neurologiques, rhumatismales et dégénératives Prévention de la récidive de certains cancers comme le cancer du sein

B. Inconvénients et contre-indications

La pratique d'une AP régulière de loisirs ne présente pas d'inconvénients particuliers ni de retentissement péjoratif sur l'état de santé. Cependant, la pratique sportive de plus forte intensité peut être contre-indiquée en cas de pathologies, en particulier cardiovasculaires. Il convient donc de s'assurer de l'absence de contre-indication à la pratique sportive par le dépistage des situations à risque, en particulier de mort subite (voir plus haut).

Dans le cas de la pratique d'une AP intensive ou au-delà de 3 h par semaine, il convient de veiller à un équilibre nutritionnel optimal du sportif incluant un apport adapté en énergie et en nutriments, ainsi qu'un apport hydrique suffisant pour prévenir les carences en macronutriments et les troubles de l'hydratation.

La recherche de performance expose au dopage et aux conduites dopantes qui sont potentiellement dangereux et contraires à la bonne pratique sportive (item 80 – Dopage et conduites dopantes).

La pratique de l'AP n'est jamais absolument et définitivement contre-indiquée dans la plupart des pathologies chroniques. La pratique de l'AP fait souvent partie de la prise en charge de ces pathologies. Les contre-indications sont le plus souvent relatives et/ou temporaires et relèvent essentiellement de pathologies, aiguës ou non, stabilisées.

Les contre-indications du tableau 3.3 concernent les AP d'intensité au moins modérée et sans prise en charge en rééducation.

Tableau 3.3 Ⓐ **Contre-indications et limitations cardiovasculaires, respiratoires et métaboliques à la pratique de l'activité physique (AP)**

Contre-indications absolues	Contre-indications relatives et temporaires
Angor instable Insuffisance cardiaque décompensée Troubles rythmiques ventriculaires complexes Hypertension artérielle sévère non contrôlée Hypertension artérielle pulmonaire (> 60 mmHg) Présence de thrombus intracavitaire volumineux ou pédiculé Épanchement péricardique aigu Myocardiopathie obstructive sévère Rétrécissement aortique serré et/ou symptomatique Thrombophlébite récente avec ou sans embolie pulmonaire Diabète avec mal perforant plantaire pour les AP sollicitant les membres inférieurs	**Relatives** pour les AP élevées : – insuffisance respiratoire chronique sous oxygène de longue durée – pathologies respiratoires chroniques sévères (qui peuvent désaturer à l'effort) **Temporaires** : – toutes affections inflammatoires et/ou infectieuses évolutives – épisode récent d'exacerbation respiratoire (moins de 3 semaines) – pathologies respiratoires non contrôlées – diabète non contrôlé avec acétonurie/acétonémie **Précautions** : la prudence doit être de règle chez le patient insuffisant cardiaque, qui a un risque de troubles du rythme élevé

Il n'existe pas de réelle contre-indication absolue musculosquelettique à l'AP. Les contre-indications ou limitations musculosquelettiques à l'AP sont le plus souvent temporaires et/ou concernent une zone corporelle et/ou nécessitent de réduire le volume ou l'intensité de l'AP.

Les principales causes de limitations musculosquelettiques à l'AP sont :

- la myopathie, qui nécessite un avis spécialisé et une prise en charge adaptée ;
- les pathologies traumatiques non consolidées ;
- les pathologies ostéoarticulaires en poussée non contrôlées (arthroses, arthrites, etc.).

III. Bénéfices et inconvénients de l'activité physique et sportive chez l'enfant

A. Bénéfices

Chez l'enfant, la pratique régulière d'une APS favorise le développement psychomoteur et l'état de santé (tableau 3.4).

Tableau 3.4 A Bénéfices de la pratique d'une activité physique régulière chez l'enfant

Développement psychosocial	Diminue le stress et l'anxiété
	Favorise la cohésion et l'intégration sociale
	Favorise la confiance en soi
Développement psychomoteur	Favorise la concentration
	Favorise la coordination, l'équilibre
Modifications de la composition corporelle	Favorise le développement de la masse maigre
	Améliore la densité osseuse
Prévention des pathologies chroniques	Réduit le risque de syndrome métabolique
	Limite le risque de surpoids et d'obésité
	Réduit les pathologies cardiovasculaires à l'âge adulte

Certains bienfaits de l'AP pratiquée pendant l'enfance se prolongent jusqu'à l'âge adulte, en particulier le bénéfice acquis pour la densité osseuse, indépendamment du degré d'AP à l'âge adulte.

Enfin, la notion de plaisir, acquise dans la pratique d'une AP dans l'enfance favorise la poursuite d'une AP à l'âge adulte.

B. Inconvénients

Comme pour l'adulte, la pratique d'une AP régulière ne présente ni inconvénient particulier ni retentissement particulier pour l'état de santé. Notamment, il n'y a pas de majoration du risque de blessures par la pratique d'une AP de loisirs.

B La pratique intensive d'une APS dans le cadre de compétition à haut niveau nécessite des adaptations nutritionnelles ainsi qu'une surveillance de l'équilibre nutritionnel. Ce dernier est primordial chez ces sujets en croissance et maturation. Des apports énergétiques insuffisants peuvent être néfastes pour l'état de santé des enfants sans surpoids et peuvent engendrer des complications médicales décrites plus loin.

Dans les disciplines sportives à critère de poids, il convient de dépister les attitudes alimentaires restrictives pouvant engendrer un déséquilibre nutritionnel ou des troubles du comportement alimentaire.

Des pathologies de l'appareil locomoteur sont fréquentes, en particulier durant la période de croissance entre 9 et 15 ans. Ces pathologies vont se manifester par une douleur d'une extrémité osseuse, d'apparition progressive ou brutale lors de la pratique sportive, d'horaire mécanique, toujours bénigne mais d'évolution souvent longue. Les zones les plus fréquemment touchées sont les apophysites de croissance, principalement au niveau du genou (maladie d'Osgood-Schlatter), du talon (maladie de Sever) et du rachis (maladie de Scheuermann).

Parmi les manifestations respiratoires lors de l'APS chez l'enfant, l'asthme d'effort est une cause fréquente de dyspnée liée à des bronchospasmes induits par l'effort. Les causes les plus fréquentes d'une dyspnée d'effort chez l'enfant sont :

- le déconditionnement respiratoire, en particulier chez les enfants sédentaires ;
- des pathologies plus rares pulmonaires (bronchites chroniques obstructives, pneumopathie interstitielle) ou ORL (anomalies des cordes vocales) ;
- des causes cardiaques (cardiomyopathie, trouble du rythme – en particulier la tachycardie supraventriculaire, hypertension artérielle pulmonaire, insuffisance cardiaque ou cardiopathie congénitale).

IV. Besoins nutritionnels du sportif (enfant et adulte)

A. Rappels physiologiques

C L'adénosine triphosphate (ATP), source d'énergie nécessaire à la contraction musculaire, est reconstituée grâce à trois filières énergétiques : le système ATP–phosphocréatine (PCr), le système glycolytique, le système oxydatif. Seulement 20 à 30 % de l'énergie corporelle sont utilisés pour le travail mécanique, la majorité de l'énergie étant libérée sous forme de chaleur (70 à 80 %).

B Les différents substrats énergétiques utilisés dépendent de l'intensité de l'effort et de sa durée. Les glucides sont le principal substrat des AP d'intensité élevée, les lipides sont le substrat des AP d'intensité modérée et prolongée (fig. 3.1).

L'enjeu nutritionnel du sportif adulte ou enfant est d'ajuster les apports aux besoins énergétiques, majorés en fonction de l'activité physique pratiquée (intensité, durée, fréquence), selon l'état nutritionnel du sujet.

Le niveau d'AP est la composante la plus variable de la dépense énergétique totale (DET). Une AP pratiquée jusqu'à 3 h par semaine modifie faiblement la DET. Au-delà de 3 h d'AP par semaine, il convient d'adapter les apports nutritionnels afin de couvrir la DET en tenant compte de la variabilité au cours de l'année (intersaison, compétition).

Puissance effort	Durée effort	Facteurs limitants autres que stocks de substrat	Source énergie
Très intense	Quelques secondes	–	ATP–PCr musculaire
Intense	Quelques minutes	Production lactate	Glycogène musculaire
Faible à élevée (utilisation des glucides > lipides au fur et à mesure que l'intensité augmente)	Prolongé	VO_2max	Glycogène musculaire
			Lipides, acides gras libres

Glycogène musculaire
– principal facteur limitant de l'effort intense

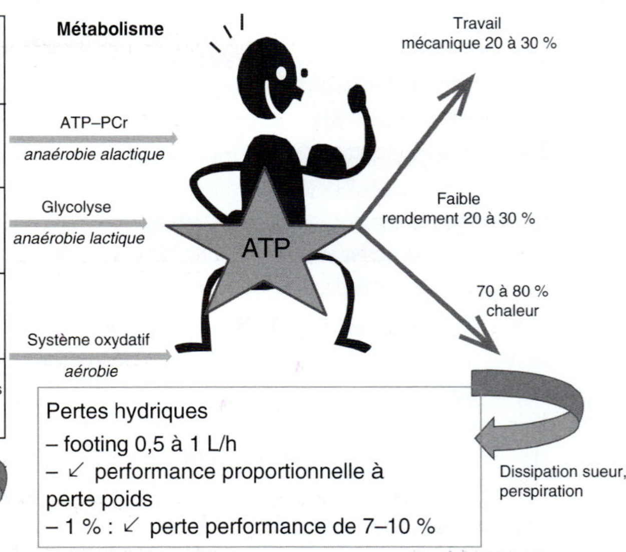

Fig. 3.1. B **Voies métaboliques d'utilisation des substrats à l'effort.**

B. Conseils nutritionnels

Ils sont à adapter en fonction de l'évaluation des apports, de la DET (en tenant compte des activités pratiquées et de la période : intersaison, entraînement ou compétition), de l'objectif pondéral recherché ou optimal pour l'individu, et des horaires de survenue de la sensation de faim. Ils peuvent éventuellement nécessiter des apports supplémentaires : repas et collations, denses en énergie, apportant protéines et micronutriments. En particulier pour les sports d'endurance et le développement musculaire, des apports énergétiques insuffisants peuvent engendrer une perte de masse musculaire et osseuse et une diminution de la performance, surtout lorsque l'apport protéique est insuffisant.

Sur le plan qualitatif, pour une grande majorité des sportifs, les apports nutritionnels conseillés (ANC) sont ceux de la population générale. L'alimentation devra toutefois répondre aux besoins spécifiques de certaines activités sportives ou liés à la compétition.

1. Macronutriments

a. Apports en glucides

Les réserves glucidiques, sous forme de glycogène musculaire, sont le principal déterminant de l'épuisement du sportif lors d'un exercice en endurance. En pratique, des aliments glucidiques à index glycémique (IG) faible sont à privilégier à distance de l'exercice ou de la compétition, ceux à index glycémique élevé étant préconisés à proximité de l'exercice (tableau 3.5).

Tableau 3.5 B Apports glucidiques lors d'une compétition ou d'un exercice en endurance de longue durée

À quelle période ?	Avant la compétition	Pendant une compétition (de durée > 1 h)	Après l'activité
Rôle	Augmentation des stocks de glycogène	Maintenir la glycémie et épargner le glycogène	Reconstituer les stocks de glycogène
Modalité	Stocks proportionnels aux apports (en % AET) ↑ apports glucidiques jusqu'à 55–65 % des AET (600 à 800 g de glucides complexes à IG faible (poids après cuisson de pâtes, riz, pommes de terre, etc.)	Glucides en solution, plus efficaces que sous forme solide Glucose, saccharose ou polymères de glucose 150 à 300 mL d'une solution de glucose (30 à 100 g/L) ou équivalent, toutes les 15 à 30 minutes	Pendant 2 à 4 h : boissons contenant du glucose (0,15 à 0,25 g/kg toutes les 15 minutes) Au-delà de 1 h : glucides sous forme solide (poursuivis 6 h, ils permettent la régénération du glycogène en 24 h)

AET : apports énergétiques totaux ; IG : index glycémique.

b. Apports en lipides

Les lipides (tableau 3.6) sont le substrat énergétique des exercices d'intensité modérée et prolongés.

Lors d'exercices en endurance d'intensité élevée ou les périodes de compétition, il faut donc limiter les apports lipidiques pour permettre l'augmentation des apports en glucides.

Les ANC en acides gras essentiels sont similaires à ceux de la population générale.

Tableau 3.6 B Besoins en lipides en contexte d'activité physique

Apports lipidiques totaux	Acides gras saturés	Acides gras essentiels
Ne doivent pas être inférieurs à 20 % des apports énergétiques totaux	< 10 % des apports énergétiques totaux	Référence nutritionnelle pour la population

c. Apports protidiques

Ils sont en général couverts par l'augmentation des apports énergétiques totaux (AET) si l'alimentation est équilibrée. Ils dépendent du type et du niveau d'AP (tableau 3.7). Ils sont essentiels pour le maintien de la masse musculaire en particulier lors de sport en endurance.

Tableau 3.7 B Besoins protidiques en fonction du type d'activité physique (AP)

AP modérée (3 fois, 30 à 60 min/semaine)	Sports d'endurance	Sport de force (ex. : haltérophilie)	
		Maintien de la masse musculaire	Augmentation de la masse musculaire
Référence nutritionnelle pour la population : 0,83 g/kg/j chez l'adulte en bonne santé	1,2–1,4 g/kg/j (12–14 % AET), couvert par ↑ des AET	1,3–1,5 g/kg/j	Jusqu'à 2,5 g/kg/j (max. : 6 mois) Suppléments protidiques : maximum 1/3 des apports sans dépasser 1 g/kg/j

AET : apports énergétiques totaux.

2. Eau et électrolytes (NaCl)

Importantes sources de contre-performance, les pertes en eau et électrolytes, en particulier chlorure de sodium (NaCl), liées à l'exercice doivent être compensées. Elles peuvent être évaluées par la pesée avant et après l'exercice (la soif, trop tardive, est un mauvais critère de surveillance).

L'adjonction de NaCl permet de limiter la baisse de volume plasmatique pendant l'exercice ; elle est indispensable pour éviter une hyponatrémie en cas d'exercice supérieur à 8–10 h/jour (tableau 3.8).

Tableau 3.8 B Apports hydrosodés et activité physique

Avant l'exercice	Pendant l'exercice	Après l'exercice
Prévenir le déficit (surtout si le climat est chaud et sec)	Ajuster la perte prévisible	Restaurer rapidement l'équilibre hydrominéral
500 mL en 2 h, fractionnés	<1 h : 1/2 de la perte de poids prévisible (NaCl non nécessaire) 1 à 3 h : jusqu'à 1,5 L/h selon l'intensité et le climat (NaCl : 1,2 g/L de boisson) >3 h : de 0,5 à 1 L/h (NaCl : 1,2 g/L de boisson)	150 % de la perte pondérale (NaCl : 1,2 g/L de boisson)
	Pas de sel sous forme de comprimés (aggravation de la déshydratation, troubles digestifs) !	

3. Minéraux et vitamines

L'apport de minéraux et de vitamines (tableau 3.9) contribue au maintien de l'état de santé, de la performance ; ils sont indispensables pour la protection et les réparations cellulaires. Les besoins sont normalement couverts par une alimentation équilibrée (du fait de l'augmentation des AET).

Les supplémentations à titre systématique n'ont pas démontré leur efficacité mais les situations à risque doivent être dépistées car les déficits ont des conséquences néfastes :

- risque de déficit en fer (femmes, pertes digestives et sudorales si exercice intense et prolongé) ;
- sports à contrainte de poids ;
- alimentation riche en glucides à faible densité nutritionnelle ;
- exclusion d'un ou de plusieurs groupes d'aliments.

Tableau 3.9 B Besoins en minéraux/vitamines et activité physique

AP modérée (3 fois, 30 à 60 min/semaine)	Sport d'endurance intensif	Sport de force intensif
Référence nutritionnelle pour la population	↑ besoins en vitamines B « énergétiques » (thiamine : B1 ; riboflavine : B2 ; niacine : B3 et B6) ↑ besoins en vitamines « antioxydantes » (vitamines C, E et β-carotène)	↑ besoins en vitamine B6 ↑ besoins en vitamines antioxydantes (vitamines C, E et β-carotène)

C. Spécificité des besoins nutritionnels de l'enfant sportif

Une alimentation équilibrée et permettant de couvrir les besoins énergétiques est indispensable chez l'enfant sportif pour assurer le maintien des performances sportives et parallèlement une croissance et un développement cognitif harmonieux.

1. Besoins énergétiques

Des apports énergétiques insuffisants peuvent engendrer :

- un retard de croissance staturo-pondéral ;
- un retard pubertaire ;
- une diminution de la masse musculaire ;
- une déminéralisation osseuse ;
- un déficit immunitaire.

Les apports énergétiques sont à adapter individuellement en fonction du niveau d'AP mais également en fonction de l'âge, du rythme de croissance, de la corpulence et du sexe à partir de la puberté.

2. Macronutriments

Dans le cadre de la pratique d'une AP modérée, les apports nutritionnels correspondent aux apports nutritionnels recommandés en fonction de la classe d'âge (item 48 – Alimentation et besoins nutritionnels du nourrisson et de l'enfant).

Dans le cadre d'une pratique intensive du sport (compétition de haut niveau) correspondant à plus de 10 h d'AP par semaine, des adaptations nutritionnelles sont primordiales pour éviter l'instauration de carences délétères pour l'état de santé de l'enfant et ses performances.

Les mêmes principes d'adaptation que pour l'adulte sont appliqués, intégrant l'importance d'apports glucidiques en particulier dans les périodes de préparation aux compétitions pour renforcer les stocks de glycogène. Ces adaptations dépendent de l'âge et sont réalisées individuellement.

3. Minéraux et vitamines

Comme pour l'adulte, une alimentation équilibrée permet de couvrir les besoins en micro-nutriments. Une attention particulière doit être portée aux apports en calcium, vitamine D et fer afin d'éviter les carences.

4. Eau et électrolytes

Les pertes en eau et électrolytes doivent être compensées pour maintenir l'état d'hydratation. Chez l'enfant, les pertes hydriques dépendent de l'âge et de la taille : la compensation hydrique doit donc tenir compte de cette variabilité.

Points clés

- L'examen médical d'aptitude au sport conduit à l'établissement d'un certificat de non-contre-indication apparente à la pratique d'un sport.
- La pratique d'une APS procure un bénéfice sur l'état de santé, quel que soit l'âge.
- La pratique d'une APS régulière de loisirs ne présente pas d'inconvénient particulier ni de retentissement péjoratif sur l'état de santé.
- Les apports nutritionnels du sportif adulte ou enfant doivent être ajustés en fonction des besoins énergétiques, qui peuvent être majorés en fonction de l'activité physique pratiquée (intensité, durée, fréquence).
- Chez l'enfant, lors de la pratique intensive d'une APS dans le cadre de compétition à haut niveau, des adaptations nutritionnelles sont indispensables pour prévenir les carences ou l'insuffisance des apports énergétiques qui peuvent engendrer des retards de croissance staturo-pondérale et des retards pubertaires.

Pour en savoir plus

	HAS. Guide de promotion, consultation et prescription médicale d'activité physique et sportive pour la santé chez les adultes. 2019. https://www.has-sante.fr/upload/docs/application/pdf/2018-10/guide_aps_vf.pdf
	Santé Publique France. Questionnaire de santé « QS-SPORT ». https://www.formulaires.service-public.fr/gf/cerfa_15699.do

II Grossesse et allaitement

CHAPITRE
4

Besoins nutritionnels de la femme enceinte

Situations de départ

- **308** Dépistage néonatal systématique
- **312** Prévention des risques fœtaux
- **313** Prévention des risques liés à l'alcool
- **319** Prévention du surpoids et de l'obésité
- **332** Demande d'interruption volontaire de grossesse
- **343** Refus de traitement et de prise en charge recommandés
- **345** Situation de handicap
- **347** Situation sociale précaire et isolement

Items, objectifs pédagogiques, hiérarchisation des connaissances

ITEM 254 – Besoins nutritionnels et grossesse

Rang	Rubrique	Intitulé	Descriptif
B	Éléments physiopathologiques	Connaître les besoins nutritionnels de la femme enceinte	Modification des besoins énergétiques, des besoins en fer, vitamine D et calcium
B	Éléments physiopathologiques	Connaître la prise de poids attendue pendant la grossesse	En fonction de l'IMC à la conception
B	Éléments physiopathologiques	Prévention du spina bifida	Vitamine B9
A	Diagnostic positif	Connaître les populations à risque nutritionnel pendant la grossesse	Milieux défavorisés, adolescentes, régimes, alcoolisme, tabagisme, obésité, diabète, antécédents de malformations
A	Prise en charge	Prévenir la carence en fer, en vitamine D et en calcium	
A	Prise en charge	Prévention de la listériose et toxoplasmose chez la femme non immunisée	
A	Prise en charge	Connaître les aliments à risque	Phytoestrogène, phytostérol, mercure

I. Physiologie et physiopathologie

A. Préambule

C Les recommandations nutritionnelles évoluent en raison de l'amélioration constante des connaissances concernant les besoins nutritionnels, la composition des aliments et leurs possibles contaminants. Cela est vrai tant en population générale que pour la femme enceinte.

Les besoins nutritionnels de la femme enceinte sans pathologie et sans facteur de risque, qui autrefois étaient considérés comme couverts par la simple augmentation des ingesta, semblent pouvoir être optimisés par une alimentation plus adaptée à la grossesse, et certaines supplémentations sont devenues systématiques.

Ce chapitre tente de faire la synthèse des diverses recommandations, en incluant plus particulièrement celles de l'Agence nationale de sécurité sanitaire de l'alimentation, de l'environnement et du travail (ANSES) publiées en décembre 2019 qui viennent compléter les recommandations de la Haute autorité de santé (HAS) de septembre 2007.

On notera que certaines recommandations ont une « fenêtre thérapeutique » étroite pouvant dans la pratique évoquer une injonction contradictoire. C'est le cas en particulier pour la vitamine A et pour la consommation de poisson :

- les besoins en vitamine A sont légèrement augmentés durant la grossesse, mais la vitamine A à forte dose est tératogène, raison pour laquelle la consommation des légumes riches en β-carotène (provitamine A) est conseillée alors que la consommation de foie très (trop ?) riche en vitamine A doit être limitée ;
- les acides gras polyinsaturés de la série n-3 sont reconnus comme bénéfiques pour le développement cérébral du fœtus. C'est la raison pour laquelle la consommation de poissons gras est souhaitable. Toutefois certains poissons étant potentiellement riches en contaminants, il devient important de préciser quels poissons sont préférables et quels sont ceux qu'il convient de déconseiller.

On notera enfin que certaines formulations ne sont pas toutes parfaitement cohérentes et que le principe de précaution pousse à la restriction, dont il faudra peut-être un jour vérifier qu'il ne favorise pas certains troubles du comportement alimentaire. À titre d'exemple, si la HAS demande d'éviter les fromages à pâte molle à croûte fleurie (type camembert, brie) et à croûte lavée (type munster, pont-l'évêque), surtout au lait cru, elle indique que les autres fromages présentent des risques limités (une fois la croûte enlevée) et que les fromages à pâte pressée cuite peuvent être consommés en toute sécurité. Pourtant le conseil synthétique pour le grand public devient : « Pendant la grossesse, ne consommez que les fromages à pâte pressée cuite (type abondance, beaufort, comté, emmental, gruyère, parmesan), dont vous aurez enlevé la croûte, et les fromages fondus à tartiner. »

B. Besoins nutritionnels de la femme enceinte

B Les besoins énergétiques des femmes enceintes augmentent au cours de la grossesse (de 70, 260 et 500 kcal/j en moyenne aux 1er, 2e et 3e trimestres, respectivement). Cette augmentation des besoins énergétiques est habituellement couverte par une augmentation des ingesta.

Les repères en macronutriments en proportion de l'apport énergétique total (AET) sont identiques à ceux de la population générale adulte, à la nuance près que le seuil minimal des protéines est porté à 12 % au 3e trimestre de grossesse. Pour mémoire, la fourchette « protéines » est de 10 à 20 % chez l'adulte (ANSES, 2016).

Les besoins en eau sont augmentés à 2,3–2,5 L par jour.

Les besoins en certaines vitamines et certains micronutriments sont également augmentés. Une partie de ces besoins sont couverts par l'augmentation des ingesta. Par ailleurs, l'absorption intestinale du fer et du calcium augmente. Toutefois, les habitudes alimentaires étant parfois assez éloignées des standards recommandés pour la population générale, certains besoins (vitamines A, B9, C et D, fer et iode) peuvent ne pas être couverts par la seule augmentation des apports alimentaires. Il conviendra alors de conseiller les aliments riches en ces micronutriments (tableau 4.1).

Tableau 4.1 B **Synthèse des repères alimentaires pour les femmes enceintes**

Groupe	Repères alimentaires
Fruits et légumes	Au moins cinq par jour **en veillant à ce qu'ils soient bien lavés et à éliminer toute trace de terre** (prévention des risques microbiologiques) Privilégier les légumes riches en vitamine B9 (notamment épinards, asperges, salades, choux de Bruxelles, choux-fleurs, brocolis, céleri-rave et betteraves rouges) Privilégier les fruits et légumes riches en **β-carotène** (notamment carottes, patates douces, épinards, potirons, choux, salades, melon, tomates et abricots) Privilégier les fruits et légumes riches en **vitamine C** (notamment cassis, kiwis, fraises, oranges, ananas, pamplemousses, poivrons, brocolis, choux de Bruxelles et choux-fleurs)
Féculents	À chaque repas et selon l'appétit Favoriser les aliments céréaliers complets ou le pain complet Privilégier la variété des féculents : riz, pâtes, semoule, blé, pommes de terre, lentilles, haricots secs, pois chiches, etc.
Légumineuses	Limiter les aliments à base de soja sans dépasser 1 aliment/jour en contenant (limitation des phytoestrogènes) Privilégier les légumineuses riches en vitamine B9 (notamment lentilles, pois cassés et fèves)
Viandes	En quantité inférieure à celle des légumes et des féculents Privilégier la variété des espèces et les morceaux les moins gras (escalope de veau, poulet, steak haché à 5 % de matière grasse) Supprimer les viandes crues, fumées ou marinées (prévention des risques microbiologiques) Privilégier les viandes riches en fer (notamment bœuf, lapin, canard, pigeon et caille)
Charcuterie	Supprimer certaines charcuteries dont les rillettes, les pâtés, le foie gras et les produits en gelée (prévention des risques microbiologiques) Privilégier les charcuteries riches en fer (notamment le boudin noir) Limiter la consommation de foie (riche en vitamine A)
Poissons	Deux portions par semaine dont au moins un poisson gras Diversifier les espèces de poissons (poisson gras : saumon, maquereau, sardine...) et les lieux d'approvisionnement (limiter les polluants) Supprimer les coquillages crus et les poissons crus ou fumés Éviter de consommer des crustacés décortiqués vendus cuits et nécessitant une conservation au froid (prévention des risques microbiologiques) Les poissons de mer, notamment les poissons gras comme le saumon ou le hareng, les œufs de poisson de mer et les fruits de mer sont intéressants pour leur apport en iode Privilégier les poissons et les fruits de mer riches en fer (notamment clam, praire, palourde, poulpe, moule, anchois, calamar et bulot)
Œufs	Consommer immédiatement les préparations à base d'œufs crus (prévention des risques microbiologiques)
Matières grasses	Privilégier les matières grasses végétales (huiles d'olive, de colza...) et favoriser leur variété Limiter les graisses d'origine animale (beurre, crème...) La consommation de margarine enrichie en phytostérols est déconseillée (s'abstenir de consommer des produits enrichis en phytostérols ou en phytostanols)

(*Suite*)

Tableau 4.1 **Suite**

Groupe	Repères alimentaires
Produits laitiers	Trois par jour (lait, yaourt, fromage) Privilégier les produits nature, les produits les plus riches en calcium, les moins gras et les moins salés : lait, yaourts, fromage blanc… **Ne consommez que les fromages à pâte pressée cuite et les fromages fondus à tartiner** (prévention des risques microbiologiques) Les produits laitiers sont une source intéressante d'**iode** et de **vitamine A**
Boissons	Éviter la consommation de thé en grandes quantités (> 1 L/j) (diminution de l'absorption du fer) et modérer la consommation de café (deux ou trois tasses par jour) Éviter la consommation de boissons dites énergisantes Abstention de toute boisson alcoolisée
Sel	Utiliser du sel de table iodé

Tableau 4.2 B **Prise de poids recommandée selon l'indice de masse corporelle (IMC)**

	IMC avant la grossesse	Prise de poids recommandée pendant la grossesse
Maigreur	IMC < 18,5 kg/m^2	12,5–18 kg
Poids normal	18,5 kg/m^2 < IMC ≤ 25,0 kg/m^2	11,5–16 kg
Surpoids	25,0 kg/m^2 < IMC ≤ 30,0 kg/m^2	7–11,5 kg
Obésité	IMC ≥ 30,0 kg/m^2	5–9 kg

(Source : d'après Institute of medicine (IOM) Pregnancy Weight Guidelines.)

C. Prise de poids attendue pendant la grossesse

L'augmentation du poids pendant la grossesse est en moyenne de 13 kg. Une prise de poids de 1 kg par mois pendant les deux premiers trimestres et de 500 g par semaine au cours du dernier trimestre est considérée comme normale.

Toutefois, le gain pondéral attendu dépend de la corpulence. Une prise de poids supérieure aux recommandations (tableau 4.2) est associée à un risque accru de poids de naissance élevé chez le nouveau-né. À l'inverse, une prise de poids inférieure aux recommandations est associée à un risque accru de faible poids de naissance et d'accouchement prématuré. Ce risque est d'autant plus marqué que l'indice de masse corporelle (IMC) de la mère est faible avant la grossesse. Un faible poids de naissance du nouveau-né (< 2500 g à terme) ou à l'inverse une macrosomie (> 4000 g) sont des facteurs de risque d'obésité et de syndrome métabolique à l'âge adulte.

D. Prévention du spina bifida

Une complémentation en acide folique (vitamine B9) est systématiquement conseillée à raison de 400 µg/jour, 28 jours avant la conception et jusqu'à 12 semaines de gestation afin de réduire le risque de malformation du tube neural (anencéphalie, spina bifida).

II. Populations à risque nutritionnel pendant la grossesse

A Les populations suivantes, à des degrés divers, constituent des populations à risque de carence et/ou de malformation :

- milieux défavorisés ;
- adolescentes ;
- régimes restrictifs ou déséquilibrés ;
- grossesse gémellaire, grossesses rapprochées ;
- tabagisme, alcoolisme, autres toxicomanies ;
- excès pondéral, diabète, troubles du comportement alimentaire ;
- antécédents d'anomalie de fermeture du tube neural ou de fente labiopalatine.

Les situations où l'on peut craindre des carences en micronutriments sont les suivantes :

- les difficultés financières (milieux défavorisés), les régimes restrictifs, les troubles du comportement alimentaire et la toxicomanie limitent la mise en pratique des conseils proposés ;
- les femmes en surpoids à qui l'on demande de moins grossir, donc de moins augmenter leurs ingesta que pour une grossesse « habituelle » ;
- les adolescentes (avec les besoins propres à la croissance qui s'ajoutent à ceux de la grossesse), les grossesses gémellaires (augmentation des besoins) ou rapprochées (réserves non encore reconstituées) constituent des situations dans lesquelles il sera peut-être difficile de couvrir les besoins simplement par l'alimentation.

Les situations où l'on peut craindre des malformations sont les suivantes :

- l'alcool est un des produits d'addiction les plus dangereux pour le fœtus, avec des conséquences tératogènes. L'alcool franchit la barrière placentaire et sa cible est le système nerveux central fœtal. Le risque fœtal en cas d'alcoolisation est présent tout au long de la grossesse et sans dose seuil ;
- un antécédent d'anomalie de fermeture du tube neural ou de fente labiopalatine augmente le risque de nouvelle anomalie et pourrait être diminué par une forte supplémentation en folates.

III. Prise en charge

A. Carence en fer

L'anémie ferriprive est corrélée à des taux plus élevés de prématurité, de faible poids à la naissance et de mortalité périnatale.

Toutefois, la supplémentation martiale systématique est déconseillée.

La HAS recommande de ne supplémenter (par 50 mg de fer métal/jour) que les patientes présentant :

- une anémie prouvée à la numération formule sanguine (NFS) : hémoglobine (Hb) < 11 g/dL aux 1er et 2e trimestres, Hb < 10,5 g/dL au 3e trimestre ;
- ou un taux faible de ferritine : < 12 µg/dL.

Les terrains propices à l'anémie ferriprive sont la grossesse gémellaire, les grossesses rapprochées, les antécédents de carence martiale, le régime végétarien, la dénutrition et la précarité socioéconomique. Il conviendra dans ce cas d'effectuer une numération globulaire et un dosage de ferritine dès le 1er trimestre de grossesse.

En revanche, l'apparition d'une anémie après 28 semaines d'aménorrhée (SA), correspondant à une carence gravidique, apparaît dépourvue de conséquences néfastes et ne justifie donc pas une supplémentation systématique.

B. Carence en vitamine D et en calcium

Une supplémentation en vitamine D est maintenant systématiquement conseillée à la fin du 2e trimestre (100 000 UI *per os* en une fois). à 28SA

Des apports de calcium supérieurs à 1000 mg/jour sont recommandés pendant la grossesse. Cela correspond à une consommation de trois à quatre produits laitiers par jour. Les eaux minérales riches en calcium peuvent constituer un complément, voire une alternative.

C. Prévention de la listériose et de la toxoplasmose chez la femme non immunisée

Afin de réduire le risque d'infection d'origine alimentaire, il convient d'appliquer les mesures d'hygiène générales et d'éviter la consommation de certains aliments :

- toutes les viandes crues ou peu cuites ;
- les produits de charcuterie cuite nécessitant une conservation au froid (ex. : rillettes, pâtés, produits en gelée) ;
- les produits de charcuterie à base de foie de porc cru (ex. : figatelle, saucisse de foie) ou peu cuit ;
- le lait cru ;
- les fromages au lait cru à l'exception des fromages à pâte pressée cuite (comme le gruyère ou le comté) ;
- les fromages à pâte molle à croûte fleurie (type camembert, brie) et à croûte lavée (type munster, pont-l'évêque) ;
- les fromages vendus râpés ;
- les œufs crus et produits à base d'œufs crus ou insuffisamment cuits ;
- les coquillages crus, les poissons crus (sushi, sashimi, tarama), les poissons fumés ;
- les crustacés décortiqués vendus cuits et nécessitant une conservation au froid.

D. Connaître les aliments à risque

effet tératogène !

- Les **phytoestrogènes** sont susceptibles d'avoir des effets indésirables pour le fœtus (augmentation du risque de cancer du testicule ou du sein) et de réduire l'absorption d'iode chez la femme enceinte pouvant affecter le développement neurologique du fœtus. Il est conseillé de ne pas consommer plus de 1 mg/kg de poids corporel/jour de phytoestrogènes et en pratique de se limiter à un aliment par jour à base de soja.
- Il est recommandé de s'abstenir de consommer des produits enrichis (margarine enrichie) en **phytostérols** ou en phytostanols dans la mesure où ceux-ci induisent une baisse de la concentration de β-carotène dans le sang des nourrissons allaités.
- Il est recommandé d'éviter de consommer des **boissons dites « énergisantes »** en raison du risque de retard de croissance du fœtus lié à la caféine. Une consommation raisonnable de café (deux à trois tasses par jour) reste autorisée.

- Les **poissons** étant potentiellement contaminés en dioxines, méthyl-mercure et polychlorobiphényles dont l'action toxique sur le système nerveux central est particulièrement importante pendant la période périnatale, il est recommandé de varier les espèces de poissons, les origines et les modes d'approvisionnement (sauvage, élevage, lieux de pêche, etc.). La consommation des poissons d'eau douce fortement bioaccumulateurs (anguille, barbeau, brème, carpe et silure) doit être limitée à une fois tous les 2 mois. La consommation de poissons prédateurs sauvages (lotte-baudroie, loup-bar, bonite, anguille, empereur, grenadier, flétan, brochet, dorade, raie, sabre, thon…) doit être limitée et celle d'espadon, marlin, siki, requin et lamproie évitée.

Points clés

- S'abstenir de toute consommation d'alcool, arrêter le tabagisme actif et passif durant la grossesse.
- Activité physique adaptée à la grossesse (30 min, 3 à 5 fois par semaine).
- L'augmentation des besoins énergétiques des femmes enceintes est habituellement couverte par l'augmentation spontanée des ingesta.
- Certains besoins (vitamines A, B9, C et D, fer et iode) peuvent ne pas être couverts par la seule augmentation des apports alimentaires.
- L'augmentation moyenne du poids pendant la grossesse est de 13 kg, soit :
  - 1 kg/mois les deux premiers trimestres ;
  - 500 g/semaine le dernier trimestre.
- En cas de prise de poids excessive ou insuffisante durant la grossesse :
  - rechercher les troubles du comportement alimentaire ;
  - personnaliser les conseils diététiques, sans oublier l'activité physique adaptée (30 min, 3 à 5 fois par semaine).
- La prévention du spina bifida justifie une complémentation systématique en acide folique à raison de 400 µg/jour, 28 jours avant la conception et prolongée jusqu'à 12 semaines de gestation.
- Il est recommandé de supplémenter par 50 mg de fer métal/jour que les patientes présentant une anémie prouvée à la NFS. NON SYST
- Une supplémentation en vitamine D est systématiquement conseillée à la fin du 2e trimestre (100 000 UI *per os* en une fois).
- Des apports de calcium supérieurs à 1000 mg/jour sont recommandés pendant la grossesse (trois à quatre produits laitiers/jour). = 1g/j par apports PO.
- Éviter de consommer :
  - trop de foie riche en vitamine A au profit des légumes riches en β-carotène (provitamine A) ;
  - plus d'un aliment à base de soja (ex. : tonyu, tofu) par jour du fait de leur richesse en phytoestrogènes ;
  - les margarines et yaourts enrichis en phytostérols ;
  - les poissons prédateurs susceptibles d'être contaminés par le mercure (en particulier espadon, marlin, siki, requin, lamproie).
- Séronégativité pour la toxoplasmose : éviter le risque de contamination par des mesures spécifiques de prévention (information orale sur les enjeux et les précautions à prendre, et délivrance d'un support écrit avec tous les éléments).
- Prévention de la listériose : informer systématiquement sur les enjeux des mesures de prévention et fournir les éléments de prévention sur un support écrit laissé à la personne en fin de consultation.

⚠ phytostérol et phytoestrogènes !

Pour en savoir plus

	Programme national nutrition santé. Le guide nutrition pendant et après la grossesse. Livret d'accompagnement destiné aux professionnels de santé. 2007. https://www.mangerbouger.fr/pro/IMG/pdf/Livret_accompagnement_grossesse.pdf
	ANSES. Avis de l'Agence nationale de sécurité sanitaire de l'alimentation, de l'environnement et du travail relatif à l'actualisation des repères alimentaires du PNNS pour les femmes enceintes ou allaitantes. 2019. https://www.anses.fr/fr/system/files/NUT2017SA0141.pdf

CHAPITRE
5

Diabète gestationnel

I. Diagnostiquer un diabète gestationnel
II. Décrire les principes de la prise en charge
III. Argumenter la prise en charge nutritionnelle
IV. Prescription et surveillance des traitements du diabète gestationnel
V. Identifier les situations d'urgence et planifier leur prise en charge

Situations de départ

- **51** Obésité et surpoids
- **57** Prise de poids
- **182** Analyse de la bandelette urinaire
- **208** Hyperglycémie
- **281** Prescription médicamenteuse, consultation de suivi et éducation d'un patient diabétique de type 2 ou ayant un diabète secondaire
- **304** Dépistage du diabète gestationnel
- **312** Prévention des risques fœtaux
- **343** Refus de traitement et de prise en charge recommandés
- **345** Situation de handicap
- **347** Situation sociale précaire et isolement

Items, objectifs pédagogiques, hiérarchisation des connaissances

ITEM 255 – Diabète gestationnel

Rang	Rubrique	Intitulé	Descriptif
A	Définition	Connaître la définition, les modalités de dépistage et de diagnostic du diabète gestationnel	Connaître la définition du diabète gestationnel (*versus* diabète prégestationnel) Indications et modalités du dépistage aux 1er et 2e trimestres Connaître les procédures diagnostiques du diabète gestationnel en fonction de la période de la grossesse
B	Définition	Connaître les complications maternelles, fœtales et néonatales du diabète gestationnel	Connaître les principaux risques fœtaux et maternels associés au diabète gestationnel
A	Définition	Connaître les facteurs de risque du diabète gestationnel	Connaître les critères de sélection des femmes devant bénéficier d'un dépistage de diabète gestationnel
B	Éléments physiopathologiques	Connaître l'influence de la grossesse sur la sensibilité à l'insuline et la possibilité de survenue d'un diabète gestationnel en cas de défaut d'adaptation de la sécrétion d'insuline	

Rang	Rubrique	Intitulé	Descriptif
B	Prise en charge	Connaître les principes de prise en charge basée sur le mode de vie et de recours à l'insulinothérapie	Prise en charge multidisciplinaire Règles hygiénodiététiques Activité physique Indications de l'insulinothérapie Modalités de surveillance
B	Prise en charge	Connaître la surveillance obstétricale sauf prise en charge de la menace d'accouchement prématurée	
A	Prise en charge	Connaître les risques métaboliques à long terme	Voir item 247 (diabète de type 2)

I. Diagnostiquer un diabète gestationnel

A. Définition

A Le diabète gestationnel (DG) est défini comme un trouble de la tolérance glucidique conduisant à une hyperglycémie de sévérité variable, débutant ou diagnostiqué pour la première fois pendant la grossesse, quels que soient le traitement nécessaire et l'évolution dans le post-partum (OMS).

Le DG regroupe ainsi :

- une **anomalie de la tolérance glucidique** réellement apparue au cours de la grossesse, généralement en seconde partie, et disparaissant, au moins temporairement, en post-partum. Dans cette entité, deux catégories de patientes :
  - une nouvelle catégorie présentant un **« DG précoce »** diagnostiqué sur une glycémie à jeun (GAJ) ≥ 0,92 g/L (5,1 mmol/L) et < 1,26 g/L (7 mmol/L) lors de la première consultation prénatale,
  - la catégorie considérée comme **« DG tardif »** puisque diagnostiqué au 6e mois de grossesse ;
- un authentique diabète, le plus souvent de type 2 (DT2), préexistant à la grossesse, méconnu et découvert seulement à l'occasion de celle-ci et qui persistera après l'accouchement (**« diabète avéré découvert pendant la grossesse »**).

De rares diabètes méconnus se révèlent être des diabètes de type 1 (DT1) qu'il faudra savoir reconnaître pour adapter la prise en charge ultérieure. Environ 2 % des DG seraient des MODY 2 *(maturity onset diabetes of the young)* à ne pas méconnaître (DG plutôt précoces, avec peu de facteurs de risque).

La prévalence du DG, autour de 10 %, augmente parallèlement à celle de l'obésité et de l'âge maternels (7 à 14 % en France avec des disparités régionales).

B. Éléments physiopathologiques

B Après une phase d'anabolisme facilité au 1er trimestre de grossesse (insulinosensibilité accrue), survient en 2e partie de grossesse une insulinorésistance favorisée par les taux d'hormones placentaires (hormone lactogène placentaire ou HPL, progestérone) et l'augmentation des hormones maternelles de contre-régulation glycémique (cortisol, leptine, hormone de croissance). En cas de défaut d'adaptation de la sécrétion d'insuline maternelle pour compenser l'insulinorésistance, une hyperglycémie apparaît, qui signe un DG et qui survient donc classiquement au 2e trimestre de grossesse.

En revanche, les mécanismes physiopathologiques impliqués dans un DG du 1er trimestre – GAJ entre 0,92 g/L (5,1 mmol/L) et 1,25 g/L (6,9 mmol/L) –, période d'insulinosensibilité accrue, ne sont pas clairs et justifient des recherches ultérieures.

Le glucose, les corps cétoniques, les acides gras et les acides aminés passent la barrière hémato-placentaire contrairement à l'insuline.

Le seuil rénal de filtration du glucose diminue de manière physiologique pendant la grossesse, la glycosurie n'a donc pas d'intérêt dans le diagnostic de DG.

C. Risques maternels et fœtaux associés au diabète gestationnel

Le DG est associé à un risque accru :

- pour la mère : de pré-éclampsie et de césarienne ;
- pour le fœtus :
  - de macrosomie fœtale (poids de naissance > 4000 g), également favorisée par la prise de poids excessive durant la grossesse, l'indice de masse corporelle (IMC) maternel de début de grossesse élevé et la multiparité,
  - de dystocie des épaules,
  - de traumatisme obstétrical,
  - de transfert en réanimation néonatale.

Si le DG est apparu en 2e partie de grossesse, donc après la période d'organogenèse, il n'y a pas de risque accru de malformations fœtales.

L'excès de poids et l'obésité sont des facteurs de risque de complications surajoutés, indépendamment de l'hyperglycémie maternelle.

À long terme :

- pour la mère, le DG multiplie par 7 le risque de survenue de DT2 (chez 30 à 50 % des femmes à 10 ans), par 4 le risque de syndrome métabolique et induit une augmentation du risque cardiovasculaire ;
- pour l'enfant, le DG augmente le risque de développer une obésité, des anomalies métaboliques dont le DT2 et une hypertension artérielle dès l'adolescence. Il existerait un impact potentiel sur le développement cognitif.

Il existe un lien entre hyperglycémie maternelle et complications, sans véritable seuil glycémique mais avec une notion de continuum. Les mécanismes en sont encore mal connus. L'apport maternel de glucose mais aussi d'acides aminés et d'acides gras libres est augmenté et stimule la sécrétion d'insuline fœtale, facteur de croissance qui induit la macrosomie fœtale. Le DG s'accompagne également d'un état d'insulinorésistance et inflammatoire qui induirait des modifications du transport des substrats au niveau du placenta et modifierait l'interface maternofœtale. Il est vraisemblable que des modifications épigénétiques transmissibles d'une génération à l'autre puissent aussi intervenir dans les complications à court et à long terme.

Le DG présente donc un enjeu de santé publique par sa prévalence élevée et les complications maternofœtales qu'il induit.

D. Dépistage du diabète gestationnel (tableau 5.1)

Tableau 5.1 Ⓐ **Résumé des diabètes gestationnels**

Date	Exploration	DG « précoce »	DG « tardif »	« Diabète avéré découvert pendant la grossesse »	
1re consultation prénatale	GAJ	≥ 0,92 g/L < 1,26 g/L	< 0,92 g/L	< 0,92 g/L	≥ 1,26 g/L
Entre 24 et 28 SA	GAJ	HGPO inutile	≥ 0,92 g/L < 1,26 g/L	≥ 1,26 g/L	HGPO inutile
	GA1h HGPO		≥ 1,80 g/L		
	GA2h HGPO		≥ 1,53 g/L < 2 g/L	≥ 2 g/L	

GA1h et GA2h : glycémie à 1 et 2 h après la charge ; GAJ : glycémie à jeun ; HGPO : hyperglycémie provoquée par voie orale ; SA : semaine d'aménorrhée.
(Source : d'après les recommandations CNGOF-SFD, 2010.)

1. Dépistage du diabète gestationnel « précoce »

Ⓐ Dans un consensus de 2010, la Société francophone du diabète (SFD) et le Collège national des gynécologues et obstétriciens français (CNGOF) recommandent d'adopter les critères de l'*International Association of Diabetes Pregnancy Study Group* (IADPSG) pour un dépistage ciblé (à partir des facteurs de risque) et non systématique :

- le dépistage de DG doit être réalisé chez toutes les patientes présentant au moins un des facteurs de risque de DG parmi les suivants :
  - âge ≥ 35 ans,
  - IMC ≥ 25 kg/m² en début de grossesse,
  - antécédents personnels de macrosomie ou de DG,
  - antécédent de chirurgie bariatrique,
  - antécédents familiaux de DT2 au 1er degré (mère, père, sœur, frère) ;
- ce dépistage est réalisé par une GAJ (jeûne nocturne d'au moins 8 h) dès la première consultation prénatale :
  - si GAJ ≥ 0,92 g/L (5,1 mmol/L), le diagnostic de DG est posé, pas d'indication d'hyperglycémie provoquée par voie orale (HGPO) ultérieure,
  - si GAJ ≥ 1,26 g/L (7 mmol/L), il s'agit d'un diabète « méconnu » ou « avéré découvert pendant la grossesse ».

L'objectif du dépistage précoce est d'identifier, dès le début de grossesse, un diabète antérieur à la grossesse non connu, associé à une morbidité fœtomaternelle importante, en particulier un risque accru de mort fœtale *in utero* après 28 semaines d'aménorrhée (SA).

2. Dépistage du diabète gestationnel « tardif »

- Chez les patientes avec au moins un facteur de risque et une GAJ normale au 1er trimestre, le dépistage utilisant les critères de l'IADPSG sera poursuivi par une HGPO avec une charge de 75 g de glucose entre 24 et 28 SA.
- DG « tardif » s'il existe une seule valeur au-dessus des seuils :
  - GAJ ≥ 0,92 g/L (5,1 mmol/L) ;
  - et/ou glycémie 1 h post-charge (HGPO) ≥ 1,80 g/L (10 mmol/L) ;
  - et/ou glycémie 2 h post-charge (HGPO) ≥ 1,53 g/L (8,5 mmol/L).

3. Reconnaissance du « diabète avéré découvert pendant la grossesse »

Lorsque :

- GAJ ≥ 1,26 g/L (7 mmol/L) ;
- et/ou glycémie 2 h post-charge ≥ 2 g/L (11,1 mmol/L).

Un dépistage négatif entre 24 et 28 SA n'est pas un argument pour répéter ultérieurement l'HGPO, sauf lors de la survenue d'hydramnios ou de macrosomie fœtale, qu'il existe ou non un facteur de risque.

Chez les femmes avec facteurs de risque qui n'ont pas eu de dépistage, celui-ci peut être fait au 3e trimestre, au minimum par une GAJ.

À noter : le dosage de l'hémoglobine glyquée (HbA1c) pour le diagnostic du DG n'est pour le moment ni recommandé par la HAS, ni remboursé en France dans cette indication. Il reste cependant utile pour suivre l'évolution d'un diabète méconnu, préexistant à la grossesse.

4. Cas particulier du dépistage de diabète gestationnel après chirurgie bariatrique

C L'incidence du DG est inférieure chez les femmes avec antécédent de chirurgie bariatrique par rapport aux femmes obèses non opérées. Cependant elle reste supérieure à celle observée chez les femmes de poids normal, d'autant plus que les femmes opérées gardent souvent un excès de poids. Toute femme ayant un antécédent de chirurgie bariatrique est donc à risque de DG et doit être dépistée.

Compte tenu de la fréquente mauvaise tolérance de l'HGPO (vomissements, *dumping syndrome*…) et des modifications de glycémies (diminution des GAJ et 2 h post-charge et au contraire pic accru 1 h après charge) après chirurgie bariatrique, en particulier après chirurgie malabsorptive, les modalités de dépistage ont été adaptées :

- au 1er trimestre, il faut rajouter un dosage d'HbA1c à la glycémie à jeun. Le diagnostic de DG est posé si GAJ ≥ 0,92 g/L (5,1 mmol/L) et/ou HbA1c ≥ 5,9 % ;
- si GAJ et HbA1c sont normales, il faut réaliser entre 24 et 28 SA :
  - soit une HGPO en cas d'antécédent de chirurgie restrictive,
  - soit un cycle glycémique sur 1 semaine avec mesure des glycémies capillaires si HGPO non tolérée ou antécédent de chirurgie malabsorptive. Le profil glycémique étant modifié après chirurgie bariatrique, il faudra contrôler les glycémies capillaires à jeun, préprandiales et postprandiales (PP) à 1 h (50 % des mesures) et 2 h (50 % des mesures). Le diagnostic de DG est posé lorsque plus de 20 % des valeurs dépassent les seuils thérapeutiques définis par l'IADSPG, à savoir ≥ 0,95 g/L (5,3 mmol/L) à jeun ou avant les repas et ≥ 1,4 g/L (7,8 mmol/L) à 1 h PP ou ≥ 1,2 g/L (6,7 mmol/L) à 2 h PP. Une intervention thérapeutique est alors requise.

II. Décrire les principes de la prise en charge

A. Principes de prise en charge

B La prise en charge intensive du DG découvert dès son diagnostic permet de réduire les complications maternofœtales. Elle doit être multidisciplinaire, fondée sur une collaboration médecin traitant, gynécologue obstétricien, endocrinologue, infirmier, diététicien, voire éducateur en activité physique adaptée, psychologue, travailleur social…

La thérapeutique est centrée sur l'éducation nutritionnelle indissociable d'une activité physique adaptée, en absence de contre-indications obstétricales. Le seul traitement pharmacologique autorisé en France lorsque les objectifs glycémiques ne sont pas atteints est l'insulinothérapie.

Les risques potentiels pour la mère et le fœtus justifient une prise en charge et une surveillance obstétricales adaptées. Terme et modalités d'accouchement seront adaptés en fonction de l'équilibre glycémique, des facteurs de risque associés et de l'éventuel retentissement fœtal.

Dans le post-partum, il faudra dépister précocement un DT2 persistant grâce à une HGPO à 3 mois de l'accouchement afin de débuter sans retard sa prise en charge. Ultérieurement, le dépistage régulier par une GAJ permettra d'identifier, outre le DT2, un prédiabète (hyperglycémie modérée à jeun ou intolérance au glucose) pour une prévention de DT2 renforcée.

B. Prise en charge et surveillance obstétricales

En cas de DG équilibré et en l'absence d'autre pathologie ou de facteurs de risque surajoutés (obésité, hypertension artérielle chronique), le suivi ne diffère pas des autres grossesses.

En présence de facteurs de risque surajoutés, une surveillance plus rapprochée de la tension artérielle et de la protéinurie est mise en place, car le risque de pré-éclampsie est accru. Une échographie supplémentaire de fin de grossesse peut être proposée. Un Doppler ombilical est justifié en cas de retard de croissance ou d'hypertension artérielle associés. L'enregistrement du rythme cardiaque fœtal sera discuté en cas de diabète déséquilibré en tenant compte des facteurs de risque associés.

En cas de DT2 découvert pendant la grossesse, la surveillance fœtale doit être renforcée à partir de 32 SA.

C. Prise en charge lors de l'accouchement et en post-partum

1. Lors de l'accouchement

- En cas de DG bien équilibré et sans retentissement fœtal, les modalités et le terme d'accouchement ne diffèrent pas d'une grossesse normale.
- En cas de DG mal équilibré ou avec retentissement fœtal, il est recommandé de provoquer l'accouchement à un terme qui devra tenir compte de la balance bénéfice–risque materno-fœtal. L'objectif de 39 SA est à atteindre si possible pour diminuer le risque de détresse respiratoire néonatale.
- Devant le risque accru de dystocie des épaules et de paralysie du plexus brachial, une césarienne sera discutée en fonction de l'estimation du poids fœtal.
- Pour les patientes insulinotraitées, l'insuline sera la plupart du temps interrompue dès la mise en travail.

2. En post-partum

- Ⓐ Les femmes ayant eu un DG doivent être surveillées dans le post-partum immédiat pour s'assurer de la normalisation des glycémies sans traitement.
- Le risque de récidive du DG lors de grossesses ultérieures varie de 30 à 84 %.
- Le dépistage de DT2, par la réalisation d'une GAJ ou d'une HGPO (meilleure sensibilité), est recommandé lors de la consultation postnatale, avant une nouvelle grossesse, puis tous les 1 à 3 ans selon les facteurs de risque pendant au moins 25 ans.
- Après un DG, le suivi doit inciter à poursuivre les modifications thérapeutiques du mode de vie (activité physique, alimentation, arrêt du tabagisme). Le suivi comporte aussi la recherche régulière et le traitement des éventuels autres facteurs de risque cardiovasculaire associés (hypertension artérielle, dyslipidémie).
- L'éducation thérapeutique portera aussi sur la programmation des grossesses ultérieures.

- Les enfants nés de mère ayant eu un DG constituent une population à risque de complications métaboliques à long terme, justifiant la surveillance de l'évolution pondérale infantile et une prise en charge globale et familiale (activité physique, prise en charge nutritionnelle et psychologique).
- Il est conseillé de promouvoir l'allaitement maternel, notamment chez les femmes obèses. Elles allaitent moins fréquemment leur enfant, alors que l'allaitement est un facteur limitant le risque de développer une obésité ultérieure (voir chapitre 6).

III. Argumenter la prise en charge nutritionnelle

A. Diététique

B La nutrition est la pierre angulaire de la thérapeutique du DG. Elle est efficace sur le contrôle des glycémies et sera envisagée dans le cadre de l'éducation thérapeutique du patient (ETP) en renforçant l'approche motivationnelle.

L'évaluation des habitudes alimentaires de la patiente, de ses préférences, de sa condition socioéconomique et de ses objectifs métaboliques constitue un préalable à toute prescription diététique.

Les objectifs de la prise en charge nutritionnelle sont :

- assurer l'apport des besoins adaptés à la grossesse ;
- contrôler la prise de poids gestationnelle, adaptée à l'IMC initial (prégestationnel). Une prise de poids excessive est délétère pour le pronostic de grossesse ;
- atteindre les objectifs glycémiques, en particulier limiter les pics hyperglycémiques postprandiaux ;
- éviter les hypoglycémies postprandiales tardives, fonctionnelles en l'absence d'insulinothérapie ou liées à l'insulinothérapie.

1. Contrôle pondéral

Le poids recommandé au cours de la grossesse en fonction de l'IMC à la conception est indiqué dans le tableau 5.2.

Tableau 5.2 B **Prise de poids recommandée selon l'indice de masse corporelle (IMC)**

	IMC avant la grossesse	Prise de poids recommandée pendant la grossesse
Maigreur	IMC < 18,5 kg/m^2	12,5–18 kg
Poids normal	18,5 kg/m^2 ≤ IMC < 25,0 kg/m^2	11,5–16 kg
Surpoids	25,0 kg/m^2 ≤ IMC < 30,0 kg/m^2	7–11,5 kg
Obésité	IMC ≥ 30,0 kg/m^2	5–9 kg

(Source : d'après Institute of medicine (IOM) Pregnancy Weight Guidelines.)

2. Apports énergétiques

L'apport énergétique doit être déterminé individuellement selon l'IMC préconceptionnel, la prise de poids gestationnelle et les habitudes alimentaires.

L'apport recommandé est de 30 à 35 kcal/kg pour une femme de poids normal, 25 kcal/kg pour une femme en surpoids ou obèse. Une restriction calorique est indiquée en cas d'obésité, mais elle ne doit pas être inférieure à 1600 kcal/jour pour préserver croissance et développement psychomoteurs fœtaux.

La répartition des macronutriments en proportion de l'apport énergétique total (AET) est calquée sur celle préconisée dans la population générale : 45–55 % de glucides, 30–35 % de lipides, 20 % de protéines. Pendant la grossesse, le fractionnement des apports est privilégié, répartis en trois repas et deux à trois collations, notamment en cas de vomissements au 1er trimestre ou de reflux gastro-œsophagiens.

3. Apports en glucides

Les glucides à index glycémique faible et les fibres sont à privilégier. La quantité recommandée de 28 g de fibres peut être atteinte par la consommation des cinq portions de fruits et légumes par jour, de produits céréaliers, de légumineuses et de fruits à coque.

Les prises d'aliments à fort index glycémique seront évitées, en particulier en dehors des repas, les aliments à faible index glycémique seront favorisés au sein du repas. La consommation de boissons sucrées de type soda ou jus de fruits sera réduite. Si les patientes ne peuvent se passer de saveur sucrée, la consommation d'édulcorants de synthèse est possible mais en faible quantité.

4. Apports en lipides

Le type d'acides gras consommé est important. La part des acides gras saturés ne doit pas dépasser 10 % de l'apport énergétique total, 10 à 20 % pour les acides gras mono-insaturés et 5 % pour les acides gras polyinsaturés en veillant à l'apport de dérivés de la lignée oméga 3 d'au moins 500 mg/jour, correspondant à deux portions de poisson par semaine pour un bon développement neurocognitif de l'enfant.

5. Apports en protéines

Les apports doivent être personnalisés et adaptés aux besoins de la grossesse : soit 20 % de l'apport calorique total, correspondant au moins à 1,1 g de protéines/kg/jour, en équilibrant sources végétales (produits céréaliers, oléagineux, légumineuses) et animales (viandes, non rouges essentiellement, poissons, produits laitiers et œufs). Une attention particulière doit être portée aux femmes suivant un régime végétarien et surtout végétalien pour personnaliser la prescription afin de couvrir les besoins protidiques.

6. Abstention de toute consommation d'alcool et arrêt du tabac, actif ou passif

Comme chez toute femme enceinte.

B. Activité physique

En l'absence de contre-indication obstétricale, les patientes doivent être encouragées à pratiquer une activité physique régulière d'environ 30 min, d'intensité modérée (marche active, aquagym, yoga, stretching) 3 à 5 fois par semaine.

Les patientes insulinotraitées devront être éduquées pour adapter les doses d'insuline à la baisse avant une activité physique et avoir un resucrage sur elles.

IV. Prescription et surveillance des traitements du diabète gestationnel

A. Indication d'insulinothérapie

L'insuline est indiquée si les objectifs glycémiques ne sont pas atteints après 7 à 10 jours de mesures hygiénodiététiques. Le schéma sera adapté en fonction des profils glycémiques (association d'analogues rapides avant les repas hyperglycémiants pour normaliser les glycémies postprandiales et insuline d'action lente pour normaliser les GAJ et préprandiales).

Les antidiabétiques oraux, ainsi que les analogues GLP-1 *(glucagon-like peptide-1)* et les inhibiteurs de SGLT2 *(sodium-glucose cotransporter 2)* sont contre-indiqués pendant la grossesse.

B. Surveillance glycémique

Elle est fondée sur l'autosurveillance glycémique (ASG) qui implique une autonomie des patientes en termes de technique d'autocontrôle et de connaissance des objectifs glycémiques. L'ASG permet de poser l'indication de l'insulinothérapie puis d'en adapter les doses. L'ASG est recommandée entre 4 et 6 fois/jour (au moins une fois à jeun et 2 h après le début de chaque repas), l'ASG doit être poursuivie jusqu'en post-partum immédiat.

C. Objectifs glycémiques

Les objectifs glycémiques à atteindre sont :

- GAJ ou préprandiales < 0,95 g/L (5,3 mmol/L) ;
- glycémies à 2 h après le début du repas < 1,2 g/L (6,7 mmol/L) ou à 1 h après le début du repas < 1,4 g/L (7,8 mmol/L).

L'éducation thérapeutique doit permettre aux patientes d'adapter les doses d'insuline en fonction des repas et de l'activité physique pour prévenir ou corriger d'éventuelles hypoglycémies.

V. Identifier les situations d'urgence et planifier leur prise en charge

- Par analogie avec ce qui est connu dans le diabète préexistant à la grossesse, une glycémie moyenne supérieure à 1,5 g/L (8,25 mmol/L) augmente le risque de mort fœtale *in utero* et justifie une hospitalisation pour équilibre glycémique et surveillance fœtale.
- Une corticothérapie pour maturation fœtale peut engendrer un déséquilibre glycémique important même dans le cadre d'un DG : il est à anticiper pour adaptation éventuelle d'une insulinothérapie.
- Exceptionnellement, un diabète méconnu peut se révéler être un DT1 qui nécessitera une annonce du diagnostic pour une adaptation de la prise en charge et du traitement afin d'éviter une décompensation aiguë et un arrêt intempestif de l'insulinothérapie.

Points clés

- Les facteurs de risque de DG sont :
  - âge ≥ 35 ans ;
  - IMC ≥ 25 kg/m^2 en début de grossesse ;
  - antécedents personnels de macrosomie ou de DG ;
  - antécédent de chirurgie bariatrique ;
  - antécédents familiaux de DT2 au premier degré (mère, père, sœur, frère).
- On parle de DG en cas de :
  - DG « précoce » dépisté dès la première consultation prénatale par la GAJ chez les femmes ayant au moins un facteur de risque de DG ;
  - DG « tardif » dépisté entre 24 et 28 SA par la GAJ et l'HGPO chez les femmes ayant au moins un facteur de risque de DG et une GAJ normale au 1er trimestre ;
  - diabète avéré découvert pendant la grossesse.
- En l'absence de contre-indication obstétricale, les patientes sont encouragées à pratiquer 30 min d'activité physique d'intensité modérée (marche active, aquagym, yoga, stretching) 3 à 5 fois par semaine.
- Les antidiabétiques oraux, ainsi que les analogues GLP-1 et les inhibiteurs de SGLT2 sont contre-indiqués pendant la grossesse.
- L'insuline est le seul traitement indiqué si les objectifs glycémiques ne sont pas atteints après 7 à 10 jours de mesures hygiénodiététiques.
- La survenue d'un DG est une situation à haut risque de survenue d'un DT2 à distance.

Pour en savoir plus

Collège national des gynécologues et obstétriciens français (CNGOF) et Société francophone du diabète (SFD). Le diabète gestationnel. 2010. https://www.sfdiabete.org/sites/www.sfdiabete.org/files/files/ressources/mmm_2011_diab_gestationnel.pdf
Programme national nutrition santé. Le guide nutrition pendant et après la grossesse. Livret d'accompagnement destiné aux professionnels de santé. 2007. https://www.mangerbouger.fr/pro/IMG/pdf/Livret_accompagnement_grossesse.pdf

CHAPITRE

6

Allaitement maternel

Situations de départ

- **11** Régurgitation du nourrisson
- **39** Examen du nouveau-né à terme
- **98** Contraction utérine chez une femme enceinte
- **109** Perte de liquide chez une femme enceinte avant terme
- **110** Saignement génital anormal en post-partum
- **164** Anomalie de l'examen clinique mammaire
- **265** Consultation de suivi d'un nourrisson en bonne santé
- **268** Consultation de suivi de grossesse normale (1er, 2e et 3e trimestre)
- **273** Prise en charge d'un allaitement normal et difficile
- **319** Prévention du surpoids et de l'obésité
- **343** Refus de traitement et de prise en charge recommandés

Items, objectifs pédagogiques, hiérarchisation des connaissances

ITEM 33 – Allaitement maternel

Rang	Rubrique	Intitulé	Descriptif
A	Prise en charge	Bénéfices de l'allaitement maternel	Connaître les bénéfices maternels, néonataux et à long terme de l'allaitement
B	Prévalence, épidémiologie	Prévalence, facteurs influençant l'allaitement	
A	Prise en charge	Savoir expliquer les modalités pratiques de l'allaitement maternel	Connaître les principaux conseils à donner avant et pendant l'allaitement
A	Diagnostic positif	Complications de l'allaitement	Connaître et savoir diagnostiquer les principales complications de l'allaitement (insuffisance de lait, engorgement mammaire, crevasses, lymphangite, galactophorite, abcès du sein)
B	Éléments physiopathologiques	Connaître les mécanismes et les facteurs favorisant les complications de l'allaitement	

Rang	Rubrique	Intitulé	Descriptif
B	Prise en charge	Allaitement et médicaments, infections et toxiques	Savoir que ces situations peuvent représenter un risque pour le nouveau-né Connaître les sources permettant d'interpréter le risque d'un médicament en cas d'allaitement Connaître les principaux médicaments à risque Connaître l'impact de certaines maladies infectieuses en cas d'allaitement, savoir adapter l'allaitement en fonction Savoir informer et adapter l'allaitement en cas de consommation d'alcool, de tabac ou de drogues

I. Introduction

A L'allaitement maternel (AM) est une pratique intime, dont la décision appartient à chaque femme. C'est également un sujet de santé publique en raison des bénéfices pour la santé de l'enfant et de sa mère.

B La prévalence et la durée de l'AM en France sont parmi les plus faibles d'Europe. Deux nourrissons sur trois sont allaités à la naissance en France métropolitaine. Les disparités géographiques sont fortes, avec une prévalence de l'AM plus élevée en Île-de-France, dans l'Est et les départements d'outre-mer. Sa durée médiane est de 15 semaines et de 3,5 semaines pour l'AM exclusif. À 3 mois, seulement un tiers des enfants allaités à la naissance le sont encore. Les déterminants du choix et de la durée de l'AM sont surtout de nature socioéconomique et éducative. Les femmes allaitent d'autant plus qu'elles sont plus âgées, diplômées, ont une profession qualifiée, sont primipares, soutenues par leur entourage, ont pris leur décision avant la grossesse et accouché dans des maternités ayant le label Initiative Hôpital Ami des Bébés (IHAB).

C Lancé conjointement par l'OMS et l'Unicef *(United Nations International Children's Emergency Fund)* en 1991, le programme IHAB prône : l'amélioration de l'accueil des nouveau-nés ; l'accompagnement bienveillant des parents durant la grossesse, la naissance et le séjour en maternité ; la protection, l'encouragement et le soutien de l'AM. En 2021, 51 maternités ont le label IHAB en France (www.i-hab.fr).

A Dans le respect des convictions de chaque femme et pour lui permettre de prendre sa décision dans les meilleures conditions, les professionnels de santé ont la responsabilité de donner une information claire, objective et loyale sur la pratique de l'AM et ses bénéfices.

II. Rappels sur la lactation et la composition du lait maternel

A. Lactation

B La glande mammaire est constituée d'un réseau de canaux galactophores drainant des bourgeons épithéliaux. Au cours de la grossesse, la glande mammaire va terminer son développement par deux processus :

- la mammogenèse : par multiplication cellulaire, les bourgeons épithéliaux se transforment en alvéoles ;
- la lactogenèse : les cellules glandulaires se différencient et les éléments nécessaires à la synthèse des constituants du lait maternel se mettent en place.

La lactation débute après la délivrance, lorsque la chute des taux d'œstradiol et de progestérone stimule la sécrétion de prolactine. La lactation s'installe en 2 à 3 jours : c'est la « montée laiteuse ».

Les tétées stimulent la lactation grâce à un réflexe neuro-hormonal partant des terminaisons nerveuses du mamelon, qui provoque à chaque tétée un double pic sécrétoire :

- de prolactine, qui active la synthèse et la sécrétion des constituants du lait (galactopoïèse);
- d'ocytocine, qui favorise l'éjection du lait en agissant sur les cellules myoépithéliales.

B. Composition du lait maternel

C Le lait maternel (LM) est beaucoup plus qu'un aliment, c'est un véritable produit biologique. Sa composition varie selon le stade de la lactation, le terme et l'âge de l'enfant, au cours de la tétée et de la journée. Le colostrum, de couleur jaune orangé, est le LM des premiers jours de vie. Il est riche en protéines fonctionnelles (IgA sécrétoires, lactoferrine, cytokines, etc.), cellules immunocompétentes (macrophages, polynucléaires, lymphocytes) et oligosaccharides, qui jouent un rôle essentiel dans la mise en place du microbiote intestinal, dominé chez l'enfant allaité par les bifidobactéries. Le colostrum contribue ainsi à la protection du nouveau-né, particulièrement vulnérable vis-à-vis des infections.

Le LM mature (15e jour de lactation environ) se caractérise notamment par un profil d'acides aminés parfaitement adapté aux besoins du nourrisson, et des taux élevés d'acides gras polyinsaturés : acide arachidonique (n-6) et acide docosahexaénoïque (n-3), qui jouent un rôle important dans la maturation cérébrale et rétinienne. Le LM contient également des hormones et facteurs de croissance, qui ont une action trophique sur de nombreux tissus.

L'alimentation de la mère allaitante a peu d'impact sur la composition du LM, à l'exception de la teneur en graisses (en particulier en acides gras polyinsaturés), iode, sélénium, vitamines A et du groupe B. La qualité du LM ne dépend pas de l'état nutritionnel de la mère, sauf en cas de régime végétalien associé à un risque de carence en vitamines B12 et D, et en fer.

III. Bénéfices de l'allaitement maternel

A Les bénéfices-santé de l'AM (tableau 6.1) sont difficiles à démontrer en l'absence d'études randomisées pour des raisons éthiques évidentes. Dans les pays industrialisés, l'absence d'AM

Tableau 6.1 A Bénéfices de l'allaitement maternel pour la santé de l'enfant et de sa mère

	À court terme	À distance
Bénéfices pour l'enfant	Moindre risque de diarrhées aiguës, d'otites aiguës, d'infections respiratoires aiguës sévères et de mort inattendue du nourrisson Chez le prématuré : – moindre risque d'infection et d'entérocolite ulcéro-nécrosante – meilleure tolérance de l'alimentation	Moindre risque d'eczéma pendant les 2 à 3 premières années de la vie chez les enfants à risque d'allergie (si AM > 3 mois) Moindre risque de mort inattendue du nourrisson, de surpoids, d'obésité et de diabète de type 2 Meilleur développement cognitif, en particulier chez le prématuré (gain de quotient intellectuel de l'ordre de 3 points*)

(*Suite*)

Tableau 6.1 Suite

	À court terme	À distance
Bénéfices pour la mère	Perte de poids et diminution de la masse grasse plus rapides en post-partum Moindre risque de dépression du post-partum	Moindre risque de cancer du sein et de l'ovaire (≠ dep) Moindre risque de diabète de type 2, de pathologie cardiovasculaire

*Gain de quotient intellectuel dont il n'est pas possible d'identifier la cause : composition du lait maternel, relation mère–enfant privilégiée, facteurs de confusion non pris en compte dans les études.

n'a pas d'effet sur la mortalité, en raison de la disponibilité des substituts du LM et des bonnes conditions d'hygiène. Dans les pays en développement, l'AM est associé à une réduction considérable de la mortalité infantile. Selon l'OMS, l'AM pratiqué de façon optimale (allaitement exclusif les premiers mois et introduction appropriée d'aliments de diversification) permettrait d'éviter environ un million de décès dans le monde chaque année.

Quel que soit le pays, industrialisé ou en développement, l'AM d'une durée d'au moins 3 mois est associé à un moindre risque de diarrhées aiguës, d'otites aiguës et d'infections respiratoires aiguës sévères, nécessitant une hospitalisation. C'est le principal bénéfice pour la santé de l'enfant allaité, d'autant plus marqué que l'AM est exclusif et prolongé. Ce bénéfice diminue après l'âge de 6 mois et s'estompe en quelques mois à l'arrêt de l'AM.

A. Particularités chez les prématurés

Les prématurés peuvent recevoir le LM au sein, à la tasse, à la pipette, à la cuillère, ou par une sonde nasogastrique, ou encore du lait de femme provenant d'un lactarium.

B Le lactarium est un centre de collecte de lait provenant de donneuses bénévoles. Son rôle est d'analyser la composition et la qualité du lait (contrôles bactériologiques et virologiques), de traiter (pasteurisation) et de distribuer le lait recueilli aux nouveau-nés prématurés et de faible poids de naissance.

B. Recommandations

A À la lumière de ces bénéfices-santé, l'OMS et l'Unicef recommandent depuis 2001 « un AM exclusif dans les 6 premiers mois de la vie, et la poursuite de l'AM pendant l'introduction d'aliments sûrs et adéquats jusqu'à l'âge de 2 ans ou plus ». Il s'agit d'une recommandation générique, valable au niveau mondial. Dans son avis relatif à l'actualisation des repères alimentaires du PNNS pour l'alimentation des enfants de 0 à 3 ans, l'ANSES recommande un AM exclusif d'une durée de 4 mois. Le CNGOF et la SFP recommandent un AM exclusif de 4 à 6 mois.

IV. Modalités pratiques de l'allaitement

A. La naissance

Il convient de privilégier le contact peau à peau le plus tôt possible entre le nouveau-né et sa mère, et de mettre en route l'allaitement en salle de naissance. Dans les premières heures de vie, le réflexe de succion du nouveau-né est à son maximum.

B. Position de la mère et de l'enfant : la clé du succès

La mère s'installe confortablement, assise ou couchée, sans appui douloureux et sans tension. Le bébé est face à sa mère, ventre contre elle, bien soutenu. Sa bouche, grande ouverte, englobe l'aréole et pas seulement le mamelon ; son menton et son nez sont contre le sein ; sa tête est légèrement inclinée en arrière pour lui permettre de bien déglutir.

C. Montée de lait

La « montée de lait » a lieu vers le 3e jour, avec une augmentation importante du volume de lait produit. Une tension des seins peut survenir, rendant parfois difficile la prise du sein par l'enfant. Il peut être utile d'extraire un peu de lait manuellement afin que les seins soient plus souples.

D. Repérer les signes d'éveil pour proposer le sein

Mouvements des yeux, des lèvres, de la tête, main à la bouche, ils indiquent que l'enfant est prêt à téter : c'est sa façon de signaler qu'il a de nouveau faim.

E. Les tétées

Il faut proposer le sein dès les premiers signes d'éveil et ne pas attendre l'agitation, *a fortiori* les pleurs. La durée de la tétée dépend des enfants. Les très actifs téteront de façon très efficace sans s'arrêter : la tétée sera très courte. Ceux qui aiment prendre leur temps, les tout-petits ou les prématurés feront plus d'arrêts, et vont tétouiller (succion non nutritive) : la tétée sera beaucoup plus longue. La succion d'une tétine, très différente de la succion au sein, peut compromettre la mise en route de l'allaitement ; elle est donc déconseillée. Il est préférable de donner les deux seins à chaque tétée.

F. Signes d'un allaitement efficace

Le bébé tète de 8 à 12 fois par 24 h de façon efficace (succion nutritive), y compris la nuit pendant les premiers mois. Il est bien réveillé, concentré, le rythme de la tétée est ample, régulier, fait de longues salves de succions entrecoupées de courtes pauses sans lâcher le sein ; il déglutit à chaque mouvement de succion. On voit les mouvements de sa tempe et de ses oreilles, et on entend parfois sa déglutition. Le transfert de lait de la mère à l'enfant est satisfaisant si le bébé émet pendant le premier mois plus de trois selles par jour, molles, granuleuses et jaunes, et si on retrouve cinq à six couches mouillées et lourdes par jour, témoignant d'une diurèse satisfaisante.

Il n'existe aucun médicament ou régime alimentaire susceptible d'augmenter la sécrétion lactée. Il faut conseiller des boissons abondantes et une alimentation variée et équilibrée, et éviter tabac, alcool et excitants (café, thé). Le soutien de l'entourage et des professionnels de santé est essentiel.

G. Supplémentations nutritionnelles pour l'enfant allaité

Certains apports complémentaires sont nécessaires, du fait de la faible teneur du LM en ces nutriments :

- vitamine K : chaque nouveau-né reçoit une dose de 2 mg *per os* à la naissance puis entre le 4e et le 7e jour, et une 3e dose à 1 mois uniquement si l'AM est exclusif ;
- vitamine D : 800 à 1000 UI/jour ;
- supplémentation en fer des prématurés et des nouveau-nés de faible poids de naissance à partir de l'âge de 4 mois s'ils sont encore allaités de façon exclusive.

H. Poursuite de l'allaitement et reprise du travail

La mère peut tirer son lait sur le lieu de travail si elle dispose d'un tire-lait, d'un réfrigérateur et du matériel pour le transport du LM. Le Code du travail prévoit 1 h de disponibilité par jour pour allaiter son bébé ou tirer son lait, jusqu'au premier anniversaire de l'enfant. Certains employeurs rémunèrent cette heure chômée, le plus souvent dans le cadre de conventions collectives. En cas d'allaitement partiel, la mère peut faire donner des biberons de substituts de LM à son enfant pendant son temps de travail et l'allaiter à sa convenance le reste du temps.

I. Conservation, transport et réchauffage du lait maternel

1. Conservation

Le LM se conserve :

- 4 h maximum à température ambiante (20–25 °C) : il s'agit du temps entre le début du recueil du LM et la fin de la consommation par l'enfant ;
- 48 h maximum au réfrigérateur à une température ≤ 4 °C, à vérifier régulièrement ;
- 4 mois au congélateur à une température de –18 °C. Le LM doit être congelé d'emblée à son recueil, jamais après conservation préalable au réfrigérateur. Le LM décongelé doit être consommé dans les 24 h et ne doit pas être recongelé.

2. Transport

Dans une glacière ou un sac isotherme avec pack de réfrigération.

3. Réchauffage

- Il se fait au bain-marie, au chauffe-biberon ou sous le robinet d'eau chaude.
- Il ne faut pas utiliser le four à micro-ondes, qui diminue la qualité nutritionnelle du LM et comporte un risque élevé de brûlure.
- le LM doit être consommé dans l'heure qui suit s'il est laissé à température ambiante et dans la demi-heure qui suit lorsqu'il a été réchauffé.

J. Inhibition de la lactation

Les traitements pharmacologiques de l'inhibition de la lactation ne doivent pas être prescrits de façon systématique aux femmes qui ne souhaitent pas allaiter. La lactation va s'arrêter spontanément en une quinzaine de jours. L'efficacité des mesures non pharmacologiques (bandage des seins, brassières, packs de glace, douches chaudes, topiques locaux, etc.) n'est pas démontrée. Le lisuride et la cabergoline sont les médicaments à proposer aux femmes qui souhaitent un traitement pharmacologique. La bromocriptine n'a plus sa place en raison de la gravité potentielle des effets indésirables.

K. Sevrage (arrêt complet de l'allaitement maternel)

Aucun traitement pharmacologique n'est recommandé dans le sevrage de l'AM.

V. Complications

A. Insuffisance de lait

C'est une des principales causes d'arrêt précoce et injustifié de l'AM. L'insuffisance de lait primaire, liée à une incapacité maternelle d'origine anatomique (prothèse, plastie de réduction) ou hormonale à produire du lait en quantité suffisante pour le nourrisson, est exceptionnelle. L'insuffisance de lait secondaire est due à une conduite inadéquate de l'AM (faible nombre de tétées) et/ou à une succion inefficace de l'enfant (positionnement du bébé inapproprié). L'efficacité de médicaments ou de galactogogues n'a pas été démontrée. La perception inappropriée d'une insuffisance de lait est de loin la situation la plus fréquente. Il est important de restaurer la confiance de la mère dans ses compétences et ses capacités.

B. Engorgement mammaire

Généralement bilatéral, il s'agit d'un événement quasi physiologique de la lactation, lié à l'asynchronisme entre la lactogenèse et les mécanismes d'éjection du lait. Il se traduit vers le 3e jour du post-partum par des seins tendus et douloureux, une rougeur cutanée et une fébricule à 38 °C. Il faut rassurer la mère et conseiller l'expression du sein de façon manuelle ou à l'aide d'un tire-lait. L'efficacité des packs de glace ou des traitements topiques n'a pas été démontrée. L'engorgement régresse habituellement en 24 à 48 h.

C. Crevasses du mamelon

Survenant en début d'AM, les crevasses du mamelon sont à l'origine de tétées douloureuses. Il n'y a pas de fièvre. Il faut insister sur le bon positionnement du bébé pendant la tétée. En fin de tétée, la mère peut appliquer sur le mamelon et l'aréole un peu de colostrum ou de LM, aux propriétés cicatrisantes et anti-infectieuses.

D. Mastite

Le terme de mastite englobe dans sa définition deux situations cliniques : la **« lymphangite »** assimilable à la mastite inflammatoire et la **« galactophorite »**, qui peut être considérée comme une mastite infectieuse, la différence étant liée au caractère infecté ou non du lait.

Le diagnostic de mastite est clinique, avec des douleurs, un œdème et une tension du sein, une chaleur locale, et un érythème cutané. La mastite peut être associée à des frissons, des myalgies et de la fièvre. L'AM peut être poursuivi, sous réserve de bien vider le sein après chaque tétée, en s'aidant éventuellement d'un tire-lait. Le traitement symptomatique repose sur les antalgiques, le repos et l'application de chaud ou de froid sur le sein.

Lorsque le LM contient du pus, il doit être tiré et jeté jusqu'à guérison, l'allaitement avec le sein atteint étant temporairement suspendu. Une antibiothérapie *per os*, active sur le staphylocoque, type pénicilline M, est prescrite pendant 5 à 7 jours, modifiée si nécessaire selon les résultats de l'analyse bactériologique du LM.

E. Abcès du sein

L'abcès du sein est une collection de pus qui se crée dans le sein. Il est responsable de douleurs intenses, souvent pulsatiles et insomniantes. Il existe souvent une fièvre élevée et un placard rouge du sein, qui est volumineux et tendu. L'échographie du sein confirme le diagnostic en cas de doute clinique. Le traitement est chirurgical : incision et drainage de l'abcès. L'évacuation de l'abcès par ponctions itératives à l'aiguille est proposée comme alternative au drainage chirurgical, notamment dans les formes simples (abcès homogène, taille < 3 cm). La poursuite de l'allaitement par le sein controlatéral est recommandée, associée à un drainage du sein affecté par un tire-lait.

VI. Allaitement et médicaments, infections et toxiques

A. Allaitement maternel et médicaments

B Les principes généraux sont les suivants :

- informer la mère des dangers de l'automédication ;
- confirmer ou non la nécessité indiscutable du traitement médicamenteux pour la mère ;
- choisir, à efficacité égale, le médicament le plus sûr pour l'enfant ;
- privilégier les sources d'information spécialisées, actualisées et fiables : Centre de référence sur les agents tératogènes (CRAT)[1], centres régionaux de pharmacovigilance des centres hospitalo-universitaires, site Internet Lactmed[2]. Les informations du dictionnaire Vidal ne sont pas pertinentes pour l'AM.

Même si la plupart des médicaments passent dans le lait, seule une fraction du médicament présent dans le sang de la mère sera excrétée dans le lait. L'allaitement est donc le plus souvent compatible avec le traitement maternel.

Les médicaments contre-indiqués en cas d'AM sont peu nombreux : amiodarone, antimitotiques, aspirine à dose anti-inflammatoire, fluindione, lithium, traitement par iode 131, xénobiotiques non évalués (phytothérapie « sauvage »).

B. Infections

- L'infection par le virus de l'immunodéficience humaine (VIH) et l'infection par le virus HTLV *(human T-lymphotropic virus)* **sont des contre-indications** de l'AM.
- L'infection par le virus de l'hépatite B **n'est pas une contre-indication**, sous réserve de la vaccination et de l'injection de γ-globulines spécifiques dès les premières heures de vie.
- L'infection par le virus de l'hépatite C, les infections virales saisonnières et l'infection par la COVID-19 **ne sont pas des contre-indications** à l'AM.

C. Alcool et tabac

La consommation de tabac et d'alcool est déconseillée. Si le sevrage tabagique complet n'est pas possible ou en cas de consommation modérée et ponctuelle d'alcool, il est recommandé de respecter un délai d'au moins 2 h avant la mise au sein suivante.

1 www.lecrat.fr
2 www.nlm.nih.gov/toxnet/Accessing_LactMed_Content_from_NCBI_Bookshelf.html

D. Drogues

L'AM est contre-indiqué en cas de consommation de cocaïne, qui a des effets néfastes sur la santé de l'enfant. Il est déconseillé en cas de consommation de cannabis. L'utilisation de la méthadone est possible au cours de l'AM.

E. Environnement

Les polluants organiques peuvent s'accumuler dans la chaîne alimentaire (bisphénol, dioxines, phtalates, etc.), être consommés et stockés par la mère puis passer dans son lait. Les effets bénéfiques du LM surpassent les potentiels effets délétères de ces polluants.

Points clés

- La prévalence et la durée de l'allaitement en France sont parmi les plus faibles d'Europe.
- L'allaitement maternel exclusif est recommandé de 4 à 6 mois.
- Le lait maternel satisfait à lui seul les besoins du nourrisson pendant les 6 premiers mois. Il contient des facteurs non nutritionnels d'intérêt (IgA sécrétoires, cytokines, cellules immunocompétentes, facteurs de croissance, hormones, etc.).
- La composition du lait maternel varie selon le terme et l'âge de l'enfant, le moment de la tétée et de la journée, et le stade de la lactation.
- Le principal bénéfice de l'allaitement pour la santé du nourrisson est la réduction du risque d'infections (diarrhées et otites aiguës, infections respiratoires aiguës nécessitant une hospitalisation).
- Le nourrisson allaité doit recevoir une supplémentation en vitamines D et K.
- Les contre-indications de l'allaitement sont très rares ; très peu de médicaments justifient l'arrêt de l'allaitement ou le contre-indiquent.
- Les principales complications de l'allaitement (engorgement mammaire, crevasses du mamelon, mastite) sont le plus souvent prévenues par le respect des bonnes pratiques d'allaitement, en particulier le positionnement adéquat de l'enfant et de sa mère.

Pour en savoir plus

Santé Publique France. Le guide de l'allaitement maternel. 2018, mise à jour mai 2021. https://www.santepubliquefrance.fr/determinants-de-sante/nutrition-et-activite-physique/documents/brochure/le-guide-de-l-allaitement-maternel

III Maladies métaboliques

CHAPITRE

7

Obésité de l'enfant et de l'adulte

Situations de départ

- **21** Asthénie
- **30** Dénutrition/malnutrition
- **31** Perte d'autonomie progressive
- **42** Hypertension artérielle
- **51** Obésité et surpoids
- **57** Prise de poids
- **67** Douleurs articulaires
- **103** Incontinence urinaire
- **118** Céphalées
- **123** Humeur triste/douleur morale
- **132** Troubles des conduites alimentaires (anorexie ou boulimie)
- **135** Troubles du sommeil, insomnie ou hypersomnie
- **136** Troubles obsessionnels, comportement compulsif
- **156** Ronflements
- **162** Dyspnée
- **192** Analyse d'un résultat de gaz du sang
- **208** Hyperglycémie
- **239** Explication préopératoire et recueil de consentement d'un geste invasif diagnostique ou thérapeutique
- **260** Évaluation et prise en charge de la douleur chronique
- **266** Consultation de suivi d'un patient polymédiqué
- **267** Consultation de suivi d'un patient polymorbide
- **270** Demande d'amaigrissement
- **279** Consultation de suivi d'une pathologie chronique
- **316** Identifier les conséquences d'une pathologie/situation sur le maintien d'un emploi
- **324** Modification thérapeutique du mode de vie (sommeil, activité physique, alimentation…)
- **328** Annonce d'une maladie chronique
- **338** Prescription médicale chez un patient en situation de précarité
- **354** Évaluation de l'observance thérapeutique

Items, objectifs pédagogiques, hiérarchisation des connaissances

ITEM 253 – Obésité de l'enfant et de l'adulte (voir item 71)

Rang	Rubrique	Intitulé	Descriptif
B	Prévalence	Connaître l'épidémiologie de l'obésité et ses enjeux	
A	Définition	Connaître la définition de l'obésité et de ses différents grades	Différences en fonction de l'âge
B	Éléments physiopathologiques	Connaître l'évolution naturelle de l'obésité	Connaître l'influence négative de la restriction cognitive sur la perte de poids à long terme Connaître l'influence de la distribution corporelle de la masse grasse sur la perte de poids
B	Diagnostic positif	Connaître les signes en faveur d'un rebond d'adiposité précoce chez l'enfant	Savoir suivre et analyser la courbe de corpulence sur le carnet de santé
A	Diagnostic positif	Connaître les principes de l'examen physique d'un sujet obèse	Savoir mesurer le tour de taille
B	Diagnostic positif	Savoir rechercher et reconnaître des signes cliniques d'orientation vers une obésité « secondaire »	Connaître les éléments qui doivent faire évoquer une obésité secondaire Connaître les examens complémentaires à réaliser en cas de suspicion d'obésité secondaire
A	Diagnostic positif	Savoir diagnostiquer les complications de l'obésité chez l'adulte et l'enfant	Connaître les principaux examens complémentaires lors de la prise en charge initiale d'un sujet obèse Critères diagnostiques du syndrome métabolique Mesure du tour de taille Définition et dépistage du syndrome d'apnées du sommeil Définition du syndrome d'hypoventilation alvéolaire Savoir évaluer le retentissement global de l'obésité (médical, fonctionnel dont l'épiphysiolyse de la tête fémorale chez l'enfant, psychologique)
A	Étiologie	Savoir identifier les circonstances et éléments à l'origine de l'excès pondéral chez l'adulte	Connaître les facteurs favorisant la prise de poids Savoir faire le lien entre histoire pondérale et événements de vie Être capable d'évaluer la situation sociale, familiale, financière et éducative Savoir rechercher les antécédents familiaux d'obésité
B	Étiologie	Savoir identifier les circonstances et éléments à l'origine de l'excès pondéral chez l'enfant	Savoir quels éléments évaluer devant un rebond d'adiposité précoce Savoir diagnostiquer les éléments favorisant l'excès pondéral chez l'enfant Savoir évoquer une obésité génétique
A	Diagnostic positif	Connaître les principes de l'évaluation des habitudes alimentaires	

Rang	Rubrique	Intitulé	Descriptif
A	Prise en charge	Connaître la stratégie et les objectifs de prise en charge de l'obésité chez l'adulte et l'enfant	
B	Prise en charge	Connaître les indications et contre-indications de la chirurgie bariatrique	Connaître les principes de cette chirurgie et leurs effets

B Noter que la HAS devrait prochainement publier des recommandations de bonnes pratiques concernant l'obésité de l'adulte : prise en charge de 2e et de 3e niveau, incluant la chirurgie bariatrique.

I. Épidémiologie

L'obésité est une maladie chronique évolutive exposant à un risque de complications somatiques (respiratoires, mécaniques, cardiovasculaires, métaboliques), psychologiques et sociales.

L'obésité est fréquente : en France, en 2015, elle touchait environ 17 % des adultes et 3 à 4 % des enfants (étude ESTEBAN, 2015). Environ 50 % des adultes et 16 à 20 % des enfants sont en surpoids ou obèses. Cette prévalence est en augmentation chez l'adulte, stable en pédiatrie, sauf chez les adolescentes où elle a tendance à augmenter, mais évolue différemment selon les régions (les régions du Nord et de l'Est sont les plus touchées ainsi que les départements et régions d'outre-mer).

La prévalence de l'obésité augmente avec l'âge et est plus élevée dans les classes sociales défavorisées.

II. Définitions de l'obésité

A. Généralités

A Selon l'OMS, l'obésité correspond à « un excès de masse grasse entraînant des conséquences néfastes pour la santé ».

Chez l'adulte jeune en bonne santé, la masse grasse corporelle représente habituellement 10 à 15 % du poids corporel de l'homme et 20 à 25 % de celui de la femme.

Les différentes méthodes de mesure de la composition corporelle n'étant pas d'usage clinique courant, la masse grasse à risque pour la santé est estimée à partir de l'indice de masse corporelle (IMC) :

$$\text{IMC}(\text{kg}/\text{m}^2) = \frac{\text{poids}}{\text{taille}^2}$$

B. Chez l'enfant

Chez l'enfant, la relation entre masse grasse et IMC n'est pas linéaire, car la corpulence varie physiologiquement au cours de la croissance et est un peu différente selon le sexe, ce qui fait que l'IMC normal varie avec l'âge de l'enfant.

L'IMC, une fois calculé, doit donc être reporté sur les courbes de corpulence (fig. 7.1) de référence, filles et garçons, selon les normes internationales de l'*International Obesity Task Force* (IOTF). Un enfant est dit en surpoids si son IMC le situe au-dessus de la courbe IOTF 25 (qui correspond à un IMC de 25 kg/m² à 18 ans) ; il est dit en situation d'obésité lorsque son IMC le situe au-dessus de la courbe IOTF 30.

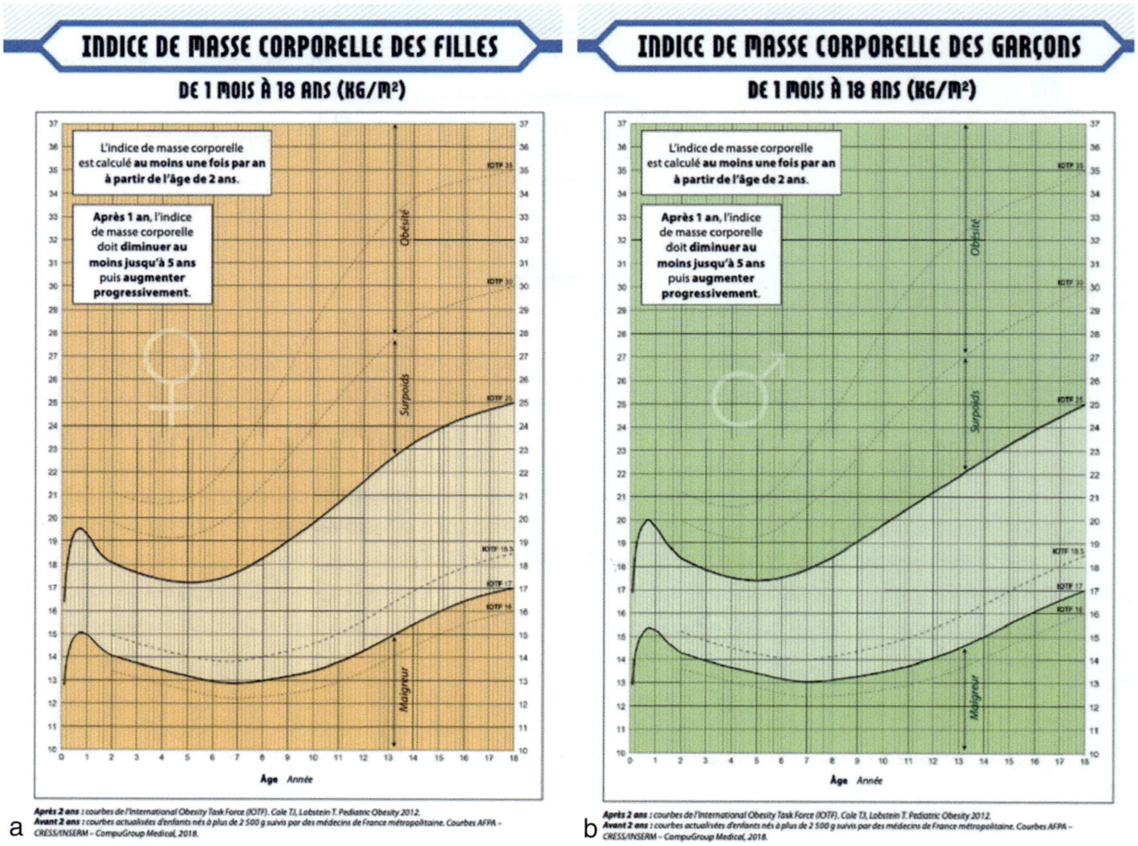

Fig. 7.1. Ⓐ Courbes de corpulence des filles (a) et des garçons (b) extraites du carnet de santé.
(Source : Santé publique France)

B Un bébé est normalement potelé jusqu'à l'âge de 1 an. Après cet âge, l'enfant commence à marcher ; sa corpulence diminue jusqu'à ses 6 ans environ, puis elle réaugmente : c'est la période dite du rebond d'adiposité. Si ce rebond survient avant l'âge de 5 ans, celui-ci est dit précoce et signe la prédisposition de l'enfant à l'excès de poids.

Trois types de cinétique de courbe peuvent se voir chez l'enfant obèse (fig. 7.2) :

- absence de rebond d'adiposité (pas de redescente d'IMCaprès 1 an), forme grave qui justifie un avis spécialisé ;
- rebond d'adiposité précoce autour de 3 ans : situation très majoritaire dans l'obésité dite commune ;
- croisement des couloirs après l'âge du rebond physiologique, plus rare, devant faire rechercher une obésité secondaire.

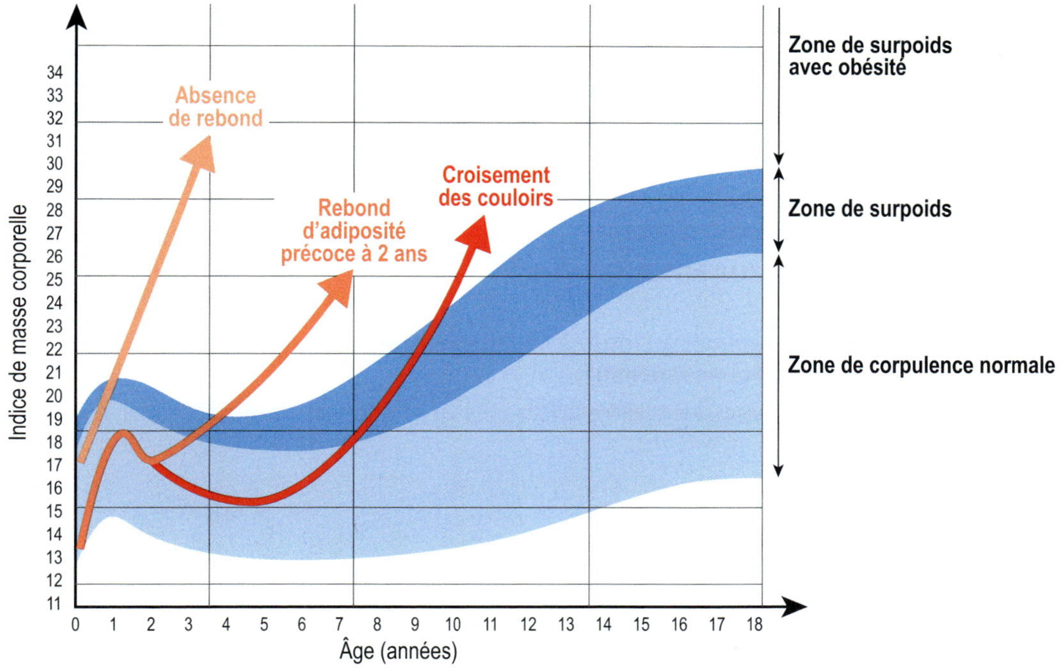

Fig. 7.2. **B** **Signes d'alerte sur la courbe de corpulence (normalement le rebond pondéral, correspondant au point le plus bas de la courbe d'IMC, survient vers 6 ans en moyenne).**
(Source : © : Carole Fumat d'après Nègre V, Mellouet-Fort B. *L'enfant en surpoids – Conseils de vie au quotidien.* John Libbey Eurotext ; 2020.)

A La mesure du tour de taille est importante chez l'enfant : il existe une obésité abdominale lorsque le rapport tour de taille/taille (TT/T) est supérieur à 0,5 (voir plus loin).

C. Chez l'adulte

Chez l'adulte (entre 18 et 65 ans), **l'obésité est définie par un IMC ≥30 kg/m2** ; ce seuil est associé à une augmentation du risque de comorbidités et de mortalité. Les seuils sont les mêmes chez l'homme et chez la femme (tableau 7.1).

Tableau 7.1 **A** **Définition et gradation de l'obésité chez l'adulte**

Classification	IMC (kg/m²)
Poids normal	18,5 à 24,9
Surpoids	25 à 29,9
Obésité stade I (modérée)	30 à 34,9
Obésité stade II (sévère)	35 à 39,9
Obésité stade III (massive)	≥40

III. Évolution naturelle de la prise de poids, facteurs prédisposants, impact des régimes restrictifs

A. Généralités

B L'obésité est une maladie chronique évolutive. Son évolution naturelle se fait le plus souvent vers une aggravation progressive :

- du rebond d'adiposité précoce au surpoids ;
- puis à l'obésité ;
- puis à l'aggravation de celle-ci jusqu'à l'adolescence et l'âge adulte ; 50 à 70 % des adolescents obèses le restent à l'âge adulte.

Il existe un impact négatif des régimes restrictifs qui aggravent la prise de poids sur le long cours.

B. Chez l'enfant

Le surpoids puis l'obésité de l'enfant résultent le plus souvent d'une interaction entre une susceptibilité génétique, modulée par une éventuelle influence épigénétique, et un environnement à risque. Les facteurs génétiques, environnementaux, psychologiques, sociaux et biologiques s'associent et interagissent entre eux.

Les facteurs de prédisposition de l'enfant trouvent pour la plupart leur origine très précocement dans la vie, au moment de la période des 1000 premiers jours de vie (de la conception aux 2 ans de l'enfant) et cela explique l'existence très fréquente d'un rebond d'adiposité précoce :

- facteurs de prédisposition génétique (l'obésité d'un parent multiplie par 4 le risque d'être obèse chez l'enfant) ;
- événements survenus pendant la vie intra-utérine chez la mère : consommation de tabac, diabète mal équilibré pendant la grossesse, prise de poids excessive, alimentation déséquilibrée. Les enfants peuvent naître alors avec un excès ou un défaut de croissance fœtale (macrosomie/hypotrophie) et présentent un gain pondéral accéléré dans les deux premières années de vie même si le poids de naissance est normal ;
- facteurs intervenants pendant les premiers mois de vie : choix de l'allaitement, attitudes éducatives inadaptées de l'entourage par rapport à l'alimentation (restrictives ou au contraire trop permissives, aliment utilisé comme récompense ou consolation…).

C. Facteurs impliqués chez l'enfant et l'adulte

- Difficultés socioéconomiques des parents et cadre de vie défavorable.
- Manque d'activité physique et sédentarité.
- Manque de sommeil.
- Consommation excessive de produits sucrés (boissons et biscuits).
- Facteurs psychopathologiques.
- Négligences ou abus physiques ou sexuels dans l'enfance ou l'adolescence.

D. Chez l'adulte

- Un régime trop restrictif et déséquilibré comporte des risques : abandon entraînant une reprise de poids et souvent dépassement du poids initial (effet « yoyo » des régimes), dénutrition.
- La restriction cognitive se définit par l'intention de contrôler mentalement son alimentation dans le but de ne pas grossir ou de maigrir. La limitation volontaire des apports alimentaires (avec fréquemment exclusion des aliments « plaisir ») est alors contrôlée par des facteurs externes (injonctions des médias, croyances). Les facteurs internes (signaux intéroceptifs de faim et de rassasiement) ne sont plus respectés. Cela favorise, suite aux frustrations générées, l'impulsivité alimentaire (compulsions et accès boulimiques).

IV. Évaluation du sujet atteint d'obésité

A. Interrogatoire

Ⓐ Chez l'enfant, l'interrogatoire, sous forme d'entretien, s'adresse à l'enfant selon son âge et aux adultes responsables de l'enfant. Chez l'enfant comme chez l'adulte, les éléments suivant sont recherchés.

Vécu de l'excès de poids par la personne ainsi que sa motivation à envisager des modifications de son mode de vie.

Histoire pondérale = évolution du poids au cours du temps :

- âge de début de la prise excessive de poids. Chez l'enfant, il faut évaluer l'âge du rebond d'adiposité et la cinétique de la courbe de corpulence ;
- poids maximal ;
- thérapeutiques mises en œuvre et leurs effets (effet yoyo).

Événements de vie associés à la prise de poids :

- changements physiologiques : puberté, grossesse, ménopause ;
- changement d'environnement familial (mariage, divorce) ou professionnel (perte d'emploi, emploi stressant) ;
- chocs émotionnels : séparation, deuil, maltraitances, etc. ;
- sevrage (tabac et autres produits : alcool, cannabis) ;
- arrêt du sport, immobilisation prolongée (fracture, intervention chirurgicale, etc.) ;
- situation sociale précaire.

Antécédents familiaux d'obésité, de pathologies cardiométaboliques (diabète, dyslipidémies, hypertension artérielle, etc.) et de cancer.

Antécédents personnels :

- troubles psychologiques (dépression par ex.) et traitements psychotropes (thymorégulateurs, neuroleptiques, antidépresseurs) pouvant favoriser la prise de poids, problèmes ostéoarticulaires (lumbagos/sciatiques) ayant entraîné une sédentarité ou une reduction de la mobilité ;
- problèmes gynécologiques (infertilité par ex.) ayant conduit à la prescription de traitements pouvant provoquer une prise de poids ;

- prise de médicaments (antidépresseurs tricycliques, neuroleptiques, lithium, antimigraineux, antiépileptiques, glucocorticoïdes, insuline, traitements hormonaux – dont estroprogestatifs –, antiallergiques) ;
- situations plus rares : traumatisme crânien, chirurgie de la région hypothalamo-hypophysaire, hypothyroïdie profonde ;
- présence d'un handicap (moteur ou mental) qui est également un facteur de risque important d'obésité.

Analyse sémiologique du comportement alimentaire (pour les questions à poser au patient afin d'évaluer les différentes composantes du comportement alimentaire, voir chapitre 14[3]) :

- évaluation qualitative de la consommation alimentaire :
  - **recherche d'éléments favorisant une hyperphagie prandiale :**
    - tachyphagie, dépistée par les moyens suivants : ≥7 sur échelle analogique pour quantifier la vitesse d'ingestion (1 : la plus lente ; 10 : la plus rapide) ; durée moyenne des repas,
    - arrêt des repas au-delà du rassasiement (disparition de la sensation de faim) : sensation de tension, pesanteur ou douleur au niveau de l'estomac en fin de repas ; impossibilité de laisser des aliments dans son assiette ou dans le plat,
    - volume des repas, tendance à se reservir ;
- évaluation quantitative de la consommation alimentaire :
  - répartition des prises alimentaires et rythme (nombre de repas et horaires) ;
  - volume ingéré lors du plat principal et tendance à se resservir ;
  - profil de consommation au quotidien :
    - rechercher une consommation suffisante de fruits et légumes,
    - limiter la consommation d'aliments à densité énergétique élevée (graisses « cachées ») : fromage, charcuterie « grasse » (saucisses, pâté/terrine, rillettes), fritures, viennoiserie ; matières grasses ajoutées : beurre, mayonnaise,
    - consommation de sucres simples (sucre, miel/confiture, sodas/jus de fruits) et de pain,
    - boissons consommées (notamment sucrées, et « excitantes » : café/thé/boissons énergisantes) ;
  - si besoin, carnet alimentaire (semainier) pour aider à prendre conscience de la réalité des ingesta,
  - **recherche de prises alimentaires extraprandiales et leurs caractéristiques (impulsivité, fréquence, horaire, contexte de survenue) :**
    - grignotages : consommation tranquille en petites quantités d'aliments « plaisir »,
    - compulsions *(craving)* : envies irrépressibles de manger sans perte de contrôle au cours de l'acte (choix d'aliments plaisants et consommés sans frénésie et en quantités limitées),
    - accès boulimiques *(binge eating)* : envies irrépressibles de manger avec perte de contrôle au cours de l'acte (consommation des aliments avec avidité et/ou en grande quantité et/ou absence de sélection des aliments plaisants),
    - hyperphagie boulimique (voir chapitre 14),
    - boulimie : plus rare dans l'obésité, les accès boulimiques étant associés à des conduites purgatives (vomissements, laxatifs) ;
  - **recherche de restriction cognitive** ;

[3] Voir également le référentiel de nutrition de L2/L3.

- évaluation psychologique :
  - niveaux de stress, d'anxiété et humeur dépressive,
  - difficultés dans la vie personnelle ou professionnelle, difficultés scolaires,
  - estime de soi et image du corps,
  - temps pour soi, activités de loisirs (hobbies),
  - troubles du sommeil (favorisent les tensions psychiques et l'impulsivité alimentaire) ;
- évaluation de la situation sociale : familiale, professionnelle, éducative, financière ;
- niveau d'activité physique : niveau habituel d'activité physique (professionnel, domicile, loisirs, sports) et de sédentarité (temps moyen passé devant l'écran, difficultés à la marche) et freins à la pratique en cas d'inactivité physique.

B. Examen physique

1. Évaluation du statut pondéral et de la distribution de la masse grasse

a. Indice de masse corporelle

L'IMC estime l'importance de l'obésité, mais présente certaines limites : certaines prises de poids ne sont pas liées à une augmentation de la masse grasse, mais à un syndrome œdémateux généralisé (anasarque), une augmentation importante de la masse musculaire (sportifs de haut niveau).

L'examen clinique du sujet atteint d'obésité doit caractériser la distribution de l'excès de masse grasse. Le tour de taille est mesuré chez l'adulte debout, avec un mètre ruban en position horizontale à mi-distance entre le rebord costal inférieur et l'épine iliaque antérosupérieure après expiration douce, les bras ballants le long du corps. Cette mesure clinique simple est importante car elle est bien corrélée avec la quantité de graisse intra-abdominale (= graisse viscérale).

Toutefois, cette mesure a moins d'intérêt quand l'IMC est supérieur à 35 kg/m^2 (car le tour de taille mesure alors la graisse sous-cutanée et la graisse viscérale qui sont généralement toutes deux augmentées).

b. Tour de taille

La mesure du tour de taille permet de définir le niveau de risque associé à la distribution de la masse grasse.

Les seuils de tour de taille associés à une augmentation du risque de pathologies métaboliques et cardiovasculaires sont les suivants :

- ≥ 94 cm chez l'homme, ≥ 80 cm chez la femme : niveau 1 – critère *International Diabetes Federation* (IDF) 2005 ;
- ≥ 102 cm chez l'homme, ≥ 88 cm chez la femme : niveau 2 – critère *National Cholesterol Education Program-Adult Treatment Panel* (NCEP-ATP) III 2005.

L'obésité abdominale (ou viscérale) a une distribution du tissu adipeux sur la partie haute du corps (tronc/abdomen), plutôt observée chez l'homme mais également chez certaines femmes, notamment après la ménopause ; elle est estimée par l'élévation du tour de taille et indique un risque accru de complications métaboliques (diabète de type 2) et cardiovasculaires, de lithiase biliaire et d'apnées du sommeil.

L'obésité gynoïde (ou sous-cutanée) a une distribution sur la partie basse du corps (hanches et membres inférieurs), plutôt typique de l'obésité féminine.

Chez l'enfant, le tour de taille est mesuré debout, à mi-distance entre la dernière côte et la crête iliaque ou au niveau du périmètre abdominal le plus petit.

2. Recherche d'une obésité secondaire

B Des examens diagnostiques sont réalisés uniquement s'il y a un point d'appel clinique. Il n'est pas indiqué de faire doser une TSH *(thyroid-stimulating hormone)* systématique.

Chez l'enfant, en dehors des signes spécifiques aux étiologies qui suivent, souvent tardifs, le principal signe est le **ralentissement de la croissance staturale**, même modeste.

Même si ces étiologies sont peu fréquentes, il faut savoir les évoquer :

- iatrogénie : recherche d'une prise médicamenteuse, notamment certains antidépresseurs (ex. tricycliques), neuroleptiques, lithium, antimigraineux, antiépileptiques, glucocorticoïdes, insuline, traitements hormonaux (dont estroprogestatifs), antiallergiques ;
- hypothyroïdie : elle ne peut en général expliquer qu'une prise de poids modérée ;
- hypercorticisme : la présence de vergetures rosées, voire pourpres, est banale surtout dans les obésités de constitution rapide ou après plusieurs pertes de poids massives suivies de reprises pondérales ;
- tumeur hypothalamique ou hypophysaire, associant, selon les cas :
  - syndrome tumoral (céphalées, amputation du champ visuel),
  - insuffisance antéhypophysaire (insuffisance gonadotrope, somatotrope, corticotrope, thyréotrope) et posthypophysaire (diabète insipide, hyperprolactinémie),
  - possibilité d'une hypersécrétion hormonale lorsqu'il s'agit d'un adénome hypophysaire sécrétant,
  - troubles du sommeil,
  - hypernatrémie neurogène,
  - dysautonomie : variabilité anormale de la température corporelle, de la tension artérielle ou de la fréquence cardiaque ;
- syndrome génétique (rare) :
  - obésité monogénique : par mutation d'un gène régulant le comportement alimentaire, obésité précoce et sévère,
  - obésité syndromique : le plus souvent liée à la délétion ou l'inactivation de plusieurs gènes. Obésité précoce associée à un syndrome malformatif et dysmorphique (anomalies des membres/extrémités, dysmorphie faciale), hypogonadisme, anomalies sensorielles (rétinopathie), retard de développement, petite taille, troubles des apprentissages et déficience intellectuelle, troubles du comportement (ex. syndrome de Prader-Willi, syndrome de Bardet-Biedl).

3. Recherche des complications

A Cette étape est très importante car les complications influent sur le pronostic fonctionnel et vital. Les complications associées à l'obésité sont différentes d'un sujet à l'autre et dépendent du niveau d'obésité, de la distribution de la masse grasse, de l'ancienneté de la surcharge pondérale et des éventuels facteurs de risque cardiovasculaire associés (âge, antécédents familiaux, tabac, diabète, hypertension artérielle, dyslipidémie).

Les propriétés du tissu adipeux (mécaniques et sécrétoires) et sa localisation (sous-cutanée ou viscérale) sont à l'origine de complications distinctes (cardiovasculaires, métaboliques ou inflammatoires) (tableaux 7.2 et 7.3).

Tableau 7.2 Ⓐ **Principales complications de l'obésité chez l'enfant**

Complications	Comorbidités	Commentaires
Psychopathologiques	Souvent secondaires aux moqueries/stigmatisations… Anxiété et dépression Troubles du comportement	
Métaboliques	Insulinorésistance, intolérance au glucose, diabète de type 2 Dyslipidémie Stéatose hépatique et stéatopathie dysmétabolique	Acanthosis nigricans (fig. 7.3)
Respiratoires	Syndrome d'apnées obstructives du sommeil* Asthme	Avis ORL (hypertrophie des amygdales) et avis auprès d'une équipe pédiatrique spécialisée en pneumologie
Cardiovasculaires	Hypertension artérielle	Pression artérielle mesurée avec un brassard adapté à la circonférence du bras de l'enfant
Orthopédiques	Épiphysiolyse de hanche Troubles de la statique vertébrale Genu valgum surtout si asymétrique Épiphysites de croissance	Urgence orthopédique : radiologie du bassin face en abduction et profil, IRM si doute, avis orthopédique en urgence Bilan radiologique et avis orthopédique spécialisé
Endocriniennes	Verge enfouie fréquente, éliminer un micropénis Adipo- et/ou gynécomastie chez le garçon Puberté précoce chez la petite fille/retard pubertaire chez le garçon Spanioménorrhée, hypertrichose	Avis spécialisé de l'endocrinopédiatre Âge osseux et avis spécialisé Bilan échographique et hormonal à la recherche d'un syndrome des ovaires polykystiques
Cutanées	Acanthosis nigricans Mycoses des plis Vergetures Hyperpilosité	

*Il peut se manifester chez l'enfant par : ronflements, réveils nocturnes, somnolence diurne ou excitabilité, baisse des résultats scolaires, énurésie.

Tableau 7.3 Ⓐ **Principales complications de l'obésité chez l'adulte**

Complications	Comorbidités	Commentaires
Métaboliques	Diabète de type 2*	Présence fréquente d'un acanthosis nigricans (fig. 7.3), témoignant d'une insulinorésistance
	Syndrome métabolique* (critère IDF 2005)	Tour de taille élevé (> 94 cm pour l'homme ; > 80 cm pour la femme) associé à deux des quatre critères suivants en plus : – PAS ≥ 130 mmHg ou PAD ≥ 85 mmHg (ou prise d'un traitement anti-hypertenseur) – glycémie élevée : > 1 g/L (ou présence d'un diabète préalablement diagnostiqué) – hypertriglycéridémie : ≥ 1,5 g/L (ou prise d'un traitement hypolpémiant) – HDL-C bas : < 0,4 g/L chez l'homme ou < 0,5 g/L chez la femme (ou prise d'un traitement hypolpémiant)

(*Suite*)

Tableau 7.3 Suite

Complications	Comorbidités	Commentaires
Cardiovasculaires	Hypertension artérielle*	Pression artérielle mesurée avec un brassard adapté à la circonférence du bras du patient
	Insuffisance coronarienne* Infarctus du myocarde* Accident vasculaire cérébral*	Exploration d'effort (test sélectionné en fonction des capacités du patient et de la disponibilité technique)**
	Insuffisance cardiaque gauche	Échographie cardiaque, dosage pro-BNP si œdèmes des membres inférieurs**
	Insuffisance cardiaque droite	
Respiratoires	Insuffisance respiratoire restrictive	EFR
	Syndrome d'apnées obstructives du sommeil*	Polygraphie dans la majorité des cas si symptômes cliniques évocateurs
	Syndrome d'hypoventilation alvéolaire	Défini sur les gaz du sang par une hypoxémie ($PaO_2 < 70$ mmHg) et une hypercapnie ($PaCO_2 > 45$ mmHg)
	Asthme	EFR
Thrombo-emboliques	Thrombose veineuse profonde Embolie pulmonaire	
Opératoires	Morbimortalité per- et postopératoire plus élevée Complications de décubitus plus fréquentes	
Digestives et hépatiques	Reflux gastro-œsophagien Lithiase biliaire*	
	Stéatose hépatique*	Échographie abdominale**
Rénales	Glomérulopathie avec protéinurie	
Ostéoarticulaires	Gonarthrose fémorotibiale Arthrose digitale Arthrose de la hanche (coxarthrose)	Radiographies standard centrées sur les articulations douloureuses**
Cutanées	Intertrigos mycosiques (plis sous-mammaires, inguinaux, etc.) Lymphœdème Insuffisance veineuse Parfois aggravées par une infection (érysipèle)	
Urogénitales (femmes)	Incontinence urinaire d'effort	
Gynécologiques	Troubles de la fertilité	En lien avec une anovulation ou un syndrome des ovaires polykystiques*
	Risque de fausse couche plus élevé	
	Déroulement et issue de la grossesse plus risqués Diabète gestationnel* Hypertension artérielle gravidique*	
Neurologiques	Hypertension intracrânienne idiopathique ou bénigne	
Oncologiques	Sein, endomètre, côlon-rectum, rein, pancréas, œsophage, vésicule biliaire	Augmentation de l'incidence et de la mortalité par cancer
Psychologiques et sociales	Discrimination sociale Perte de l'estime de soi	Du fait de la stigmatisation

* Complications pour lesquelles une distribution abdominale de la masse grasse est considérée comme facteur de risque indépendant de l'IMC.
** Les examens en italique ne doivent être réalisés que si points d'appel, se référer aux différents collèges pour les diagnostics.
BNP : *brain natriuretic peptide*; EFR : épreuve fonctionnelle respiratoire; HDL-C : *high-density lipoproteins-cholesterol*; IDF : *International Diabetes* Federation; PAD : pression artérielle diastolique; PaO_2 : pression partielle d'oxygène; PAS : pression artérielle systolique.

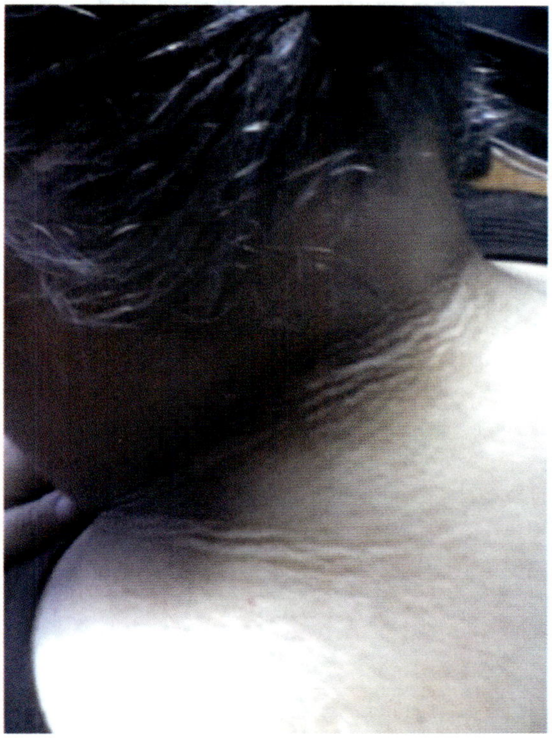

Fig. 7.3. Ⓐ **Acanthosis nigricans du cou : peau colorée de manière plus brunâtre en lien avec l'insulinorésistance.**
On peut aussi trouver des localisations sous-mammaires et sous-axillaires.

C. Examens complémentaires

1. Examens systématiques

a. Chez l'enfant

Il n'y a pas lieu de réaliser des examens complémentaires à la recherche de complications chez un enfant présentant un surpoids sans obésité, sans signe clinique évocateur d'une comorbidité ou d'une étiologie et sans antécédent familial de diabète ou de dyslipidémie.

En revanche, il est recommandé (HAS, 2011) de réaliser systématiquement un bilan chez un enfant en surpoids avec antécédent familial de diabète ou de dyslipidémie ou chez un enfant présentant une obésité :

- exploration des anomalies lipidiques (EAL) : cholestérol total, HDL-C *(high-density lipoproteins-cholesterol)* et triglycérides plasmatiques, permettant le calcul du LDL-C *(low-density lipoproteins-cholesterol)* ;
- glycémie à jeun à laquelle on peut rajouter insulinémie à jeun et dosage HbA1c chez l'adolescent ;
- transaminases : ASAT (aspartate aminotransférase), ALAT (alanine aminotransférase).

b. Chez l'adulte

Les recommandations HAS de 2011 sur le surpoids et l'obésité de grade I indiquent de réaliser :

- un bilan lipidique (EAL : triglycérides, cholestérol total et HDL-C, calcul du LDL-C) ; *Note manuscrite :* dosage indirect du LDL-C
- une glycémie à jeun chez les patients de plus de 45 ans ayant un IMC ≥ 28 kg/m^2.

2. En fonction du contexte clinique

- Bilan de complications (quand éléments en faveur) :
  - cardiovasculaires : exploration d'effort, échographie cardiaque ; dosage pro-BNP *(brain natriuretic peptide)* ;
  - respiratoires : polygraphie nocturne, épreuves fonctionnelles respiratoires, gazométrie artérielle ;
  - hépatiques : échographie abdominale ;
  - ostéoarticulaires : radiographies standard centrées sur les articulations douloureuses.
- **B** Bilan étiologique :
  - thyréostimuline (*thyroid-stimulating hormone* ou TSH) : hypothyroïdie ;
  - cortisol libre urinaire (CLU) toutes les 24 h, cycle nycthéméral du cortisol, freinage minute à la dexaméthasone : hypercorticisme ;
  - hypophysiogramme et IRM hypophysaire : pathologies hypophysaires ;
  - analyses génétiques.

V. Attitude thérapeutique et suivi du patient

A. Stratégie de prise en charge

A L'objectif de la prise en charge thérapeutique de l'obésité n'est pas seulement pondéral à court terme, mais vise le maintien de la perte de poids à long terme, la prévention et le traitement des complications, et l'amélioration de la qualité de vie. La prise en charge se fait au long avec une approche thérapeutique personnalisée et repose sur un accompagnement global intégrant conseil nutritionnel, lutte contre la sédentarité et pratique d'une activité physique régulière associés au renforcement de l'écologie personnelle (sommeil, relations sociales, estime de soi/affirmation de soi, satisfactions au-delà de l'alimentation, etc.) et à un éventuel soutien psychologique (ouvrant à l'expression de soi) et social si besoin dans une démarche d'éducation thérapeutique.

Les changements mis en œuvre ne doivent pas être trop contraignants, les objectifs de perte de poids réalistes et celle-ci pas trop rapide. Chez l'adulte, une perte de poids de l'ordre de 5 à 10 % du poids maximal permet déjà une amélioration significative des complications.

La prise en charge nutritionnelle doit être personnalisée et repose d'abord sur les modifications thérapeutiques du mode de vie qui sont déterminées avec la personne obèse après une évaluation globale de ses besoins et attentes.

Chez l'enfant, on s'attachera également à évaluer l'attitude éducative des parents vis-à-vis de l'alimentation de leur enfant : est-elle permissive ou au contraire autoritaire laissant peu de place à l'enfant ? L'entourage pousse-t-il l'enfant à finir son assiette ? Utilise-t-il l'alimentation comme récompense ou consolation systématique ? Ce bilan doit impliquer l'enfant selon son âge et les adultes de son entourage. La stratégie de la prise en charge du surpoids et de l'obésité chez l'enfant s'appuie sur les principes de l'éducation thérapeutique. Il s'agit d'aider progressivement l'enfant et sa famille à modifier leurs comportements, dans les domaines de l'activité physique et de la sédentarité, des rythmes de vie dont le sommeil, de l'alimentation… et des attitudes éducatives pour les parents. Le parcours thérapeutique sera construit idéalement au plus près du lieu de vie de l'enfant et est coordonné par le médecin traitant. Il est possible selon les besoins de faire appel à d'autres professionnels : psychologue ou psychiatre, professionnel de l'activité physique adaptée, diététicien. Une équipe spécialisée hospitalière peut intervenir selon la gravité notamment pour la prise en charge d'éventuelles complications.

B. Moyens thérapeutiques

adulte = perte de poids
≠ enfant → infléchir courbe

1. Modifications thérapeutiques du mode de vie

Objectif : perte de poids progressive chez l'adulte (au moins sur 6 à 12 mois) durable +++ par des conseils réalistes et personnalisés. Chez l'enfant, l'objectif n'est pas une perte de poids tant que l'enfant est en croissance. Il s'agit d'infléchir l'évolution de la courbe d'IMC afin que l'IMC se rapproche des courbes de référence au lieu de s'en éloigner. Pour cela, un ralentissement de la prise de poids suffit.

Concernant les enfants, les parents et l'entourage doivent nécessairement être impliqués, d'autant plus que l'enfant est jeune. C'est le parent qui fixe les règles pour lutter contre la sédentarité et organise une activité physique régulière. Ce n'est pas l'enfant qui fait les courses et les repas ! L'enfant ne doit pas être mis à l'écart des autres membres de la famille en étant le seul, par exemple, à ne pas boire de boissons sucrées et à devoir manger des légumes.

a. Conseils alimentaires

- Pas de prescription diététique « standard ».
- Pas d'interdits alimentaires.
- Respect des rythmes alimentaires de chacun.
- Réduction relative des apports énergétiques totaux (pas au-dessous des besoins énergétiques de repos du patient) par la promotion de l'équilibre alimentaire, le respect des signaux alimentaires physiologiques (faim, rassasiement) et le travail sur les déterminants des prises alimentaires extraprandiales (en particulier les émotions).
- Insister sur l'allongement des temps de mastication et d'ingestion (au moins 20 min pour un repas), qui sont souvent réduits chez le sujet obèse, et renforcer l'attention sur les sensations gustatives.
- L'enfant prédisposé à la prise de poids excessive a très souvent un appétit trop important, au-delà de ses besoins et il faudra l'aider dans la gestion des quantités.

b. Concernant l'activité physique

- Elle est primordiale pour le maintien de la perte de poids après amaigrissement, la préservation de la masse maigre (qui détermine la dépense énergétique de repos), et la prévention des complications métaboliques, respiratoires et cardiovasculaires.
- Elle doit être pratiquée régulièrement, adaptée aux goûts, aspirations et problématiques médicales et psychosociales de la personne, sécurisée et mise en place progressivement (RASP : régulière, adaptée, sécurisée et progressive), afin de ne pas risquer un arrêt rapide par découragement, blessure, etc. Les activités « sport-santé » ou les activités physiques adaptées sont dans ce cadre particulièrement intéressantes. Une réhabilitation à l'effort préalable auprès d'un kinésithérapeute est parfois nécessaire.
- L'activité physique consiste parfois à limiter le temps passé à des occupations sédentaires (marcher un peu plus dans les premiers temps), surtout quand l'obésité est massive, ou d'atteindre le niveau d'activité physique recommandé pour la population générale, soit 30 min par jour d'activité d'intensité modérée de type marche.
- L'objectif idéal de 1 h par jour d'activité physique d'intensité modérée au moins 5 fois par semaine est rarement atteint et il faut savoir valoriser les changements mis en place même s'ils ne sont pas complets.
- Chez l'enfant, il s'agit d'aider les parents à mettre un cadre autour de l'utilisation des écrans pour lutter contre la sédentarité. Pour encourager l'activité physique et sportive, le plaisir doit être le moteur principal : activité physique au quotidien (aller à l'école à pied par exemple), jeux et sorties en famille, activité sportive en club adaptée au goût et aux capacités de l'enfant.

c. Prise en charge psychologique et comportementale

Elle est fondée sur les thérapies cognitivo-comportementales (TCC) et comprend :

- le travail sur la motivation ;
- la gestion des troubles du comportement alimentaire via la gestion des émotions et du stress ;
- le renforcement de l'estime de soi et de l'affirmation de soi.

2. Traitement pharmacologique

- **Traitement adapté des troubles des conduites alimentaires (TCA), de la dépression, de l'anxiété :** antidépresseurs sérotoninergiques, anxiolytiques.
- **Traitements spécifiques des complications et des facteurs de risque cardiovasculaire associés :** antihypertenseurs, hypolipémiants, antidiabétiques oraux, analogues du GLP-1 *(glucagon-like peptide-1)* ou insuline, pression positive nocturne, chirurgie des hanches ou des genoux, etc. Chez l'enfant, seule la metformine a une autorisation de mise sur le marché (AMM) pour le traitement d'un diabète de type 2.

3. Chirurgie bariatrique

a. Indications

- **B** La chirurgie bariatrique est la solution de dernier recours, à proposer après évaluation des bénéfices et risques potentiels et de la capacité d'adhésion du patient au suivi.
- Indications :
  - âge : 18 à 60 ans (à noter qu'il existe des indications très rares de chirurgie bariatrique avant 18 ans) ;
  - IMC ≥ 40 ou IMC ≥ 35 avec au moins une comorbidité sévère susceptible de s'améliorer après la chirurgie (dont diabète de type 2, stéatohépatite, syndrome d'apnées obstructives du sommeil, hypertension intracrânienne) ;
  - après échec d'un traitement nutritionnel et psychothérapeutique bien conduit pendant environ 6 à 12 mois et en échec ;
  - patient bien informé au préalable et ayant bénéficié d'une évaluation et d'une prise en charge préopératoire pluridisciplinaire : indication validée en réunion de concertation pluridisciplinaire ;
  - patient ayant compris et accepté la nécessité d'un suivi médical et chirurgical postopératoire à vie ;
  - risque opératoire acceptable.

b. Contre-indications

- Troubles psychiatriques non stabilisés.
- Alcoolisme et toxicomanie.
- Troubles sévères du comportement alimentaire (hyperphagie boulimique).
- Impossibilité du suivi médical.
- Risque anesthésique majeur.
- Pathologie menaçant le pronostic vital.

c. Principe

La chirurgie bariatrique vise à modifier l'anatomie du tube digestif (tableau 7.4) par une restriction gastrique : anneau gastrique, gastrectomie longitudinale *(sleeve gastrectomy)*. Elle peut être associée à une malabsorption intestinale (*bypass* gastrique en Y).

Tableau 7.4 B Type d'intervention de chirurgie bariatrique

Type d'intervention	Description	Complications et suivi
Anneau gastrique 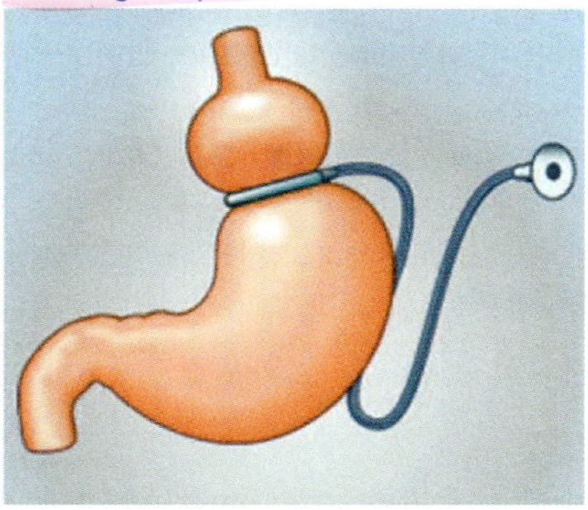	Technique restrictive qui consiste à placer un anneau en silicone autour de la partie supérieure de l'estomac. L'anneau est relié par une tubulure à un boîtier localisé sous la peau permettant, par injection de liquide, de modifier son diamètre	Glissement de l'anneau Dilatation de la poche, voire de l'œsophage Vomissements et intolérance alimentaire en cas de serrage excessif Risque de carence en vitamine B1 en cas de vomissements prolongés
Gastrectomie longitudinale 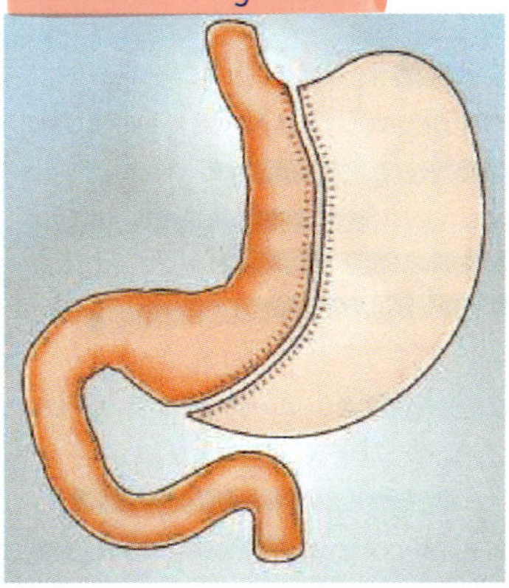	Technique restrictive qui consiste à retirer les 2/3 de l'estomac	Ulcération, sténose, fistule Reflux gastro-œsophagien Risque de carences nutritionnelles : fer, **vitamine B12** Risque de carence en vitamine B1 en cas de vomissements prolongés
Bypass gastrique en Y 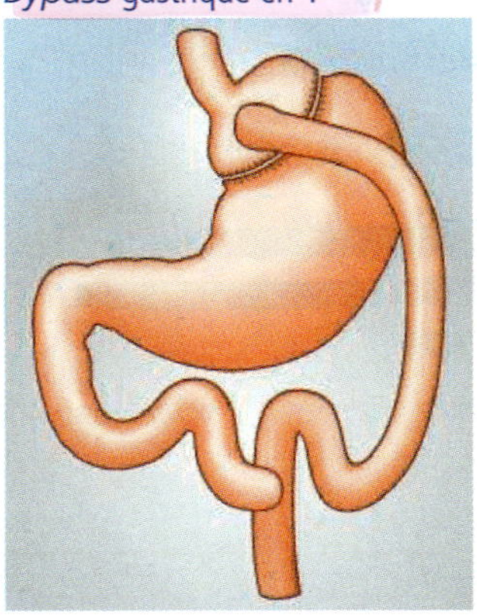	Technique restrictive et malabsorptive qui consiste à créer une petite poche gastrique combinée à une dérivation entre l'estomac et le jéjunum par une anse intestinale montée en Y	Ulcération et sténose de l'anastomose gastrojéjunale, fistule *Dumping syndrome*, hypoglycémie réactionnelle Carences nutritionnelles : **vitamine B12**, fer, folates… Risque de carence en vitamine B1 en cas de vomissements prolongés **Supplémentation à vie en micronutriments**

(Source : HAS. Chirurgie de l'obésité. Ce qu'il faut savoir avant de se décider ! 2009.)

d. Efficacité

La perte de poids attendue est de 40 à 75 % de l'excès de poids (par rapport au poids idéal, c'est-à-dire IMC = 25) sur le long terme. Il s'agit du seul traitement actuel ayant démontré son efficacité de réduction pondérale et son maintien sur le long terme. De plus, la chirurgie bariatrique diminue la mortalité, améliore les complications mécaniques et métaboliques de l'obésité et améliore la qualité de vie.

VI. Suivi

A L'obésité est une pathologie chronique nécessitant un accompagnement au long cours visant à :

- évaluer le cheminement du patient et adapter avec lui les modifications thérapeutiques du mode de vie ;
- adapter les traitements des complications et des facteurs de risque cardiovasculaire associés ;
- évaluer la tolérance (digestive, nutritionnelle, psychologique et chirurgicale) et l'efficacité de la chirurgie bariatrique, ainsi que la prévention des carences.

Points clés

- Le diagnostic de l'obésité et la détermination de son niveau de sévérité sont obtenus par le calcul de l'IMC.
- La prévalence de l'obésité est supérieure dans les classes sociales défavorisées.
- La distribution de la masse grasse influence le risque de complications de l'obésité.
- Le syndrome d'apnées du sommeil et la stéatohépatite (*non-alcoholic steatohepatitis* ou NASH) sont des complications courantes de l'obésité, notamment en présence d'un syndrome métabolique.
- En matière d'évaluation des déterminants de l'excès pondéral, au-delà du comportement et du profil alimentaires, du niveau d'activité physique et de la sédentarité, la dimension psychosociale est à explorer ; l'histoire pondérale est à préciser et à mettre en lien avec les événements de vie et les facteurs de prédisposition.
- Concernant les enfants, les parents et l'entourage doivent nécessairement être impliqués dans la prise en charge de l'obésité.
- La tachyphagie favorise l'hyperphagie prandiale. Elle se caractérise par une vitesse d'ingestion $\geq 7/10$.
- La restriction cognitive favorise la dérégulation du comportement alimentaire sur les signaux internes (faim et rassasiement) ainsi que l'impulsivité alimentaire.
- L'impulsivité alimentaire s'exprime sous forme de compulsions et accès de boulimie.
- La prise en charge médicale s'appuie sur les modifications thérapeutiques du mode de vie dans une démarche d'éducation thérapeutique.
- La chirurgie bariatrique est indiquée entre 18 et 60 ans et quand l'IMC est ≥ 40 (35 si comorbidité associée), après échec d'une prise en charge médicale bien conduite.
- La gastrectomie longitudinale (*sleeve gastrectomie*) expose au risque de reflux gastro-œsophagiens et de carences en fer et vitamine B12. Le *bypass* gastrique expose à des carences multiples en micronutriments, dont fer, vitamine B12, folates et nécessite une supplémentation à vie.

Ne pas oublier la supplementation vit

Pour en savoir plus

HAS. Chirurgie de l'obésité. Ce qu'il faut savoir avant de se décider ! 2009. https://www.has-sante.fr/upload/docs/application/pdf/2009-09/brochure_obesite_patient_220909.pdf

CHAPITRE

8

Diabète sucré de type 1 et 2 de l'enfant et de l'adulte

I. Diagnostiquer un diabète chez l'adulte et l'enfant
II. Décrire les principes de la prise en charge au long cours
III. Argumenter la prise en charge nutritionnelle
IV. Prescription et surveillance des médicaments du diabète chez l'adulte et chez l'enfant
V. Identifier les situations d'urgence et planifier leur prise en charge

Situations de départ

- **4** Douleurs abdominales
- **12** Nausées
- **13** Vomissements
- **17** Amaigrissement
- **28** Coma et troubles de conscience
- **32** Déshydratation de l'enfant
- **50** Malaise/perte de connaissance
- **51** Obésité et surpoids
- **57** Prise de poids
- **61** Syndrome polyuro-polydipsique
- **117** Apathie
- **118** Céphalée
- **119** Confusion mentale/désorientation
- **120** Convulsion
- **138** Anomalie de la vision
- **143** Diplopie
- **170** Plaie
- **178** Demande/prescription raisonnée et choix d'un examen diagnostique
- **182** Analyse de la bandelette urinaire
- **201** Dyskaliémie
- **202** Dysnatrémie
- **203** Élévation de la protéine C-réactive (CRP)
- **205** Élévation des enzymes pancréatiques
- **208** Hyperglycémie
- **209** Hypoglycémie
- **212** Protéinurie
- **230** Rédaction de la demande d'un examen d'imagerie
- **231** Demande d'un examen d'imagerie
- **246** Prescription d'un soin ambulatoire
- **251** Prescrire des corticoïdes par voie générale ou locale
- **266** Consultation de suivi d'un patient polymédiqué
- **267** Consultation de suivi d'un patient polymorbide
- **270** Demande d'amaigrissement
- **279** Consultation de suivi d'une pathologie chronique

Nutrition

- **280** Prescription d'une insulinothérapie, consultation de suivi, éducation d'un patient diabétique de type 1
- **281** Prescription médicamenteuse, consultation de suivi et éducation d'un patient diabétique de type 2 ou ayant un diabète secondaire
- **290** Suivi d'un patient en insuffisance rénale chronique
- **295** Consultation de suivi gériatrique
- **328** Annonce d'une maladie chronique
- **342** Rédaction d'une ordonnance/d'un courrier médical
- **348** Suspicion d'un effet indésirable des médicaments ou d'un soin
- **352** Expliquer un traitement au patient (adulte/enfant/adolescent)
- **354** Évaluation de l'observance thérapeutique
- **355** Organisation de la sortie d'hospitalisation

Items, objectifs pédagogiques, hiérarchisation des connaissances

ITEM 247 – Diabète sucré de type 1 et 2 de l'enfant et de l'adulte. Complications

Rang	Rubrique	Intitulé	Descriptif
A	Définition	Connaître la définition du diabète chez l'enfant et l'adulte	
A	Définition	Connaître la classification et les principales caractéristiques des différents diabètes sucrés	Y compris le diabète gestationnel
A	Définition	Connaître les circonstances et les différents critères diagnostiques (avec les particularités chez l'enfant)	Type 1 et type 2
A	Définition	Connaître les populations cibles et les modalités du dépistage du diabète de type 2	
B	Définition	Connaître la définition du diabète prégestationnel (*versus* diabète gestationnel)	
A	Suivi et/ou pronostic	Connaître les facteurs de risque de survenue des atteintes microangiopathiques	
A	Suivi et/ou pronostic	Connaître les facteurs de risque de survenue des atteintes macroangiopathiques	
B	Éléments physiopathologiques	Connaître la physiopathologie du diabète de type 1 (y compris chez l'enfant)	Y compris les éléments de prédisposition génétique
B	Éléments physiopathologiques	Connaître les grands mécanismes physiopathologiques (insulinorésistance et anomalies d'insulinosécrétion) du diabète de type 2	
B	Éléments physiopathologiques	Connaître les facteurs de risque de survenue de plaies de pied chez les patients atteints de diabète et la gradation du pied diabétique	
B	Diagnostic positif	Connaître les différentes atteintes observées dans la rétinopathie diabétique	
B	Diagnostic positif	Connaître les différents stades de la néphropathie diabétique	
B	Diagnostic positif	Connaître les différents stades de la neuropathie diabétique, leurs modes de présentation et leurs critères diagnostiques	

Rang	Rubrique	Intitulé	Descriptif
B	Diagnostic positif	Connaître les moyens d'évaluation et de diagnostic des complications macrovasculaires	
A	Diagnostic positif	Connaître les moyens d'évaluation du risque cardiovasculaire (scores de risque)	
A	Identifier une urgence	Savoir reconnaître une hypoglycémie, un coma hyperosmolaire ou une acidocétose diabétique	
A	Identifier une urgence	Savoir identifier une complication métabolique aiguë	
A	Identifier une urgence	Identifier et traiter les situations d'urgence chez l'enfant diabétique	
A	Examens complémentaires	Connaître les examens d'urgence devant une suspicion de déséquilibre hyperglycémique	
A	Prise en charge	Connaître les principes généraux et les objectifs thérapeutiques du diabète de type 1	
A	Prise en charge	Connaître les principes et les moyens de l'autosurveillance dans le diabète de type 1	
B	Prise en charge	Connaître les principes hygiénodiététiques et l'accompagnement thérapeutique pour le diabète de type 1	
A	Prise en charge	Connaître les principes généraux de prise en charge multifactorielle du diabète de type 2 et de l'approche centrée sur le patient	
A	Prise en charge	Connaître les principales classes des traitements antidiabétiques oraux	
A	Prise en charge	Savoir prévenir et prendre en charge l'hypoglycémie	
B	Prise en charge	Connaître les principes du traitement néphroprotecteur chez le diabétique	
B	Prise en charge	Connaître les principes du traitement de la rétinopathie diabétique	
B	Prise en charge	Connaître les principes de prise en charge du pied du diabétique	
B	Prise en charge	Connaître les principes de prévention et de traitement de la cétoacidose	
B	Prise en charge	Connaître les principes de prévention et de traitement du coma hyperosmolaire	
B	Suivi et/ou pronostic	Connaître les principes du suivi transdisciplinaire du diabétique (médecin généraliste, diabétologue, cardiologue, néphrologue, pédiatre, gériatre)	

I. Diagnostiquer un diabète chez l'adulte et l'enfant

A. Critères diagnostiques du diabète sucré et des états prédiabétiques

Ⓐ Le diabète sucré est un état d'hyperglycémie chronique associé à un risque de complications. Il est défini sur le seuil de glycémie à partir duquel il existe un risque significatif de développer des complications de microangiopathie, spécifiques du diabète, et plus précisément une rétinopathie diabétique (tableau 8.1).

Tableau 8.1 Ⓐ Critères diagnostiques des différents états de tolérance glucidique chez l'enfant et l'adulte en fonction de la glycémie mesurée sur plasma veineux

Tolérance glucidique normale GAJ < 1,10 g/L (6,1 mmol/L) ou GA2h < 1,40 g/L (7,8 mmol/L)
Anomalie de la glycémie à jeun et intolérance au glucose GAJ ≥ 1,10 g/L (6,1 mmol/L) et < 1,26 g/L (7 mmol/L) : anomalie de la glycémie à jeun Ou GA2h ≥ 1,40 g/L (7,8 mmol/L) et < 2 g/L (11,1 mmol/L) : intolérance au glucose
Diabète sucré et diabète prégestationnel GAJ ≥ 1,26 g/L (7,0 mmol/L), à deux reprises ou glycémie à n'importe quel moment de la journée ≥ 2 g/L (11,1 mmol/L) ou GA2h ≥ 2 g/L (11,1 mmol/L)

GA2h : glycémie 2 heures après une hyperglycémie provoquée par voie orale (HGPO) de 75 g de glucose en solution dans 200 mL d'eau ; GAJ : glycémie à jeun après un jeûne nocturne de 8 heures.

Les personnes présentant une anomalie de la glycémie à jeun et/ou une intolérance au glucose sont à haut risque d'évoluer vers un diabète de type 2 (DT2) et sont par conséquent considérées comme présentant un « prédiabète » dans le cadre d'un syndrome métabolique (glycémie à jeun ≥ 1,10 g/L).

Ⓒ En 2011, l'Organisation mondiale de la santé (OMS) a retenu comme critère diagnostique de diabète un taux d'hémoglobine glyquée A1c (HbA1c) ≥ 6,5 %. À ce jour, le dosage de l'HbA1c pour le diagnostic du diabète n'est pas recommandé par la Haute Autorité de santé (HAS), dans cette indication. Il reste cependant utile pour surveiller l'évolution d'un sujet avec un prédiabète.

En 2003, l'*American Diabetes Association* (ADA) a décidé d'abaisser le seuil de diagnostic de l'anomalie de la glycémie à jeun à 1,00 g/L (5,6 mmol/L) au lieu de 1,10 g/L (6,1 mmol/L). Cet abaissement de seuil n'a été repris ni par l'OMS, ni par la HAS.

L'hyperglycémie après une charge de glucose par voie orale (HGPO) a des indications limitées car peu reproductibles ; elle est inutile en cas de diabète patent. Son intérêt est essentiellement, d'une part, pour le diagnostic de diabète gestationnel et, d'autre part, épidémiologique.

Chez l'enfant qui présente un syndrome cardinal, le diagnostic ne pose en général pas de problème car la glycémie capillaire est toujours supérieure à 2 g/L. Il n'est donc pas nécessaire de réaliser une glycémie veineuse qui retardera la prise en charge chez ces patients qui peuvent évoluer très vite vers l'acidocétose.

B. Classification des diabètes sucrés

Ⓐ L'attribution d'un type de diabète à un individu dépend souvent des circonstances au moment du diagnostic. Cependant, il est fréquent que des patients diabétiques ne rentrent pas dans une seule classe, car il existe des chevauchements entre les différents types de diabète. **Cliniquement, la recherche de la présence ou non d'un syndrome métabolique** sera utile à l'orientation diagnostique, du même que le **recueil des antécédents familiaux** du premier degré.

1. Diabète de type 1 (DT1)

Il résulte d'une destruction des cellules β des îlots de Langerhans conduisant à un déficit absolu en insuline.

a. Mécanisme auto-immun (classé DT1a)

- **B** Est retrouvé chez environ 10 % des personnes avec un diabète (environ 300 000 personnes en France).
- Représente près de 90 % des diabètes de l'enfant.
- Entraîne la destruction auto-immune (lymphocytes CD4) des cellules β des îlots de Langerhans conduisant plus ou moins rapidement à un **déficit absolu en insuline**.
- Des marqueurs auto-immuns peuvent être retrouvés : **auto-anticorps anti-GAD** (*glutamic acid decarboxylase*, GAD65 ; les plus spécifiques), auto-anticorps anti-tyrosine phosphatase IA-2 et auto-anticorps anti-insuline sont les trois principaux recherchés. Un ou plusieurs de ces anticorps sont retrouvés chez 85 à 90 % des individus au moment du diagnostic. Cependant, 3 % des témoins sont porteurs d'anticorps à taux faibles et jusqu'à 8 % des personnes avec un DT2 (alors reclassé en diabète auto-immun lent, type LADA pour *latent autoimmune diabetes in adults*).
- Il existe une forte association avec les gènes *HLA* de classe II (les haplotypes DR3 et DR4), qui ne sont plus recherchés en pratique courante.
- La présence d'un surpoids et/ou d'une obésité n'est pas incompatible avec le diagnostic (auto-immunité).
- Ces patients ont un risque augmenté (+ 20 % environ) de présenter d'autres maladies auto-immunes telles qu'une maladie de Basedow, une thyroïdite de Hashimoto, une maladie d'Addison, un vitiligo, une maladie cœliaque, une maladie de Biermer.

b. Idiopathique (classé DT1b)

- Certaines formes de DT1 (insulinopénie totale avec cétose marquée) n'ont pas d'étiologie connue et ne présentent aucun marqueur d'auto-immunité. Il existe cependant bien une carence absolue en insuline et les personnes atteintes sont sujettes à l'acidocétose et doivent être initialement traitées par l'insuline.
- Ces patients représentent une minorité des DT1 et la plupart d'entre eux sont d'origine africaine ou asiatique.
- Le besoin d'une insulinothérapie peut être variable dans le temps (sevrage en insuline possible après rééquilibre initial de la glycémie) et ces patients peuvent, par la suite, évoluer vers un DT 2 plus classique traité par antidiabétiques oraux.

2. Diabète de type 2 (DT2)

A Il représente 80 à 85 % des diabètes (plus de 3 millions de personnes en France). Le DT2 résulte d'un défaut progressif de sécrétion d'insuline – l'**insulinopénie est relative** –, sur fond d'**insulinorésistance** des tissus adipeux, musculaires et hépatiques. Le DT2 se révèle lorsque l'augmentation de la sécrétion d'insuline n'est plus suffisante à compenser l'augmentation de la résistance à l'insuline. Le DT2 reste minoritaire en pédiatrie (environ 5 % des diabètes chez l'adolescent).

a. Insulinorésistance

Le stress oxydant, l'accumulation intracellulaire de dérivés lipidiques et l'inflammation de bas grade le plus souvent rencontrés dans la prise de poids sont des éléments favorisant une résistance à l'action de l'insuline. La captation du glucose, en réponse à la sécrétion d'insuline, par les tissus musculaires et adipeux est amoindrie, participant ainsi à l'hyperglycémie post-prandiale. Au niveau hépatique, l'insulinorésistance se traduit par une moindre inhibition de la production hépatique de glucose, favorisant l'hyperglycémie à jeun. Il a également été récemment mis en évidence un rôle de la flore bactérienne colique dans le lien entre l'alimentation hypercalorique et l'inflammation de bas grade. L'organisme réagit à la résistance à l'insuline en augmentant la sécrétion d'insuline, permettant dans un premier temps un maintien temporaire de l'équilibre glycémique (état prédiabétique).

L'insulinorésistance n'est pas spécifique du diabète. Elle est retrouvée dans le syndrome métabolique (aussi appelé syndrome d'insulinorésistance) qui associe au moins trois des facteurs suivants : obésité viscérale, hypertension, hyperglycémie, hypertriglycéridémie, baisse du HDL-C *(high-density lipoproteins-cholesterol)*. La mesure de la résistance à l'insuline n'est pas réalisée en pratique, on recherchera donc cliniquement la présence d'un syndrome métabolique chez un patient pour dire qu'il présente une insulinorésistance (tableau 8.2).

Tableau 8.2 Ⓐ Critères du syndrome métabolique

Critères diagnostiques	NCEP-ATP III (2005)	IDF (2005)
Tour de taille	≥ 102 cm (H) ≥ 88 cm (F)	Européens : ≥ 94 cm (H) ≥ 80 cm (F) Asiatiques : ≥ 90 cm (H) ≥ 80 cm (F)
Tension artérielle	≥ 130/85 mmHg*	≥ 130/85 mmHg*
Glycémie à jeun	≥ 1 g/L*	≥ 1 g/L*
Triglycérides	≥ 1,50 g/L*	≥ 1,50 g/L*
HDL-C	< 0,40 g/L (H)* < 0,50 g/L (F)*	< 0,40 g/L (H)* < 0,50 g/L (F)*
Nombre de critères pour le diagnostic de SM	3/5	Tour de taille + 2/4 restants

*Ou traitement en cours pour cette anomalie.
F : femme; H : homme; HDL-C : *high-density lipoproteins-cholesterol*; IDF : *International Diabetes Federation*; NCEP-ATP III : *National Cholesterol Education Program – adult treatment panel III*; SM : syndrome métabolique.

b. Insulinopénie

Ⓑ Chez les personnes avec un DT2, il existe habituellement des anomalies de la pulsatilité de l'insulinosécrétion associée à une diminution de la phase précoce de sécrétion insulinique après stimulation par le glucose. Progressivement, l'évolution se fait vers un déficit global de l'insulinosécrétion dont l'accentuation progressive au cours de l'évolution de la maladie diabétique explique la tendance à l'accentuation de l'hyperglycémie (maladie chronique et évolutive).

La rapidité d'altération de l'insulinosécrétion reste un élément majeur retentissant sur le contrôle glycémique, mais les déterminants de ce phénomène restent mal connus à ce jour. Des facteurs génétiques sont très probablement en cause comme en témoignent les nombreux polymorphismes identifiés sur des gènes impliqués, pour la plupart, dans la morphogenèse et le fonctionnement des cellules β. Cependant, la diminution de l'insulinorésistance par la mise en œuvre d'un mode de vie « sain » va permettre une relative préservation de la fonction d'insulinosécrétion sur le long terme.

D'autres facteurs métaboliques altèrent la sécrétion d'insuline : la glucotoxicité et la lipotoxicité. Glucotoxicité et lipotoxicité semblent jouer un rôle important dans l'aggravation brutale d'un diabète en favorisant une « paralysie » des cellules β lorsque leur environnement sanguin est très hyperglycémique et/ou hyperlipidique (acides gras circulants).

Enfin, plus récemment, l'accent a été porté sur le rôle d'une réduction de l'effet incrétine dans les défauts de sécrétion d'insuline du DT2. L'effet incrétine est lié à deux hormones issues des cellules neuroendocrines de l'intestin, le GIP *(glucose-dependent insulinotropic peptide)* et le GLP-1 *(glucagon-like peptide-1)*. Le GLP-1 sécrété en réponse à la prise alimentaire exerce sur la cellule β un effet de stimulation de l'insulinosécrétion glucose-dépendant (c'est-à-dire ne stimulant la sécrétion d'insuline que lorsque la glycémie s'élève, c'est-à-dire en postprandial) et réduit la sécrétion de glucagon. Cet effet incrétine est à la base du développement d'une nouvelle classe de traitement antidiabétique.

3. Facteurs de risque de diabète de type 2 (important pour le dépistage)

Ⓐ Ils sont importants à connaître pour identifier les sujets chez qui un dépistage du diabète par mesure de la glycémie sera proposée (prévention du DT2).

Le risque de DT2 augmente avec :

- l'âge ;
- la sédentarité ;
- l'obésité (en particulier abdominale) ;
- chacune des autres composantes du syndrome métabolique : hypertension artérielle (HTA), dyslipidémie mixte ou HDL-C bas ;
- la stéatose hépatique (nutritionnelle et/ou alcoolique) ;
- les antécédents familiaux de DT2 ;
- un antécédent de diabète gestationnel ou de macrosomie ;
- le syndrome des ovaires polykystiques.

C. Autres formes de diabète

1. Défaut génétique de la cellule β

a. Diabètes MODY

Ils sont regroupés sous la dénomination de diabète de la maturité chez le jeune (*maturityonset diabetes in the young* ou MODY), avec un déficit prédominant de l'insulinosécrétion.

Ils se caractérisent par une élévation de la glycémie à un âge précoce (et en l'absence de syndrome métabolique le plus souvent).

Plusieurs formes de diabètes MODY sont associées à un déficit monogénique du fonctionnement de la cellule β (MODY 1 à 8). Ils sont transmis de façon autosomique dominante.

Ils se traitent par insulinosécréteurs oraux, voire par insulinothérapie si le déficit en insuline est plus marqué.

b. Diabète néonatal

Les diabètes diagnostiqués dans les six premiers mois de vie ne sont en règle générale pas des DT1 (pas d'auto-immunité à cet âge).

Ces diabètes néonataux peuvent être transitoires ou permanents en fonction du type de l'atteinte génétique en cause. Ils peuvent le plus souvent être traités par sulfamides hypoglycémiants.

c. Diabète mitochondrial

Des mutations ponctuelles de l'acide désoxyribonucléique (ADN) mitochondrial entraînent un diabète par altération de la sécrétion d'insuline. De transmission maternelle, ce diabète est volontiers associé à une surdité et parfois à une myopathie mitochondriale.

2. Maladies du pancréas exocrine

Tous les processus entraînant une altération diffuse du pancréas peuvent provoquer un diabète.

Pancréatite, traumatisme, infection, pancréatectomie partielle ou totale et carcinomes pancréatiques. La première cause de diabète secondaire en France est la pancréatite chronique alcoolique.

La mucoviscidose et l'hémochromatose restent des causes fréquentes de diabètes secondaires en France.

3. Diabètes secondaires aux endocrinopathies

Ces diabètes résultent d'un excès d'hormones hyperglycémiantes. Ils peuvent être secondaires à une acromégalie, un syndrome de Cushing, un glucagonome, un phéochromocytome ou une hyperthyroïdie.

4. Diabètes induits par un traitement médicamenteux

Plusieurs traitements médicamenteux interfèrent avec l'action ou la sécrétion d'insuline. Ces traitements n'induisent le plus souvent pas le diabète par eux-mêmes, mais précipitent le diabète chez des individus prédisposés (prédiabétiques). Les traitements les plus communs sont : les glucocorticoïdes (diabète cortico-induit), les neuroleptiques, les γ-interférons, les antiprotéases et certaines immunothérapies anticancéreuses (anti-PD1).

5. Cas du diabète gestationnel

Le diabète gestationnel (DG ; voir chapitre 5) est défini comme un trouble de la tolérance glucidique conduisant à une hyperglycémie de sévérité variable, débutant ou diagnostiqué pour la première fois pendant la grossesse, quels que soient le traitement nécessaire et l'évolution dans le post-partum (OMS).

Dans un consensus de 2010, la Société francophone du diabète (SFD) et le Collège national des gynécologues et obstétriciens français (CNGOF) recommandent d'adopter les critères de l'*International Association of Diabetes Pregnancy Study Group* (IADPSG) pour un dépistage ciblé (à partir des facteurs de risque) et non systématique.

On parle de DG en cas de (tableau 8.3) :

- DG « précoce » dépisté dès la première consultation prénatale par la glycémie à jeun (GAJ) chez les femmes ayant au moins un facteur de risque de DG ;
- DG « tardif » dépisté entre 24 et 28 semaines d'aménorrhée (SA) par la GAJ et l'HGPO chez les femmes ayant au moins un facteur de risque de DG et une GAJ normale au 1er trimestre ;
- diabète avéré découvert pendant la grossesse.

Le DG régresse après l'accouchement (arrêt de l'insuline le lendemain de l'accouchement), mais une surveillance biologique des jeunes mères est nécessaire compte tenu de leur risque élevé de faire un DT2.

B Il faut différencier le DG du diabète prégestationnel qui se définit par la présence d'un diabète antérieur à une grossesse. Ce dernier justifie une optimisation du contrôle glycémique avant le début de la grossesse et une adaptation constante du traitement antidiabétique durant toute la grossesse.

Tableau 8.3 Ⓐ **Classification et définition des diabètes gestationnels d'après les recommandations CNGOF-SFD, 2010**

Date	Exploration	DG « précoce »	DG « tardif »	« Diabète avéré découvert pendant la grossesse »	
1re consultation prénatale	GAJ	≥ 0,92 g/L < 1,26 g/L	< 0,92 g/L	< 0,92 g/L	≥ 1,26 g/L
Entre 24 et 28 SA	GAJ	HGPO inutile	≥ 0,92 g/L < 1,26 g/L	≥ 1,26 g/L	HGPO inutile
	GA1h		≥ 1,80 g/L		
	GA2h		≥ 1,53 g/L < 2 g/L	≥ 2 g/L	

GA1h et GA2h : glycémie 1 et 2 heures après la charge ; GAJ : glycémie à jeun ; HGPO : hyperglycémie provoquée par voie orale ; SA : semaines d'aménorrhée.

D. Critères d'orientation diagnostique

Ⓐ La majorité des diabètes sont soit des DT2, soit des DT1 auto-immuns. C'est le plus souvent la clinique qui permet de trancher entre ces deux types de diabète sans la nécessité d'aucun examen complémentaire. Les principaux critères d'orientation diagnostique sont donnés dans le tableau 8.4. Aucun critère n'est cependant spécifique d'un type de diabète donné ; on peut par exemple diagnostiquer un DT1 chez une personne à l'âge de la maturité et/ou en surpoids.

Tableau 8.4 Ⓐ **Principaux critères d'orientation diagnostique entre diabète de type 1 et diabète de type 2**

	Diabète de type 1	Diabète de type 2
Âge habituel de découverte	Nourrisson, enfant, adolescent, jeune adulte	Adulte
Circonstance de découverte	Rapide, aigu : syndrome polyuro-polydipsique, acidocétose	Dépistage, complication vasculaire d'emblée (infarctus du myocarde, accident vasculaire cérébral, etc.)
Hérédité	Faible (< 10 % des apparentés au premier degré atteints)	Forte (> 20 % des apparentés au premier degré)
Histoire pondérale	Perte de poids	Surpoids/obésité androïde
Pathologies associées	Maladies auto-immunes (thyroïdite de Hashimoto, maladie de Biermer, vitiligo, etc.)	Syndrome métabolique complet ou non

Ainsi, les diabètes diagnostiqués chez l'adulte ne sont pas tous des DT2 et il importe d'identifier les autres types de diabète (particulièrement en l'absence d'insulinorésistance), car leur prise en charge est sensiblement différente (moins d'éducation nutritionnelle et escalade thérapeutique plus rapide).

Les principaux diagnostics à évoquer sont :

- DT1 d'évolution lente également nommé LADA : recherche d'un taux élevé d'au moins un auto-anticorps (> 2 × N) ;
- diabète de type MODY (arbre généalogique évocateur d'une transmission monogénique, absence de syndrome métabolique) : recherche d'un panel de mutations ;
- diabète secondaire (listé précédemment : maladie du pancréas, alcoolisme chronique).

E. Dépistage du diabète chez les personnes asymptomatiques

La prévalence du diabète traité pharmacologiquement a été estimée en 2016 à 4,5 % de la population résidant en France. Le nombre de personnes diabétiques est estimé à environ 3 millions de personnes, soit au moins 300 000 personnes diabétiques de type 1 et au moins 2,5 millions de personnes diabétiques de type 2 traitées pharmacologiquement.

Le nombre de cas de diabètes en France, comme à l'échelle de la planète, augmente rapidement, parallèlement à l'augmentation de la prévalence de l'obésité et au vieillissement de la population (en France, 15 % des sujets de plus de 70 ans sont diabétiques).

La prévalence du diabète, notamment du DT2, ainsi que la gravité de ses complications en font un problème de santé publique justifiant son dépistage dans les populations à risque de façon à mettre en place un traitement et un dépistage des complications précoces, ceci afin d'en prévenir leur évolution et d'en limiter le poids financier sur notre système de santé (fig. 8.1).

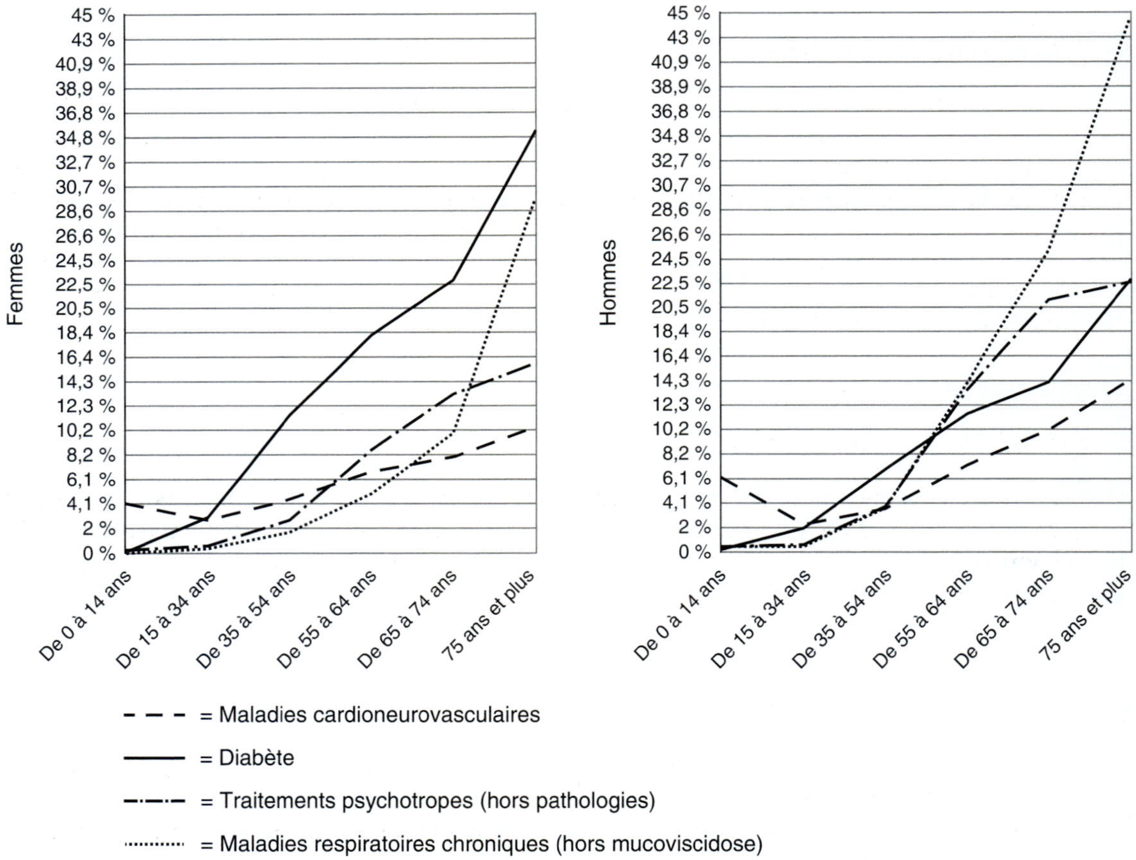

Fig. 8.1. C **Fréquence des sujets ayant recours aux systèmes de santé pour une maladie chronique en France.**
(Source : Assurance maladie, mai 2018 ; données Cnam - DSES.)

(A) Les candidats au dépistage du diabète sont les sujets avec :
- surpoids ou obésité (IMC >25 kg/m^2) ;
- antécédent de diabète familial au premier degré (père, mère, frères, sœurs) ;
- origine non caucasienne ;
- femmes ayant un antécédent de DG ou de naissance d'un enfant pesant plus de 4 kg ;
- HTA traitée ou non traitée ;
- dyslipidémie traitée ou non traitée ;
- stéatose hépatique ;
- traitement pouvant induire un diabète (antipsychotiques atypiques, corticoïdes, etc.).

Pour ce qui concerne le DT1, le dépistage des apparentés du premier degré n'est pas recommandé de façon systématique en l'absence de moyen de prévention reconnu.

II. Décrire les principes de la prise en charge au long cours

A. Prévenir les complications chroniques

Le diabète sucré est une maladie chronique complexe dont la gravité tient pour l'essentiel à ses complications à long terme. Celles-ci se répartissent en deux grands groupes avec, d'une part, les **complications macrovasculaires** liées à la présence de plaques d'athérome (coronaropathie, accidents vasculaires cérébraux, artériopathie oblitérante des membres inférieurs) et, d'autre part, les **complications microvasculaires** liées à l'hyperglycémie chronique (rétinopathie, néphropathie, neuropathie). Si les complications microvasculaires sont les complications spécifiques du diabète, ce sont les complications macrovasculaires qui constituent la première cause de morbimortalité de cette maladie.

B. Approche multifactorielle

Le diabète sucré exige des soins médicaux quotidiens et continus avec des **stratégies multifactorielles** de réduction des risques **ne se limitant pas au contrôle glycémique**. Le contrôle des principaux facteurs de risque cardiovasculaire, notamment de la pression artérielle et des lipides, tient une place centrale.

C. Objectifs glycémiques

En ce qui concerne les objectifs glycémiques, ceux-ci doivent être fixés par le taux d'HbA1c qui correspond à la fraction d'hémoglobine exposée à la glycation non enzymatique de la partie N-terminale de la chaîne β de l'hémoglobine A. Compte tenu de la durée de vie des érythrocytes (environ 120 jours), le taux d'HbA1c est influencé par les glycémies des trois derniers mois, mais les glycémies des 30 jours précédents sont responsables de 50 % de sa valeur. Elle doit être dosée quatre fois par an. D'une façon générale, la réduction de l'HbA1c en dessous ou autour de 7 % pour le DT1, comme pour le DT2, est associée à une diminution des complications microvasculaires et potentiellement des complications macrovasculaires.

L'HbA1c peut être prise en défaut dans un certain nombre de circonstances. Toute modification de l'érythropoïèse et/ou de la durée de vie des hématies va retentir sur la fiabilité du taux d'HbA1c.

Les cibles d'HbA1c pour le DT2 telles que définies par les recommandations de la HAS (2013, revues en 2017) et par la SFD (2019) sont indiquées dans le tableau 8.5.

Tableau 8.5 Ⓐ Objectifs d'HbA1c selon le profil du patient (HAS et SFD)

Profil du patient		HbA1c cible
Cas général	La plupart des patients avec un DT2	≤7 %
	DT2 nouvellement diagnostiqué, dont l'espérance de vie est > 15 ans et sans antécédent cardiovasculaire	≤6,5 %[1]
	DT2 : – avec une espérance de vie limitée (< 5 ans) – ou avec une comorbidité sévère – ou ayant une longue durée d'évolution du diabète (> 10 ans) et pour lequel la cible de 7 % s'avère difficile à atteindre, car l'intensification thérapeutique provoque des hypoglycémies sévères	≤8 %
Enfants, adolescents	DT1 La cible peut être augmentée dans certaines situations particulières (adolescent très déséquilibré, petit enfant à risque d'hypoglycémies sévères, perte de la sensation des hypoglycémies)	< 7 %
Personnes âgées[2]	Dites « en bonne santé », bien intégrées socialement, autonomes d'un point de vue décisionnel et fonctionnel et dont l'espérance de vie est jugée satisfaisante	≤7 %
	Dites « fragiles » à l'état de santé intermédiaire et à risque de basculer dans la catégorie « dépendantes et/ou à la santé très altérée »	≤8,5 %
	Dites « dépendantes et/ou à la santé très altérée » en raison d'une polypathologie chronique évoluée génératrice de handicaps et d'un isolement social	< 9 % et/ou glycémies capillaires préprandiales entre 1 et 2 g/L
Patients avec antécédents cardiovasculaires	Antécédents de maladie cardiovasculaire considérée comme non évoluée	≤7 %
	Antécédents de maladie cardiovasculaire considérée comme évoluée[3]	≤8 %, éviter toute hypoglycémie
Patients avec insuffisance rénale chronique (IRC)[4]	IRC modérée (stades 3A et 3B)	≤7 %
	IRC sévère et terminale (stades 4 et 5)	≤8 %
Patientes enceintes ou envisageant de l'être (diabète préexistant à la grossesse)	Avant d'envisager la grossesse	≤6,5 %
	Durant la grossesse	≤6,5 % et/ou glycémies < 0,95 g/L à jeun et < 1,20 g/L en postprandial à 2 h

[1] Sous réserve d'être atteint par la mise en œuvre ou le renforcement des modifications thérapeutiques du mode de vie puis, en cas d'échec, par un ou plusieurs traitements ne provoquant pas d'hypoglycémie.
[2] De manière générale, chez les sujets âgés, il est essentiel de minimiser le risque d'hypoglycémie, notamment d'hypoglycémie sévère. Ce risque existe sous sulfamides, répaglinide et insuline et il est plus important lorsque l'HbA1c est inférieure à 7 %.
[3] Infarctus du myocarde avec insuffisance cardiaque, atteinte coronarienne sévère (atteinte du tronc commun ou atteinte tritronculaire ou atteinte de l'artère interventriculaire antérieure proximale), atteinte polyartérielle (au moins deux territoires artériels symptomatiques), artériopathie oblitérante des membres inférieurs symptomatique, accident vasculaire cérébral récent (< 6 mois).
[4] Stade 3A : débit de filtration glomérulaire (DFG) entre 45 et 59 mL/min/1,73 m^2 ; stade 3B : DFG entre 30 et 44 mL/min/1,73 m^2 ; stade 4 : DFG entre 15 et 29 mL/min/1,73 m^2 ; stade 5 : DFG < 15 mL/min/1,73 m^2.
DT1 : diabète de type 1 ; DT2 : diabète de type 2.

L'atteinte des objectifs doit se faire en évitant les complications iatrogènes et notamment les hypoglycémies et la prise de poids. Une HbA1c dans la cible peut néanmoins être le reflet d'un mauvais équilibre par l'alternance d'hypo- et d'hyperglycémies, tout particulièrement dans le DT1. L'autosurveillance continue glycémique permettra de mettre en évidence ce phénomène.

Pour les patients traités par insuline, ayant une cible d'HbA1c de 7 %, les cibles glycémiques suivantes semblent raisonnables :

- glycémie au réveil : 1,00 à 1,20 g/L (0,7 à 1,3 g/L chez l'enfant et l'adolescent) ;
- glycémie avant les repas : 0,80 à 1,20 g/L (0,7 à 1,3 g/L chez l'enfant et l'adolescent) ;
- glycémie 2 heures après les repas : 1,20 à 1,80 g/L (0,9 à 1,8 g/L chez l'enfant et l'adolescent) ;
- glycémie au coucher : environ 1,2 g/L ;
- glycémie à 3–4 heures du matin : > 0,80 g/L.

Ces cibles doivent être atteintes sans hypoglycémies tant que possible.

D. Surveillance glycémique

Les patients traités par multi-injections d'insuline ou par pompe à insuline doivent impérativement réaliser une autosurveillance glycémique (ASG) en mesurant plusieurs fois par jour leur glycémie capillaire dans le but d'ajuster leur dose d'insuline. Il existe actuellement des appareils pris en charge par la Sécurité sociale qui permettent au patient de suivre son profil glycémique grâce à la mesure continue des taux de glucose au niveau interstitiel du tissu sous-cutané (méthode flash).

Pour les personnes DT2 traitées par une seule injection d'insuline lente, l'ASG peut être plus espacée : glycémie au réveil pour l'adaptation des doses et occasionnellement, en cas de doute sur une hypoglycémie.

L'ASG chez les DT2 non traités par insuline doit avoir une utilisation très ciblée et n'a d'intérêt que si elle est susceptible d'entraîner une modification de la thérapeutique. Elle doit s'inscrire dans une démarche d'éducation du patient sur ses objectifs glycémiques et les décisions à prendre lors d'une dérive glycémique. Elle est utile lorsqu'une insulinothérapie est prévue à court ou moyen terme ou lorsque le traitement médicamenteux comprend un sulfamide ou un glinide. Si l'objectif glycémique n'est pas atteint et que l'adhésion thérapeutique n'est pas satisfaisante, l'ASG peut s'avérer utile pour démontrer au patient l'effet de l'activité physique, de l'alimentation et du traitement médicamenteux. Dans ce cadre, le nombre de bandelettes pris en charge par les caisses d'assurance maladie est limité à 200 par an.

E. Contrôle de la pression artérielle

La pression artérielle (PA) doit être mesurée à chaque visite de routine. La pratique de l'automesure tensionnelle doit être encouragée et le patient formé.

La cible de PA est < 140/85 mmHg en consultation (< 130 mmHg en automesure), en visant en règle 130/80 mmHg. Elle doit être individualisée, notamment chez la personne âgée, suivant l'âge et l'existence de fragilités.

La prise en charge initiale repose sur les modifications thérapeutiques du mode de vie (MTMV) : activité physique, diététique dont sel < 6 g/j et perte de poids si surpoids ou obésité. Le traitement médicamenteux doit privilégier les inhibiteurs de l'enzyme de conversion (IEC) et les antagonistes des récepteurs de l'angiotensine II (ARA II) en première intention.

F. Contrôle du bilan lipidique

Le bilan lipidique chez une personne diabétique doit être réalisé au minimum de façon annuelle en prescrivant une exploration d'une anomalie lipidique (EAL).

Les personnes diabétiques sont à haut risque sur le plan cardiovasculaire avec un risque d'événement fatal à 10 ans multiplié par 2 pour les hommes et par 4 pour les femmes, justifiant un contrôle intensif du bilan lipidique.

Les recommandations HAS de 2017 fixent comme cible de LDL-C *(low-density lipoproteins-cholesterol)* pour toutes les personnes diabétiques de plus de 40 ans une valeur < 1 g/L. Cette valeur est abaissée à 0,70 g/L pour les patients présentant une maladie cardiovasculaire avérée ainsi que pour les patients à risque cardiovasculaire très élevé (de plus de 40 ans avec un ou plusieurs facteurs de risque associés ou une atteinte d'un organe cible).

Les modifications thérapeutiques du mode de vie sont à la base du traitement : réduction des acides gras (AG) saturés, des AG trans, augmentation des apports en AG n-3, consommation de fibres solubles, contrôle du poids et activité physique (voir chapitre 10).

Un traitement par statine devrait être ajouté si la cible de LDL-C n'est pas atteinte à 3 mois ou d'emblée chez les patients à risque très élevé pour qui la cible de LDL-C a été fixée à 0,70 g/L.

Un taux de triglycérides < 1,50 g/L et de HDL-C > 0,40 g/L chez l'homme et > 0,50 g/L chez la femme est considéré comme souhaitable. La cible prioritaire doit cependant rester le LDL-C et doit être atteinte à l'aide du traitement par statine éventuellement associée à l'ézétimibe si la cible n'est pas atteinte sous statine de forte intensité.

C En cas d'hypertriglycéridémie majeure > 4 g/L, persistant malgré les MTMV, l'abstention d'alcool et l'amélioration de l'équilibre glycémique, un fibrate peut être envisagé pour réduire le risque de pancréatite aiguë. Mais l'association d'une statine avec un fibrate (alors seulement le fénofibrate) nécessite un avis spécialisé (spécialiste des maladies métaboliques).

G. Antiagrégants plaquettaires et arrêt du tabac

A L'acide acétylsalicylique (aspirine) en prévention secondaire (75–160 mg/jour) doit être recommandé.

En prévention primaire, une faible dose d'aspirine (75–160 mg/jour) est envisageable chez les personnes avec un diabète à risque cardiovasculaire très élevé :

- celles ayant une protéinurie, une insuffisance rénale sévère ou une maladie athéromateuse silencieuse documentée (athérome sténosant périphérique ou maladie coronaire silencieuse) ;
- celles ayant un risque cardiovasculaire fatal > 5 % à 10 ans, si un score de risque est utilisé.

L'acide acétylsalicylique (aspirine) en prévention primaire ne doit pas être recommandé chez les diabétiques à risque cardiovasculaire modéré ou élevé.

L'arrêt du tabac doit être évoqué à chaque consultation pour les patients concernés. L'utilisation d'un substitut nicotinique pris en charge par la Sécurité sociale peut leur être proposée.

H. Évaluation du risque cardiovasculaire

Le principe de l'évaluation du risque cardiovasculaire est d'identifier les pathologies qui classent d'emblée les patients à risque cardiovasculaire élevé ou très élevé (voir chapitre 10).

En fonction de l'âge et de l'existence de facteurs de risque cardiovasculaire associés, les DT1 et DT2 sont à risque cardiovasculaire :

- élevé :

  - <40 ans avec au moins un facteur de risque cardiovasculaire ou une atteinte d'organe cible,
  - ≥40 ans sans facteurs de risque cardiovasculaire ni atteinte d'organe cible;
- très élevé : ≥40 ans avec au moins un facteur de risque cardiovasculaire ou une atteinte d'organe cible.

Des équations de calcul de risque réalisées chez tous les individus – tables SCORE *(Systematic COronary Risk Estimation)* – viennent compléter l'évaluation du risque cardiovasculaire et permettent sa gradation en quatre niveaux (voir chapitre 10 et tableau 10.3).

I. Éducation thérapeutique

L'éducation thérapeutique du patient (ETP) et la formation à l'autogestion de la maladie sont essentielles pour prévenir les complications aiguës et réduire le risque de complications à long terme. Elles sont également un élément essentiel pour une qualité de vie optimale du patient. Elles doivent dans ce cadre aborder les questions d'ordre psychologique, le bien-être émotionnel étant un élément important du devenir du diabète.

Il est nécessaire de proposer une ETP ciblée sur les compétences que le patient doit acquérir pour prendre en charge son traitement et s'adapter à sa maladie :

- modifier son alimentation;
- augmenter son activité physique;
- surveiller ses pieds;
- connaître ses objectifs en matière d'HbA1c et de PA, de LDL-C, d'arrêt du tabac.

En cas de « prédiabète », la prévention du diabète repose sur l'éducation nutritionnelle (activité physique et alimentation équilibrée réduite en graisses) et l'obtention du changement durable du comportement.

J. Dépistage et prise en charge des principales complications chroniques

Un dépistage régulier des principales complications chroniques associées au diabète sucré est indispensable afin d'instaurer un traitement précoce et de prévenir leur évolution.

1. Complications macrovasculaires

Les atteintes cardiovasculaires sont plus fréquentes et plus graves en présence d'un diabète : l'infarctus du myocarde (IDM) et l'accident vasculaire cérébral (AVC) sont par exemple plus souvent mortels. Elles touchent tous les territoires (coronaires, artères cérébrales et membres inférieurs) et sont fréquemment présentes dès le début du diabète, voire avant, en relation avec le syndrome métabolique.

En cas de diabète, les femmes perdent leur avantage naturel et ont un risque cardiovasculaire équivalent à celui des hommes, y compris avant la ménopause.

a. Accident vasculaire cérébral

B En dehors de sa plus grande incidence et de sa plus grande gravité, l'AVC ne présente pas de spécificité dans sa présentation clinique et dans sa prise en charge.

C Le risque de fibrillation auriculaire, notamment transitoire et asymptomatique, est augmenté chez les personnes diabétiques et pourrait participer à l'augmentation du risque d'AVC ischémique.

b. Ischémie myocardique

B Elle est plus fréquente et plus grave.

Elle est plus fréquemment asymptomatique ou paucisymptomatique : on parle d'ischémie myocardique silencieuse. Il faudra savoir y penser en cas de troubles digestifs, douleurs épigastriques, dyspnée d'effort, asthénie, etc.

Une éventuelle nécrose asymptomatique doit être recherchée par un électrocardiogramme (ECG) de repos systématique annuel.

Les personnes diabétiques présentant des symptômes typiques ou atypiques, ou des anomalies à l'ECG doivent bénéficier rapidement d'un avis cardiologique et d'explorations.

C Place des autres examens de dépistage (épreuve d'effort, scintigraphie myocardique de stress, échocardiographie de stress) :

- l'ADA, considérant qu'aucune étude n'a démontré l'intérêt du dépistage en matière de morbimortalité, ne recommande pas de dépistage systématique chez les patients asymptomatiques sur le plan coronarien, mais un traitement rigoureux des facteurs de risque. Un test d'effort est cependant souhaitable en cas de reprise de l'activité physique après 45 ans ;
- la position commune récente de la SFD et de la Société française de cardiologie (SFC) préconise le dépistage seulement chez les patients diabétiques à très haut risque cardiovasculaire.

c. Artériopathie oblitérante des membres inférieurs (AOMI)

B Son dépistage repose sur la palpation des pouls périphériques et la détermination de l'index de pression systolique (IPS : rapport de la pression systolique cheville/bras) ; pour rappel, l'IPS est défini comme normal entre 1 et 1,30 et comme anormal s'il est inférieur à 0,9. La confirmation repose en premier lieu sur l'échographie Doppler artériel.

C La présence d'un diabète ne compromet pas les possibilités de revascularisation si celle-ci s'avère nécessaire. Des explorations vasculaires complètes et la discussion d'une revascularisation doivent systématiquement être réalisées avant tout geste d'amputation.

L'AOMI est associée à une augmentation significative de la morbidité (IDM et AVC) et de la mortalité ; elle augmente le risque d'ulcération du pied, de retard de cicatrisation et d'amputation. Les lésions anatomiques sont plus diffuses et plus distales que dans la population non diabétique : elle atteint beaucoup plus fréquemment les artères jambières, en dessous du genou, ainsi que la fémorale superficielle à partir de son tiers inférieur.

2. Complications microvasculaires et pied diabétique

B Les complications microvasculaires du diabète sont les complications chroniques spécifiques du diabète. Les principales sont la rétinopathie, la néphropathie et la neuropathie diabétique. On en rapproche les complications du pied diabétique et notamment le mal perforant plantaire, qui survient toujours sur un terrain de neuropathie diabétique altérant la sensibilité plantaire.

Chez l'enfant, les complications microvasculaires sont recherchées à partir de l'âge de 11 ans (ou à partir du début de la puberté si celle-ci commence avant l'âge de 11 ans) et si le diabète évolue depuis au moins 5 ans.

a. Néphropathie

La néphropathie diabétique (tableau 8.6) survient chez 20 à 40 % des personnes diabétiques et représente la principale cause d'insuffisance rénale terminale. Elle doit être recherchée de façon systématique et annuelle par le dosage de la créatininémie, le calcul du débit de filtration glomérulaire (DFG estimé par des formules, en particulier l'équation du *Chronic Kidney Disease Epidemiology Collaboration* [CKD-EPI]) et le dosage de l'albuminurie sur échantillon d'urine avec calcul du rapport albumine/créatinine urinaire.

Tableau 8.6 B Classification des néphropathies diabétiques

Stade 1	Stade 2	Stade 3	Stade 4	Stade 5
		Atteinte rénale		
Hypertrophie rénale, hyperfiltration glomérulaire	Phase silencieuse	Néphropathie incipiens	Néphropathie	Insuffisance rénale
		Années après diagnostic		
	2 à 6	7 à 15	15 à 20	20 à 30
Albuminurie				
Normale	Normale	Microalbuminurie (30–300 mg/j ou 20–200 mg/L)	Protéinurie (albuminurie > 300 mg/j ou 200 mg/L)	Protéinurie massive à faible lorsque la fonction rénale est profondément altérée
		Pression artérielle		
Normale	Normale	Peut être discrètement augmentée, perte de la baisse nocturne	Souvent élevée	Souvent élevée
		Filtration glomérulaire		
Élevée (de l'ordre de plus de 20 %)	Élevée à normale	Normale ou discrètement abaissée	Baisse de 100 mL/min/an en l'absence de traitement	Basse à effondrée

A Les facteurs de risque de la néphropathie diabétique sont : l'équilibre glycémique, l'HTA et le tabagisme.

C L'élévation de l'albuminurie sur échantillon d'urine avec un rapport albumine/créatinine urinaire (RACU) compris entre 30 et 299 mg/g signe une microalbuminurie :

- c'est un signe précoce d'atteinte rénale;
- c'est un marqueur de risque cardiovasculaire;
- elle peut régresser spontanément et peut également ne pas progresser chez un certain nombre de patients. La présence d'une albuminurie persistante représente néanmoins un risque d'évolution vers une insuffisance rénale terminale;
- elle doit conduire, si elle est permanente, à la mise en place d'un traitement (contrôle glycémique, contrôle exigeant de la PA, IEC ou ARA II même en l'absence d'HTA).

Conditions de faux positif de l'albuminurie : orthostatisme prolongé, activité physique intense, élévation importante de la PA, fièvre, déséquilibre glycémique important, infection urinaire, menstruations.

Une protéinurie massive, une anomalie du sédiment urinaire, l'absence de rétinopathie diabétique associée et un déclin rapide de la filtration glomérulaire doivent faire rechercher une autre cause de néphropathie et nécessitent un avis spécialisé rapide.

b. Rétinopathie diabétique et œdème maculaire

B La rétinopathie diabétique (RD) est très spécifique du diabète. Elle constitue la cause la plus fréquente de cécité chez l'adulte. La présence d'une prolifération de néovaisseaux rétiniens lui confère un caractère de gravité (tableau 8.7).

Tableau 8.7 B Classification de la rétinopathie diabétique

Niveau de gravité	Anomalies visibles à l'ophtalmoscope après dilatation
Pas de RD apparente	Absence d'anomalie
RD non proliférante minime	Microanévrismes seuls
RD non proliférante modérée	Intermédiaire à minime
RD non proliférante sévère	Au moins une des anomalies suivantes : – 20 hémorragies intrarétiniennes ou plus dans les quatre quadrants – fuites veineuses dans deux quadrants ou plus – AMIR dans un quadrant ou plus, en l'absence de néovaisseaux
RD proliférante	Au moins une des anomalies suivantes : – néovascularisation – hémorragie prérétinienne ou intravitréenne

AMIR : anomalie microvasculaire intrarétinienne ; RD : rétinopathie diabétique.

A Les facteurs de risque associés sont : l'âge, la durée du diabète, l'équilibre glycémique, la néphropathie diabétique, l'HTA, le tabac, un IMC et/ou un tour de taille élevé et une hypertriglycéridémie.

L'amélioration rapide de l'équilibre glycémique (mise sous pompe à insuline, mise en place d'insulinothérapie chez un patient DT2, chirurgie bariatrique) constitue une situation à risque d'aggravation rapide de la rétinopathie. Un contrôle ophtalmologique doit être effectué préalablement.

Les grandes variations glycémiques rapides (exemple : mise à l'insuline des DT1 au diagnostic) s'accompagnent de troubles de la réfraction se traduisant par un flou visuel réversible spontanément en 3 à 6 semaines (ne pas prescrire de verres correcteurs durant cette période).

Outre le contrôle intensif de la glycémie dès le diagnostic de la maladie, le contrôle de la PA permet de retarder la survenue ou de ralentir l'évolution d'une RD.

La grossesse et la puberté sont susceptibles d'aggraver la RD (facteurs de croissance humoraux).

B À côté de l'examen de la rétine périphérique, un examen attentif de la macula doit être réalisé à la recherche d'un œdème maculaire (tableau 8.8) dont on évaluera l'intensité (tableau 8.9). L'évaluation de l'œdème maculaire repose actuellement sur l'OCT *(optical coherence tomography)* : coupes de la rétine et mesure de l'épaisseur rétinienne maculaire.

Tableau 8.8 B Absence ou présence d'un œdème maculaire

Niveau de gravité	Observation à l'ophtalmoscope après dilatation
Œdème maculaire absent	Pas d'épaississement rétinien, ni exsudats durs au pôle postérieur
Œdème maculaire présent	Épaississement rétinien et/ou exsudats durs au pôle postérieur

Tableau 8.9 B Classification de l'œdème maculaire

Niveau de gravité	Observation à l'ophtalmoscope après dilatation
Œdème maculaire minime	Épaississement rétinien et/ou exsudats durs au pôle postérieur, mais à distance du centre de la macula
Œdème maculaire modéré	Épaississement rétinien et/ou exsudats durs au pôle postérieur au voisinage du centre de la macula, mais respectant celui-ci
Œdème maculaire sévère	Épaississement rétinien et/ou exsudats durs au pôle postérieur impliquant le centre de la macula

Un premier examen ophtalmologique (éventuellement remplacé par des photographies du fond d'œil avec lecture à distance par un ophtalmologue dans les centres équipés de ce dispositif) doit être effectué au moment du diagnostic de diabète, puis tous les ans. Ce rythme peut être porté à tous les 2 ans en l'absence de signes de rétinopathie.

c. Neuropathie

C Ses mécanismes sont multiples, combinant une atteinte microangiopathique et une atteinte métabolique résultant essentiellement de l'effet toxique de l'hyperglycémie sur les cellules nerveuses. L'alcoolisation chronique joue un rôle potentiel toxique important. Sur le plan anatomopathologique, on retrouve des dégénérescences axonales et des lésions de démyélinisation segmentaires.

B La neuropathie diabétique se présente sous des formes très variées avec de nombreuses manifestations cliniques. Les formes les plus fréquentes sont la polyneuropathie diabétique et la neuropathie autonome.

Les formes distales et symétriques sont les plus fréquentes, représentant 80 % des cas de neuropathie périphérique.

Plus rarement, il s'agit de formes focales (mononeuropathies) ou multifocales (mononeuropathies multiples).

La neuropathie autonome ou dysautonomie diabétique :

- touche les petites fibres amyéliniques des systèmes sympathique et parasympathique ;
- peut toucher le système cardiovasculaire, le tractus digestif, le système urogénital, le système sudoral :
  - la neuropathie autonome cardiovasculaire (NAC) est associée à une augmentation de la mortalité, notamment par la survenue de troubles du rythme et de mort subite. Son expression clinique la plus patente est l'hypotension orthostatique. À un stade plus précoce, elle peut être recherchée en analysant les variations de la fréquence cardiaque au cours d'épreuves standardisées, notamment l'épreuve de respiration profonde pendant une minute ;
  - les symptômes digestifs du tractus supérieur reflètent une atteinte œsophagienne (dysphagies, brûlures rétrosternales, symptômes de reflux gastro-œsophagiens) et/ou gastrique (gastroparésie, anorexie, nausées, vomissements, douleurs abdominales, ballonnements, distensions abdominales, sensation de satiété précoce ou de lenteur à la digestion). Les troubles de la motricité colique sont à l'origine de diarrhée ou de constipation ;
  - l'atteinte du système urogénital est à l'origine de troubles vésicosphinctériens (neurovessie), d'éjaculations rétrogrades et de troubles de l'érection ;
  - l'atteinte du système sudoral est source de dyshidrose (sécheresse ou hypersudation selon les territoires).

La recherche d'une neuropathie périphérique doit être systématique et annuelle (souvent asymptomatique, mais conférant un risque important d'ulcération des pieds +++) :

- recherche de symptômes « positifs » (douleurs, dysesthésies, engourdissements, à prédominance nocturne) et de symptômes déficitaires (perte de perception de la douleur ou impression de ne pas sentir le sol sous ses pieds) ;
- tests cliniques : sensibilité au monofilament de 10 g, réflexes ostéotendineux, sensibilité vibratoire, sensibilité à la piqûre.

Pour la polyneuropathie, les explorations (électroneuromyographie [EMG], avec mesure des vitesses de conduction et des amplitudes des potentiels d'action) et la demande d'un avis neurologique doivent être réservées aux doutes diagnostiques.

La mise en évidence d'une neuropathie périphérique doit s'accompagner d'une éducation du patient face à la perte de sensibilité de ses pieds et aux risques de lésion du pied. Le traitement de la neuropathie a pour objectif de réduire les douleurs et d'améliorer la qualité de vie.

d. Pied diabétique

Les ulcérations du pied diabétique et les amputations sont fréquentes. Elles représentent une cause majeure de morbimortalité et de handicap chez les personnes diabétiques. Elles sont la conséquence avant tout de la neuropathie diabétique, mais également, pour beaucoup d'entre elles, de l'artériopathie périphérique ou des causes infectieuses.

La perte de la sensibilité au monofilament de 10 g et celle de la sensibilité vibratoire sont des facteurs prédictifs d'ulcération du pied. Leur dépistage précoce permet de mettre en place des mesures préventives adaptées.

Les facteurs de risque d'ulcération sont : neuropathie périphérique, déformations des pieds, AOMI, troubles de la vision, néphropathie diabétique (surtout si dialyse), mauvais contrôle glycémique, tabagisme, dermite ocre, pied de Charcot, antécédent d'ulcération du pied ou d'amputation.

Toute personne diabétique doit être informée sur les risques de lésions des pieds et les mesures préventives (éducation thérapeutique).

La prise en charge est conditionnée par l'évaluation du risque et sa gradation :

- l'évaluation du risque de lésions du pied est réalisée au moment du diagnostic et annuellement par la recherche :
  - d'une neuropathie périphérique, au minimum au moyen du monofilament de 10 g,
  - d'une artériopathie par la palpation des pouls périphériques et la détermination de l'IPS,
  - de déformations des pieds ;
- cette évaluation permet la gradation du risque de lésions du pied :
  - grade 0 : absence de neuropathie sensitive,
  - grade 1 : neuropathie sensitive isolée,
  - grade 2 : neuropathie sensitive associée à une AOMI et/ou à une déformation du pied,
  - grade 3 : antécédent d'ulcération du pied ayant évolué pendant plus de 4 semaines et/ou d'amputation au niveau des membres inférieurs.

La prise en charge du pied diabétique à risque est la suivante :

- examiner les pieds et les chaussures à chaque consultation en cas de risque de lésions des pieds ;
- prescrire des soins podologiques tous les 3 mois en cas de grade 2 et tous les 2 mois en cas de grade 3 (pris en charge par l'assurance maladie) ;
- la mise en évidence à l'examen des pieds de zones d'hyperappui (érythème, chaleur, hyperkératose) doit conduire à la prescription de chaussures adaptées avec éventuelles orthèses pour la redistribution des pressions, voire de chaussures orthopédiques sur mesure en cas de forte déformation.

La prise en charge d'une plaie du pied est la suivante :

- prise en charge immédiate : la survenue d'une plaie du pied chez une personne diabétique à risque est une « urgence » médicale (aucune plaie, aussi minime qu'elle soit, ne doit être négligée). Elle implique la mise en œuvre des mesures immédiates suivantes :
  - rechercher, identifier et supprimer la cause de la plaie : chaussure, ongle, appui, etc.,
  - mettre le pied en décharge totale +++,
  - adresser le patient pour avis vers l'équipe multidisciplinaire d'un centre spécialisé le plus rapidement possible, **sauf en cas de signes d'infection étendue ou avec signes systématiques qui imposent une hospitalisation immédiate** ;
- dans la plupart des cas, il n'y a pas d'indication en urgence à une antibiothérapie ou à une amputation. En cas d'antibiothérapie, s'assurer que tous les prélèvements bactériologiques nécessaires ont bien été réalisés au préalable. Les infections du pied diabétique sont souvent polymicrobiennes, comprenant des cocci à Gram positif, les staphylocoques étant très souvent impliqués ;

- la mise en décharge complète jusqu'à fermeture de la plaie est indispensable pour assurer la guérison.

Le pied de Charcot est une destruction non infectieuse des os et des articulations associée à une neuropathie, cause de déformation extrême des pieds en phase chronique et constituant un facteur de risque majeur d'ulcération. La phase chronique est précédée de phases aiguës se manifestant le plus souvent par un œdème unilatéral d'un pied peu ou pas douloureux avec une augmentation de température locale. Ces signes après élimination des causes classiques (phlébite, infection) doivent faire réaliser en urgence une IRM du pied pour confirmer le diagnostic. En cas de confirmation de ce dernier, une immobilisation par botte plâtrée ou attelle Aircast® pour une durée minimale de 8 semaines doit être mise en place.

III. Argumenter la prise en charge nutritionnelle

A. Diététique

La nutrition fait partie intégrante de la prise en charge et de la prévention du diabète. Elle repose sur une alimentation équilibrée associée à une activité physique régulière détaillée dans les chapitres 1 et 2. Elle a une efficacité importante sur le contrôle de la glycémie et des facteurs de risque cardiovasculaire (lipides, PA, poids). Ces points doivent être abordés dans le cadre de l'ETP en renforçant l'approche motivationnelle.

L'évaluation des habitudes alimentaires du patient, de ses préférences et de ses objectifs métaboliques constitue un préalable à toute prescription diététique.

Les objectifs de la prise en charge nutritionnelle sont de :

- atteindre les objectifs glycémiques, de PA et lipidiques;
- atteindre le contrôle du poids, voire la perte de 5 à 10 % du poids maximal atteint;
- retarder ou prévenir les complications.

1. Contrôle pondéral

Une perte de poids de 5 à 10 % du poids corporel peut entraîner une amélioration significative des principaux indicateurs (HbA1c, lipides, PA) chez les personnes DT2 en surpoids ou obèses, notamment au début de la maladie. La perte de poids ne présente pas de spécificité chez la personne diabétique par rapport à la personne non diabétique et repose essentiellement sur la diminution des calories ingérées sans qu'une répartition spécifique entre les différents macronutriments n'ait pu montrer un avantage spécifique par rapport à une autre (on ne doit plus parler de « régime diabétique »).

2. Apports glucidiques

La quantité de glucides des aliments est un déterminant important de la glycémie postprandiale. La connaissance du contenu en glucides des aliments est donc un élément majeur. Les études ne permettent cependant pas de conclure à un apport idéal en glucides et celui-ci doit donc être personnalisé en fonction des préférences individuelles.

L'index glycémique définit la capacité d'un aliment à faire monter la glycémie. La notion d'index glycémique n'est valable que pour un aliment ingéré isolément et perd en conséquence de son intérêt au cours des repas. D'une façon générale, on évitera les prises d'aliments à fort index glycémique en dehors des repas et on favorisera les aliments à faible index glycémique durant les repas. Une attention particulière sera portée à la réduction de la consommation de boissons sucrées de type soda ou jus de fruits.

En dehors des aliments facilement identifiés par leur goût sucré, les aliments glucidiques sont le pain (50 % de glucides), les céréales, les féculents (20 % de glucides), les fruits, le lait et les yaourts. Les légumes verts ont un contenu assez faible en glucides (5 à 10 %). Les principales équivalences glucidiques de base à connaître sont : 20 g de glucides sont apportés par 40 g de pain ou 100 g de féculents cuits, un fruit moyen, un bol de lait (300 mL) ou un yaourt aux fruits. La consommation de fibres devrait avoisiner 30 g/jour.

Les personnes diabétiques traitées par multi-injections d'insuline ou pompe doivent adapter leurs doses d'insuline rapide à la quantité de glucides ingérés.

Les personnes diabétiques traitées par insulinosécrétagogues (sulfamides hypoglycémiants, glinides) doivent veiller à éviter les hypoglycémies :

- en ayant un apport en glucides minimal à chaque repas ;
- en évitant de sauter des repas ;
- en ayant une source de glucides sur elles, notamment en cas d'exercice physique.

Chez l'enfant atteint de DT1, il n'y a pas de restriction en glucides et les apports conseillés sont ceux d'une alimentation équilibrée standard de l'enfant (glucides = 50 % des apports caloriques totaux, dont moins de 10 % sous forme de saccharose).

3. Apports protéiques

Les apports doivent donc être personnalisés et au même niveau que la population générale. En cas d'atteinte rénale, il faut éviter les apports excessifs en protéines (ne pas dépasser 1 g/kg/jour). La consommation excessive de viande rouge est bien identifiée comme un facteur de risque de DT2.

4. Apports en lipides

Le type d'acides gras consommés est plus important que la proportion de lipides dans l'alimentation. Le pourcentage de lipides dans l'alimentation est donc le même que celui de la population générale et doit être personnalisé. En règle, la consommation de graisses saturées doit être réduite.

5. Consommation d'alcool

La consommation modérée d'alcool, à savoir 20 g d'alcool par jour, n'est pas contre-indiquée. La consommation d'alcool augmente le risque d'hypoglycémie prolongée chez les personnes traitées par insuline ou par insulinosécrétagogue (informer les patients).

6. Apports sodés

De même que pour la population générale, recommander un apport en sel ne dépassant pas 8 g/jour, réduit à 6 g dans le cas d'HTA.

B. Activité physique

La pratique d'une activité physique régulière est recommandée pour le contrôle de la glycémie et des facteurs de risque cardiovasculaire (lipides, PA, poids), ainsi que pour la prévention des complications du diabète.

Chez les personnes ayant un diabète, il n'existe pas de réelles contre-indications à l'activité physique, mais des restrictions d'activité ou précautions à prendre suivant les complications et/ou comorbidités associées au diabète : antécédents cardiovasculaires et coronariens, HTA non contrôlée, risque de lésions du pied (chaussage adapté), rétinopathie diabétique proliférante et instable (risque hémorragique et de décollement de rétine contre-indiquant l'activité physique jusqu'au contrôle de la rétinopathie). En cas de maladie coronarienne modérée ou sévère, la mise en place de l'activité physique dans le cadre d'un programme de réadaptation cardiovasculaire est conseillée.

Chez l'enfant, l'activité physique est encouragée sans restriction (à l'exception des sports où la survenue d'une hypoglycémie peut représenter un risque vital).

Pour les patients traités par insuline, l'éducation thérapeutique comporte l'apprentissage et la maîtrise des modalités d'adaptation des doses d'insuline et des apports en glucides avant et après l'activité physique, le repérage de l'hypoglycémie et l'apprentissage des mesures à prendre.

IV. Prescription et surveillance des médicaments du diabète chez l'adulte et chez l'enfant

A. Traitement pharmacologique du diabète de type 1

Le traitement du DT1 repose sur une insulinothérapie injectable à vie, en dehors des rares cas qui à ce jour peuvent bénéficier d'une greffe d'îlots ou du pancréas. Le traitement de référence est constitué par les schémas d'insulinothérapie multi-injections dits « basal-bolus » comprenant quatre injections quotidiennes d'insuline (une basale injectée le soir ou le matin et trois rapides pour couvrir les repas) ou par infusion continue sous-cutanée d'insuline rapide (pompe à insuline, pouvant être couplé à des capteurs en continu de glycémie, fig. 8.2).

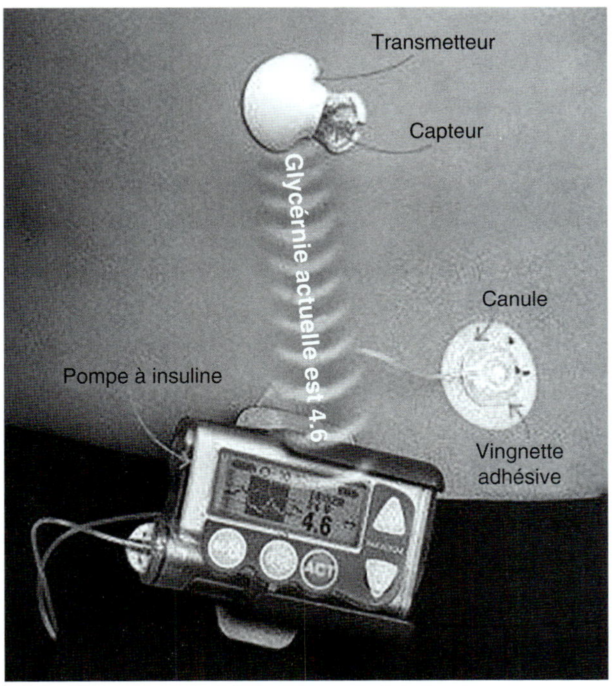

Fig. 8.2. B Exemple de pompe sous-cutanée à insuline connectée à un capteur en continu de glycémie interstitielle et communiquant entre eux par onde courte sécurisée (lecture de la glycémie en temps réel sur l'écran de la pompe).
(Source : P. -H. Ducluzeau)

Cela nécessite une éducation thérapeutique permettant d'apprendre à ajuster les doses d'insuline prandiale aux prises alimentaires, notamment au contenu en glucides du repas et à l'activité physique prévue suivant le repas.

L'utilisation d'analogues lents récents et d'analogues rapides de l'insuline permet de limiter le risque hypoglycémique par rapport aux insulines antérieures. Le schéma basal-bolus et le traitement par pompe permettent tous deux de s'adapter aux circonstances de la vie (possibilité de retarder l'heure ou de sauter un repas, grasse matinée, etc.) diminuant ainsi les contraintes liées à la gestion du diabète.

Les doses d'insuline physiologique vont de 0,5 à 1 unité/kg de poids/24 h avec une moyenne à 0,7 unité/kg de poids/24 h (dont environ 1/3 pour la basale ou lente et 2/3 pour les bolus de rapide).

1. Formes disponibles d'insuline (tableau 8.10)

- Insuline humaine : issue du génie génétique ; insertion d'un gène codant pour les chaînes A et B de l'insuline humaine dans l'ADN de bactéries *(Escherichia coli, Saccharomyces cerevisiae)* cultivées à grande échelle.
- Analogues de l'insuline humaine : issus du génie génétique où un ou plusieurs acides aminés de l'insuline humaine sont remplacés (via leur séquence génétique) en vue de modifier la cinétique. Exemple : dans l'insuline lispro, deux acides aminés (lysine et proline) de la chaîne B de l'insuline ont été inversés par rapport à l'insuline humaine accélérant ainsi son absorption sanguine. Les analogues sont beaucoup plus utilisés que l'insuline humaine.

2. Principaux effets secondaires de l'insuline

- Hypoglycémies par surdosage en unités injectées et/ou inadéquation par rapport à l'apport en glucides aux repas et/ou à l'activité physique.
- Prise de poids : l'optimisation du contrôle glycémique (disparition de la glycosurie) a tendance à faire prendre du poids (+ 1 à 2 kg si alimentation maîtrisée).

Tableau 8.10 B Formes d'insulines disponibles*

Type	Composition	Début d'action	Durée d'action	Administration
Ultrarapide (très utilisée)	Analogues de l'insuline (lispro, asparte, glulisine)	5 à 10 min	2 à 5 h	Début du repas Pour couvrir l'apport en glucides du repas
Rapide (en PSE IV)	Insuline humaine solubilisée	15 à 30 min	5 à 7 h	20 à 30 min avant les repas
Intermédiaire (moins utilisée)	Protamine + zinc	1 à 2 h	10 à 18 h	Indépendamment des repas, matin et soir
Mixte (parfois utilisée chez sujets âgés)	Analogue d'insuline ultra-rapide (30 ou 25 % par exemple) + intermédiaire (70 ou 75 %)	20 min	10 à 18 h	Au moment des repas
Lente (très utilisée)	Analogues (glargine, détémir, dégludec)	1 à 2 h (peu ou pas de pic d'action)	De 20 à 40 h	Injection 1 fois/jour, à n'importe quel moment de la journée, à répéter chaque jour

*L'autorisation de mise sur le marché est acquise pour l'adulte et l'enfant.
IV : voie intraveineuse ; PSE : pousse-seringue électrique.

- Lipodystrophies si injections répétées au même endroit (généralement résolues par l'arrêt des injections dans la zone pendant 3 mois).
- Allergies rarissimes.
- Lipoatrophies d'origine immunologique rarissimes avec les insulines actuelles.

3. Situations particulières et insulinothérapie

En cas d'intolérance gastrique, ne jamais arrêter l'insuline. Lors d'une affection aiguë intercurrente telle que gastroentérite, grippe, etc., les besoins en insuline sont augmentés. Il est nécessaire de rapprocher les contrôles glycémiques et de faire des suppléments d'insuline rapide si nécessaire. Essayer des collations liquides fractionnées. En cas d'intolérance digestive complète, hospitaliser pour l'administration de solutés glucosés par voie intraveineuse. Toujours penser à vérifier la cétonémie (ou la cétonurie), car les troubles digestifs peuvent être révélateurs d'une cétose débutante.

Lorsqu'un examen nécessite d'être à jeun, les patients sous schéma basal-bolus avec analogues lents de l'insuline ou sous pompe à insuline doivent simplement ne pas faire leur injection d'insuline rapide ou leur bolus au moment du repas qui est supprimé. Une intensification des contrôles de glycémies capillaires est recommandée.

En cas de chirurgie avec réalimentation dans les 24 h, assurer des apports glucosés sous forme de perfusion par voie intraveineuse. Maintenir l'insulinothérapie basale et prévoir des suppléments d'insuline ultrarapide sous-cutanée à la demande, en fonction des glycémies capillaires, ou envisager une infusion continue par voie veineuse à la seringue électrique.

B. Traitement pharmacologique du diabète de type 2

La stratégie préconisée dans ce chapitre s'appuie sur la position de la SFD (publiée en 2019), de nombreuses études ayant été publiées depuis les recommandations de la HAS de janvier 2013 sur le thème « stratégie médicamenteuse du contrôle glycémique du diabète de type 2 ». De nouvelles recommandations de la HAS sont d'ailleurs en cours d'écriture et devraient être proches de la position de la SFD.

Si l'objectif glycémique n'est pas atteint malgré la mise en place des modifications thérapeutiques du mode de vie, un traitement médicamenteux sera commencé. Afin de favoriser leur tolérance, les traitements sont démarrés aux doses minimales recommandées qui sont augmentées progressivement jusqu'aux doses maximales tolérées ou jusqu'à l'atteinte de l'objectif.

La réévaluation du traitement est nécessaire après un intervalle de 3 à 6 mois – plus rapidement en cas de signes cliniques liés à l'hyperglycémie ou d'intolérance au traitement (hypoglycémie, prise de poids ou autres effets secondaires) – en portant une attention particulière à l'adhésion thérapeutique parfois difficile chez les personnes avec un DT2. Un traitement ne doit pas être maintenu chez un patient non répondeur ; il sera remplacé par un médicament d'une autre classe thérapeutique recommandée.

Dans tous les cas, il est recommandé d'informer le patient des avantages et inconvénients des traitements proposés et de tenir compte de leur acceptabilité. Lors de l'introduction d'un médicament susceptible d'induire des hypoglycémies, il est important d'apprendre au patient à prévenir, identifier et prendre en charge une hypoglycémie.

1. Classes médicamenteuses disponibles

Ⓐ Les principales classes d'antidiabétiques, hors insuline, actuellement disponibles sur le marché en France ainsi que leur mode d'action sont résumées dans le tableau 8.11.

Tableau 8.11 Ⓐ **Principaux antidiabétiques utilisés en France (hors insuline)**

Molécules	Mécanismes d'action	Principaux effets secondaires
Metformine*	Agit sur l'insulinorésistance Réduit la libération hépatique de glucose en agissant principalement sur la voie de la néoglucogenèse Sensibilise le tissu adipeux à l'action de l'insuline Neutralité sur le poids ou légère perte de poids	Effets indésirables gastro-intestinaux (diarrhée, douleurs abdominales) chez 10 % Risque d'acidose lactique rare **Contre-indication** en cas de DFG < 30 mL/min (diminution de moitié de dose dès 60 mL/min), d'acidose, d'hypoxie, de déshydratation
Sulfamides hypoglycémiants à demi-vie longue	Sont des insulinosécréteurs. Ils stimulent la libération de l'insuline par la cellule β quel que soit le niveau de glycémie Prise de poids (1 à 3 kg)	Risque d'hypoglycémie surtout par dosage inadapté aux besoins Allergie rare
Glinides (demi-vie courte)	Sont également des insulinosécréteurs (apparentés aux sulfamides) mais avec une rapidité d'action par rapport aux sulfamides hypoglycémiants	Risque d'hypoglycémie moindre et de durée plus courte Absence d'allergie croisée avec les sulfamides
Inhibiteurs des α-glucosidases	Retardent l'absorption de glucose en réduisant la vitesse de digestion des polysaccharides dans l'intestin proximal Réduisent ainsi l'hyperglycémie postprandiale	Troubles digestifs : flatulences, diarrhées Nécessite une augmentation progressive de la posologie
Inhibiteurs des DPP-4 (gliptines)	Favorisent le maintien de l'équilibre du glucose, en empêchant la dégradation de l'hormone GLP-1 Non hypoglycémiants, car agissent sur la cellule β uniquement si la glycémie est > 1 g/L Pas de prise de poids	Allergie rare (angiœdème)
Agonistes injectables du récepteur au GLP-1 (GLP-1-RA)	Ils augmentent de façon glucose-dépendante la sécrétion d'insuline par les cellules β pancréatiques et inhibent la sécrétion de glucagon Ralentissent la vidange gastrique et augmentent la sensation de satiété (perte de poids variable : 2 à 6 kg)	Effets gastro-intestinaux (nausées/vomissements) Risque faible de pancréatite aiguë (contre-indication si antécédent de pancréatopathie)
Inhibiteurs du SGLT2 (iSGLT2)	Ils agissent en réduisant la réabsorption tubulaire rénale du glucose et du sodium Abaissent ainsi la glycémie et légèrement la PA (de 2 à 4 mmHg pour la PA systolique) Ils induisent une perte de poids de 2 à 4 kg	Risque d'infections génitales surtout chez la femme

DFG : débit de filtration glomérulaire ; DPP-4 : dipeptidyl peptidase-4 ; GLP-1 : *glucagon-like peptide-1* ; GLP-1-RA : *glucagon-like peptide-1 receptors agonists* ; PA : pression artérielle ; SGLT2 : *sodium-glucose cotransporter 2*.
*Seule molécule avec l'autorisation de mise sur le marché chez l'enfant.

2. Stratégies thérapeutiques (grandes étapes)

La stratégie recommandée pour chaque étape de traitement en fonction de la cible individuelle d'HbA1c (fig. 8.3) est la suivante :

- metformine en monothérapie si non contre-indiquée et supportée sur le plan digestif ;
- si l'objectif d'HbA1c n'est pas atteint sous metformine seule :
  - l'association metformine + iDPP-4 (inhibiteurs de la dipeptidyl peptidase-4) doit être préférée à une bithérapie metformine + sulfamide (recommandée par la HAS, 2013) en

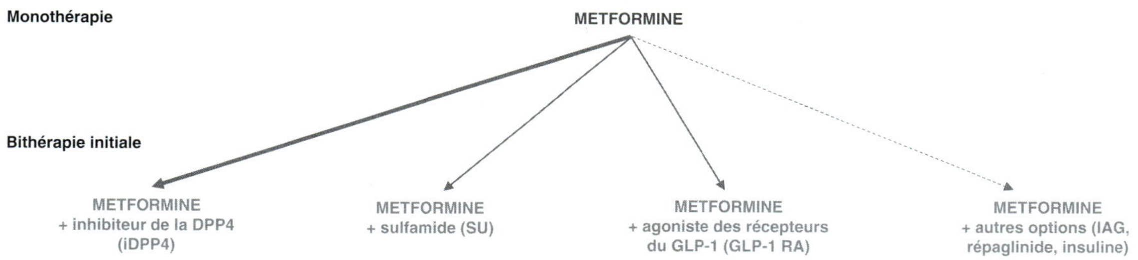

- Réévaluer les modifications thérapeutiques du mode de vie, d'adhésion et la participation thérapeutique du patient avant toute intensification thérapeutique.
- Toute intensification thérapeutique doit être codécidée avec le patient et couplée à une éducation thérapeutique et à un accompagnement.
- Metformine : dose maximale tolérée.
- Bithérapie d'emblée possible : HbA1c > 9 %.
- Insulinothérapie d'emblée indiquée si HbA1c > 0 % et syndrome cardinal/hypercatabolisme/hyperosmolarité ou si cétonurie/cétonémie.
- iDPP4 bithérapie préférentielle (absence d'hypoglycémie, neutralité pondérale, sécurité cardiovasculaire, « combos » avec metformine).
- GLP-1RA envisageable si IMC ≥ 30 kg/m2 et/ou prévention cardiovasculaire secondaire (liraglutide dans ce cas).

Fig. 8.3. Ⓐ Stratégie thérapeutique en cas d'échec de la metformine en monothérapie.
C'est-à-dire HbA1c > objectif personnalisé malgré les modifications thérapeutiques du mode de vie et monothérapie par metformine à dose maximale tolérée bien observée chez un patient diabétique en situation commune. N.B. : il n'est pas recommandé d'associer deux médicaments de même mécanisme d'action. (Source : Darmon P, Bauduceau B, Bordier L, Charbonnel B, Cosson E, Detournay B *et al.* Prise de position de la Société Francophone du Diabète (SFD) sur la prise en charge médicamenteuse de l'hyperglycémie du patient diabétique de type 2 – 2019. *Méd Mal Métab* 2019 ;13: 711-732. © Elsevier Masson SAS. Tous droits réservés.)

raison d'un haut niveau de preuve en faveur des iDPP-4 sur l'absence de risque hypoglycémique et la sécurité cardiovasculaire,

  - le choix de la bithérapie peut aussi se porter sur metformine + agoniste du GLP-1 ou metformine + inhibiteur du SGLT2 *(sodium-glucose cotransporter 2)*, en particulier si IMC ≥ 30 kg/m^2, sachant que les classes des GLP-1-RA *(glucagon-like peptide-1 receptors agonists)* et des inhibiteurs du SGLT2 n'exposent pas au risque d'hypoglycémie, favorisent la perte de poids et apportent un bénéfice dans la prévention des événements cardiovasculaires ;

- si l'objectif d'HbA1c n'est pas atteint sous bithérapie metformine + iDPP-4, trois possibilités :
  - trithérapie orale : metformine + iDPP-4 + sulfamide ou metformine + iDPP-4 + inhibiteurs du SGLT2 ;
  - arrêt iDPP-4 et passer à association metformine + GLP1-RA ;
  - instaurer une insulinothérapie basale en association à la metformine.

3. Cas particuliers lors de la découverte du diabète

En cas de symptômes et de diabète très déséquilibré dès la découverte avec un taux d'HbA1c supérieur à 9 %, une bithérapie peut être instaurée d'emblée. Dans cette situation, lors de la réévaluation du traitement, si le diabète est bien contrôlé, on pourra être amené à passer d'une bithérapie à une monothérapie, voire à l'arrêt du traitement médicamenteux, notamment si l'HbA1c est < 6 % sous monothérapie, parfois observée après changement profond du mode de vie.

En cas de découverte avec cétose significative (cétonurie > 2 croix ou cétonémie > 1 mmol/L) et plusieurs glycémies > 3 g/L, une insulinothérapie mise en place en milieu hospitalier est recommandée avec avis spécialisé sur la poursuite ou non de l'insuline à long terme. Une recherche de cause secondaire au diabète doit être faite.

4. Stade de l'insulinothérapie

L'instauration d'une insulinothérapie est l'objet d'une discussion avec le patient (et/ou son entourage) dans le cadre de l'éducation thérapeutique. Elle doit être accompagnée et idéalement précédée d'une autosurveillance glycémique et faire l'objet d'un apprentissage. L'intérêt de maintenir les antidiabétiques non insuliniques doit être évalué en fonction des bénéfices attendus pour chacune des molécules :

- la metformine sera le plus souvent poursuivie avec l'insuline chez le DT2 uniquement ;
- les insulinosécréteurs seront interrompus ou diminués (quitte à les réintroduire ensuite) ;
- les analogues du GLP-1 seront interrompus sauf s'ils avaient permis une perte de poids cliniquement significative (≥ 5 % du poids initial) ou chez un patient en prévention cardiovasculaire secondaire.

La quadrithérapie ne se justifie pas en général et une mise en place d'un schéma insulinique optimisé (basal-bolus ou prémix) est souvent indispensable à un stade avancé de carence en insuline.

De ce fait, le choix d'un traitement insulinique repose sur une expertise des soignants à transmettre au patient ou à la personne qui prendra en charge ce traitement. Le recours précoce à un diabétologue sera envisagé pour instaurer ou optimiser le schéma insulinique en cas de difficulté à atteindre les objectifs glycémiques fixés.

5. Patients ayant un antécédent cardiovasculaire connu

Une attention particulière doit être portée au risque d'hypoglycémies. Ces dernières sont reconnues comme un facteur de risque de troubles du rythme cardiaque, particulièrement chez le sujet âgé : extrasystoles ventriculaires (ESV), tachycardie supraventriculaire (TSV), torsades, etc. Les recommandations de cible d'HbA1c chez les patients avec un antécédent cardiovasculaire récent (moins de 3 à 6 mois) ou instable sur le plan cardiovasculaire peuvent être relevées jusqu'à 8 % afin de limiter le risque lié aux hypoglycémies iatrogènes.

C Une coordination entre médecin généraliste, cardiologue et endocrinologue est recommandée. La metformine peut être utilisée sous réserve du respect des contre-indications. Les nouvelles classes thérapeutiques (GLP-1-RA et inhibiteurs du SGLT2) ont l'avantage de ne pas exposer au risque d'hypoglycémie si elles ne sont pas associées à un insulinosécrétagogue ou à l'insuline. Les données récentes issues des grands essais de sécurité cardiovasculaire ont fourni la preuve que plusieurs médicaments de ces classes procurent un bénéfice dans la prévention du risque cardiovasculaire. Ceci a récemment conduit les sociétés savantes (dont la SFD, 2019) à recommander leur prescription chez les patients ayant une pathologie cardiovasculaire. Le choix du traitement de seconde ligne en ajout de la metformine se portera sur un agoniste du récepteur du GLP-1 lorsque le tableau clinique prédominant est celui d'une maladie athéromateuse ; il se portera préférentiellement sur un inhibiteur du SGLT2 en cas d'insuffisance cardiaque et/ou rénale.

6. Patients ayant une insuffisance rénale chronique

Au stade de l'insuffisance rénale chronique (IRC) modérée (DFG entre 30 et 60 mL/min/1,73 m_2 ; stades 3A et 3B), les molécules à élimination rénale doivent être utilisées avec précaution, car il existe un risque accru d'effets secondaires, dont les hypoglycémies, pour certaines classes thérapeutiques. Les traitements doivent être adaptés aux précautions d'emploi spécifiques à l'insuffisance rénale : posologie adaptée, en particulier pour la metformine (demi-dose) et remplacement des sulfamides par les glinides ou les gliptines ayant l'autorisation de mise sur le marché (AMM) dans l'IRC. Concernant les inhibiteurs du SGLT2, certains ont démontré leur intérêt dans le ralentissement de la dégradation de la fonction rénale, mais, selon la molécule, ils ne peuvent être initiés ou poursuivis si le DFG est < 60 ou 45 mL/min/1,73 m^2. Au stade avancé d'IRC et avec une HbA1c > 8 %, l'insuline exclusive sera souvent la meilleure solution.

B Une coordination entre médecin généraliste, néphrologue et diabétologue est recommandée, en particulier chez les patients avec une clairance de la créatinine <45 mL/min/1,73 m².

7. Patiente diabétique enceinte ou envisageant de l'être (le plus souvent DT1)

Il est recommandé de mettre en place un schéma insulinique optimisé le plus précocement possible afin d'atteindre et de respecter les objectifs glycémiques stricts (HbA1c <6,5 %). L'équilibre optimal du diabète est utile avant la conception afin de minimiser le risque tératogène au moment de la fécondation des gamètes.

Une coordination étroite entre équipe gynéco-obstétricale, équipe diabétologique et médecin généraliste est recommandée. Cette prise en charge doit débuter avant la conception.

8. Diabète de type 1 de l'enfant et de l'adolescent

A L'insulinothérapie est prescrite systématiquement selon un schéma basal-bolus dès le diagnostic. Le schéma associe un analogue de l'insuline d'action rapide injecté avant chaque repas et associé à un analogue lent de l'insuline injecté une fois par jour. L'autosurveillance glycémique pluriquotidienne est assurée chez tous les enfants par la mesure pluriquotidienne de la glycémie ou par la mesure intermittente ou de préférence en continu du glucose interstitiel (capteurs de glycémie). L'alimentation est équilibrée et adaptée aux habitudes familiales et évite le grignotage. L'activité physique est encouragée sans restrictions. Le suivi est assuré par une équipe multidisciplinaire dans un centre hospitalier de pédiatrie.

V. Identifier les situations d'urgence et planifier leur prise en charge

Les complications métaboliques « aiguës » du diabète sont responsables d'un grand nombre d'admissions dans les services d'urgence et de réanimation. La gravité de ces complications rend la connaissance de la bonne conduite de leur traitement indispensable. Elles comprennent l'acidocétose, les états hyperosmolaires, l'acidose lactique et l'hypoglycémie.

A. Décompensations hyperglycémiques du diabète

1. Acidocétose diabétique

Elle reste grave et parfois mortelle. La mortalité est cependant faible (<1 %); plus souvent chez le sujet âgé avec comorbidités, elle est liée à l'acidose sanguine (pH <7 comme critère de gravité, orientation en réanimation indispensable). Elle s'observe dans **90 % des cas en présence d'un DT1**.

a. Physiopathologie

C L'hyperglycémie et la production anormale de corps cétoniques résultent le plus souvent de la carence absolue en insuline et de l'augmentation des hormones de contre-régulation qui entraînent :

- augmentation de la néoglucogenèse, de la glycogénolyse et non-utilisation périphérique du glucose par les tissus insulinosensibles;

- lipolyse massive avec libération d'acides gras qui seront oxydés par le foie, conduisant à une synthèse accrue de corps cétoniques (acétoacétate et β-hydroxybutyrate) dont l'ionisation conduit à l'accumulation d'ions H+ et à une acidose métabolique;
- transfert du potassium du milieu intra- vers le milieu extracellulaire lié au déficit en insuline, à l'acidose et à la protéolyse. La kaliémie peut ainsi être haute ou normale. **Mais il y a toujours un déficit potassique qui va se révéler pendant les premières heures du traitement.**

b. Manifestations cliniques

A Les signes d'hyperglycémie peuvent être présents depuis plusieurs jours, mais les altérations métaboliques de l'acidocétose s'installent rapidement, en moins de 24 h parfois. Les signes en sont :

- un syndrome cardinal (polyuro-polydipsie, amaigrissement, polyphagie) qui peut évoluer depuis plusieurs jours ou semaines;
- une altération de l'état général;
- une odeur cétonique de l'haleine (odeur de pomme reinette);
- des troubles digestifs (nausées, vomissements), voire vraies douleurs abdominales (pseudochirurgicales).

Devant ces signes, la réalisation d'une glycémie capillaire accompagnée, si elle est élevée, d'une recherche de corps cétoniques dans le sang ou dans les urines à l'aide d'une bandelette permet de poser le diagnostic :

- en cas de DT1 connu, des doses correctives d'insuline doivent être réalisées en urgence (5 à 10 unités selon l'importance de la cétose) et la glycémie ainsi que l'acétone doivent être contrôlées au bout de 4 h. Si la cétose ne cède pas, s'il existe des troubles digestifs empêchant de s'hydrater, l'hospitalisation est nécessaire;
- en l'absence de diabète connu, une hospitalisation est nécessaire pour l'instauration d'une insulinothérapie et d'un diagnostic étiologique.

En l'absence d'intervention, les signes progressent pour constituer le tableau clinique d'acidocétose :

- déshydratation globale clinique avec hypotension artérielle;
- tachycardie;
- fièvre, pouvant être d'origine infectieuse (cause déclenchante) ou seulement liée à la déshydratation;
- polypnée superficielle due à la compensation respiratoire de l'acidose métabolique, parfois véritable dyspnée de Kussmaul en quatre temps;
- trouble de la conscience d'intensité variable, pouvant aller jusqu'au coma, calme, profond, sans signe de localisation neurologique, sans signe de Babinski;
- troubles digestifs, douleurs abdominales, vomissements, diarrhée pouvant égarer le diagnostic et aggraver la déshydratation; les douleurs abdominales peuvent être liées à la cétose ou à l'acidocétose, mais peuvent aussi être dues à une cause abdominale ayant déclenché la cétose ou l'acidocétose ce qui constitue donc un **piège diagnostique**.

Examens complémentaires à réaliser devant un tableau d'acidocétose (à réaliser en urgence +++) :

- glycémie capillaire et recherche d'acétone dans le sang ou dans les urines par bandelettes à réaliser immédiatement;
- glycémie plasmatique, ionogramme plasmatique avec calcul du trou anionique, urée et créatinine plasmatique, gaz du sang, numération formule sanguine;
- ECG (retentissement cardiaque des modifications du potassium cellulaire ou cause déclenchante);
- on trouve en règle générale :

- élévation franche de la glycémie, mais qui peut être variable, voire < 2,50 g/L,
- hyperleucocytose à 10 000–15 000/mm³ ne reflétant pas nécessairement une infection (hyperleucocytose de stress) qui sera cependant à considérer systématiquement, surtout si > 25 000/mm³,
- diminution de la réserve alcaline, diminution du pH (par définition inférieur à 7,2 en cas d'acidose confirmée), hypocapnie sans hypoxie liée à l'hyperventilation,
- kaliémie qui peut être élevée à cause de la sortie du potassium cellulaire du fait de la carence en insuline et de l'acidose ; une kaliémie normale ou basse reflète un déficit sévère en potassium total,
- phosphatémie qui, comme le potassium, peut être augmentée malgré un déficit constant en phosphates,
- natrémie, également variable selon l'importance des pertes respectives en eau et en sodium, selon le niveau de la glycémie, mais le bilan sodé est toujours négatif. Il faut tenir compte de l'hyperglycémie pour interpréter la natrémie (fausse hyponatrémie liée à la charge osmotique de l'hyperglycémie aiguë),
- trou anionique augmenté : [Na - (Cl + HCO³)] (trou anionique normal entre 7 et 9 mEq/L ; un trou anionique > 10–12 mEq/L reflète une augmentation du trou anionique),
- élévation de l'urée et de la créatinine en fonction de la déshydratation (insuffisance rénale fonctionnelle),
- possible élévation des enzymes pancréatiques au cours de l'acidocétose sans qu'il n'y ait nécessairement de pancréatite.

C L'acidocétose est classée en légère, modérée et sévère en fonction du pH, des taux de bicarbonates et des corps cétoniques et de l'état de conscience (tableau 8.12).

Tableau 8.12 C **Caractéristiques biologiques de l'acidocétose en fonction de la sévérité**

	Légère	Modérée	Sévère
pH sanguin	7,25–7,35	7,0–7,24	< 7,0
Bicarbonatémie (mmol/L)	15–18	10–14	< 10
Cétonémie	Positive	Positive	Positive
Cétonurie	Positive	Positive	Positive
État de conscience	Normal	Normal/somnolence	Somnolence/coma

c. Traitement

B La base du traitement repose sur :

- correction de la déshydratation et des troubles électrolytiques :
  - réhydratation intensive, de l'ordre de 1 L/h, initialement par sérum salé isotonique (sérum physiologique + sérum bicarbonaté isotonique si pH < 7). Ajout de sérum glucosé dès que la glycémie passe en dessous de 2 g/L. La réhydratation doit être plus prudente chez le sujet âgé,
  - apport de chlorure de potassium (KCl) +++ (2 à 4 g/L) dès que la kaliémie est < 5 mmol/L et en fonction de la surveillance ionique et de l'ECG ;
- insulinothérapie par perfusion intraveineuse (seringue électrique) :
  - insuline rapide par perfusion intraveineuse continue au moyen d'une seringue électrique,
  - passage à l'insulinothérapie sous-cutanée lorsqu'il n'y a plus d'acétone dans les urines ;
- identification des facteurs déclenchants ou aggravants ;
- surveillance rapprochée ;
- début ou reprise de l'éducation/prévention des récidives au décours.

2. Syndrome hyperosmolaire

A Le coma hyperosmolaire survient surtout chez des personnes âgées, diabétiques de type 2 connus ou ignorés, peu autonomes et incapables d'une réhydratation hydrique spontanée dès le début des troubles. La mortalité y est considérablement plus importante que dans l'acidocétose et peut atteindre 25 % des cas.

a. Physiopathologie

C Les bases physiopathologiques sont les mêmes que pour l'acidocétose, mais la déshydratation est généralement plus importante (diurèse osmotique et moindre sensation de soif chez des sujets âgés) et il existe une persistance d'insuline conduisant à un déficit relatif et non absolu. L'insuline résiduelle suffit pour empêcher la lipolyse et la cétogenèse, mais est insuffisante pour stimuler l'utilisation du glucose.

b. Manifestations cliniques

A Les signes d'hyperglycémie évoluent en règle générale depuis plusieurs jours ou semaines. On trouve :

- syndrome cardinal qui s'installe de façon insidieuse, le plus souvent incomplète, sans polyphagie (polyuro-polydipsie, amaigrissement), et qui peut évoluer depuis plusieurs jours ou semaines;
- altération de l'état général;
- anorexie;
- déshydratation globale clinique avec hypotension artérielle;
- tachycardie;
- état de conscience qui peut aller d'un état normal à une léthargie profonde, voire à un coma;
- signes neurologiques parfois : crises convulsives focalisées ou généralisées.

Les examens complémentaires à réaliser devant un tableau de syndrome hyperosmolaire sont les mêmes que pour l'acidocétose (à réaliser en urgence +++) :

- glycémie capillaire et recherche d'acétone (généralement négatif, mais faible taux possible) par bandelettes à réaliser immédiatement;
- glycémie plasmatique, ionogramme avec calcul du trou anionique, urée et créatinine plasmatique, gaz du sang, numération formule sanguine;
- ECG (retentissement cardiaque des modifications de la kaliémie ou cause déclenchante), radiographie thoracique, analyse d'urines, des crachats et hémocultures;
- on trouve en règle générale :
  - hyperglycémie considérable : > 6 g/L, HbA1c souvent > 15 % (en dehors d'anémie),
  - hyperosmolarité plasmatique (> 350 mOsm/L); calcul de l'osmolarité : (Na + K) × 2 + urée en mmol/L + glycémie en mmol/L;
  - natrémie variable (elle est minimisée par l'hyperglycémie : fausse hyponatrémie), mais il existe en fait une déplétion globale en sodium (Na); le calcul de la natrémie corrigée : Na mesurée en mmol/L + (glycémie en mmol/L - 5) × 0,3, permet d'apprécier le degré de déshydratation intracellulaire,
  - hémoconcentration : augmentation de la protidémie et de l'hématocrite,
  - insuffisance rénale fonctionnelle avec élévation de la créatinine et de l'urée sanguine.

c. Traitement

B La base du traitement est la même que pour l'acidocétose et repose sur :

- correction de la déshydratation et des troubles électrolytiques :

  - réhydratation intraveineuse par sérum physiologique à 9 ‰ pour les premiers litres, puis sérum salé à 4,5 ‰ ultérieurement ; ajout de sérum glucosé lorsque la glycémie passe en dessous de 2,5 g/L, voire 3 g/L,
  - comme pour l'acidocétose, elle doit être intensive, mais avec prudence, le sujet étant souvent plus fragile, et la correction trop rapide de l'hyperosmolarité par des solutés hypotoniques entraînant un transfert de l'eau du secteur intravasculaire vers le secteur intracellulaire risque d'aggraver le collapsus et de provoquer une hyperhydratation intracellulaire (œdème cérébral) ;
- correction de l'hyperglycémie :
  - de préférence, insulinothérapie par infusion intraveineuse continue à la seringue électrique,
  - l'objectif est d'obtenir des glycémies aux alentours de 2,5 g/L pour éviter la survenue d'un œdème cérébral. Passage à l'insuline rapide par voie sous-cutanée toutes les 4 h lorsque la glycémie capillaire revient à 2,5 g/L ;
- identification des facteurs déclenchants ou aggravants ;
- surveillance rapprochée.

B. Acidose lactique

A L'acidose lactique est une acidose métabolique organique due à une accumulation d'acide lactique par augmentation de sa production ou diminution de son utilisation. On parle d'acidose lactique en présence d'une acidose métabolique organique associée à une lactatémie supérieure à 5 mmol/L. Le traitement par metformine chez la personne DT2 expose classiquement au risque d'acidose lactique, mais reste exceptionnellement retrouvé comme cause isolée dans la réalité.

1. Traitement curatif

- C Mesure de réanimation générale.
- L'épuration extrarénale (EER) avec tampon bicarbonaté est le traitement de première ligne de l'acidose lactique associée à la metformine.
- Le reste du traitement est purement symptomatique et ne présente aucune particularité. Il consiste en la suppléance des défaillances hémodynamique et respiratoire qui peuvent survenir au cours de l'évolution de cette pathologie.

2. Traitement préventif

B La prévention de l'acidose lactique associée à la metformine repose avant tout sur le respect des contre-indications. Il s'agit de toutes les situations au cours desquelles il existe un risque d'hypoxie tissulaire ou de diminution de la clairance du lactate, voire les deux. Il s'agit classiquement de l'insuffisance rénale et de l'insuffisance hépatique sévère. Pour l'insuffisance rénale, il est cependant actuellement admis que la metformine peut être utilisée jusqu'à des clairances de 30 mL/min à condition de diminuer de moitié les doses à partir de 60 mL/min.

En cas d'examen avec administration de produit de contraste iodé, la metformine doit être stoppée le jour de l'examen et pour une durée de 48 h. Le traitement est réintroduit après contrôle de la fonction rénale.

C. Hypoglycémies

Ⓐ L'hypoglycémie est une complication indissociable du traitement du diabète ; elle est iatrogène et souvent due à des erreurs thérapeutiques chez des patients traités par insuline ou sulfamides hypoglycémiants. Elles sont dites « sévères » lorsqu'elles requièrent l'intervention d'une tierce personne pour le resucrage (troubles de conscience).

Les malaises hypoglycémiques chez le patient avec un DT1 peuvent être fréquents ; le patient doit apprendre à les reconnaître pour se resucrer dès les premiers signes ressentis et après contrôle de la glycémie capillaire. Le bon équilibre est souvent obtenu au prix d'hypoglycémies (deux à trois par semaine au maximum) qui doivent, dans la mesure du possible, être évitées, surtout la nuit.

Chez le patient avec un DT2, les malaises peuvent également être secondaires à la prise de glinides ou de sulfamides hypoglycémiants. Les hypoglycémies dans ce dernier cas peuvent être prolongées et graves sur certains terrains (alcoolisme, insuffisance rénale, insuffisance hépatocellulaire, dénutrition, grand âge).

1. Circonstances

L'hypoglycémie sous insuline survient en cas de dose excessive d'insuline, d'inadéquation entre les apports en insuline et en glucides (prise insuffisante de glucides ou excès d'insuline), lors d'une activité physique non programmée ou à distance de celle-ci (hypoglycémie la nuit qui suit une activité intense), ou d'un délai trop long entre l'injection d'insuline rapide et le repas.

Les malaises hypoglycémiques sous sulfamides hypoglycémiants surviennent souvent en fin de journée ou milieu de nuit. Ils peuvent être très prolongés ou à rebonds, en raison de la liaison prolongée de ces médicaments à leur récepteur. L'effet des sulfamides peut être potentialisé par l'association à d'autres médicaments liés à l'albumine : salicylés, phénylbutazone, anti-inflammatoires non stéroïdiens (AINS), sulfamides antibactériens (cotrimoxazole : Bactrim®), anticoagulants coumariniques, antivitamines K (AVK), allopurinol, etc.

L'hypoglycémie sous glinides est plus rare, car ces médicaments ont une durée d'action beaucoup plus courte que les sulfamides et agissent sur la période postprandiale. Mais une hypoglycémie peut survenir en cas de surdosage ou si une prise du traitement n'est pas suivie d'un repas ou bien est suivie d'un repas contenant insuffisamment de glucides.

2. Symptômes

Ceux-ci sont de deux types :

- symptômes neurovégétatifs liés à la stimulation du système nerveux autonome et survenant pour un seuil glycémique aux alentours de 0,70 g/L : mains moites, sueurs froides, pâleur des extrémités et du visage, tremblements des extrémités, tachycardie avec palpitations, plus rarement troubles du rythme, nausées, voire vomissements. Ces symptômes s'accompagnent d'asthénie et d'une sensation de faim intense parfois mal identifiée par le patient ;
- symptômes neuroglycopéniques liés à la souffrance du système nerveux central, survenant pour un seuil glycémique inférieur à 0,5 g/L : sensation de malaise avec asthénie importante, troubles de la concentration intellectuelle, sensation de dérobement des jambes, paresthésies des extrémités, céphalées, impressions vertigineuses, troubles psychiatriques, multiples et trompeurs (confusion aiguë, agitation, troubles de l'humeur et du comportement, état pseudo-ébrieux, etc.), troubles neurologiques sévères (crises convulsives généralisées ou localisées), troubles moteurs déficitaires, troubles visuels à type de diplopie ou de vision trouble.

En l'absence de resucrage, le coma hypoglycémique peut survenir brutalement. Il s'accompagne d'une tachycardie, d'une respiration calme, de sueurs abondantes, de contractures et d'un syndrome pyramidal avec signe de Babinski bilatéral. Sa profondeur est variable.

3. Examens complémentaires

La réalisation d'une glycémie capillaire (de préférence à une glycémie interstitielle provenant d'un capteur) suffit à confirmer le diagnostic chez une personne avec un diabète traité par insuline, sulfamide hypoglycémiant ou glinides. En présence d'un coma chez une personne avec un diabète recevant ces traitements, l'injection de glucosé hypertonique à 30 % (G30 %) en intraveineuse doit être effectuée sans attendre aucun résultat.

4. Diagnostic différentiel

Devant un malaise :

- malaise vagal : circonstances déclenchantes différentes, bradycardie, soulagée en position allongée ;
- crise d'angoisse : circonstances déclenchantes, présence de signes respiratoires (suffocation), de signes digestifs (douleur abdominale en barre, diarrhée, etc.) ;
- angor : circonstances déclenchantes parfois semblables (effort), mais présence de douleur thoracique (mais pas toujours), non calmée par le resucrage. Importance de la glycémie capillaire au moment ou au décours du malaise. Mais devant tout malaise atypique chez un patient diabétique, on doit évoquer une crise d'angor, voire un infarctus du myocarde.

Devant un coma :

- épilepsie essentielle ;
- AVC.

Le resucrage par voie intraveineuse est un excellent test diagnostique : le retour à une conscience normale est immédiat en cas de coma d'origine hypoglycémique. Attention ! Le coma hypoglycémique peut entraîner un AVC véritable.

5. Traitement

a. Chez un patient conscient et capable de déglutir

- Arrêt de l'activité physique.
- Apport immédiat avec 15 g de glucides à fort index glycémique (3 ou 4 morceaux de sucre, ou 12,5 cL de jus de fruits ou soda non *light*, ou 2 cuillers à café de confiture).
- Contrôle de la glycémie capillaire 15 min après. Si la glycémie reste inférieure à 0,6 g/L, cet apport glucidique doit être répété.
- Si le patient est traité par sulfamides hypoglycémiants : arrêter ou diminuer la posologie de ce médicament.

b. Chez un patient non conscient et/ou incapable de déglutir

Quelle que soit la cause de l'hypoglycémie, une injection intraveineuse directe de 2 à 4 ampoules de G30 % doit entraîner le réveil rapide du patient.

Si et uniquement si l'excès d'insuline est la cause du coma, l'entourage du patient peut injecter une ampoule de glucagon qui entraînera une libération du glucose à partir du glycogène hépatique. Au réveil, l'ingestion de glucides est impérative pour éviter la récidive de l'hypoglycémie. Si les sulfamides hypoglycémiants sont la cause du coma **seule l'injection intraveineuse de glucose est permise**. Elle sera suivie de la mise en place d'une perfusion de G10 %.

c. Chez l'enfant avec diabète de type 1

- **Pas de trouble de conscience = resucrage oral :**
  - sucre rapide = 1 morceau de sucre (5 g) ou 1/2 verre de jus de fruits ou de soda pour 20 kg de poids ;

- puis sucre lent = pain, biscuit – équivalent de 15 à 30 g de glucides, selon les circonstances (activité physique prévue dans les heures qui suivent) et le type de traitement.
- **Si trouble de conscience = pas de resucrage oral :**
  - mise en position latérale de sécurité (PLS) ;
  - en première intention : glucagon (geste réalisable au domicile par la famille, en PLS) :
  - injection de glucagon par voie intramusculaire ou sous-cutanée (0,5 mg si poids $\leq$ 25 kg, 1 mg au-delà) ;
  - puis, une fois réveillé, resucrage *per os* si les vomissements sont peu importants.
- En deuxième intention : glucosé par voie intraveineuse (si glucagon non disponible et secours médicalisés) :
  - G30 % : 10 mL/20 kg de poids ; ou G10 % : 30 mL/20 kg de poids ;
  - puis, une fois réveillé, relais par une perfusion de G10 % : 1,5 L/m^2/jour pour une durée minimale de 1 h (jusqu'au maintien d'une glycémie constante, d'une conscience normale et en l'absence de signes digestifs empêchant l'alimentation ou le resucrage).

Au décours d'un épisode d'hypoglycémie sévère, l'éducation thérapeutique doit être réévaluée, autosurveillance glycémique, alimentation et adaptation des doses d'insuline.

6. Hospitalisation

Dans tous les cas, une personne diabétique traitée par sulfamides avec coma doit être hospitalisée, car l'hypoglycémie risque de réapparaître quelques heures après le traitement initial en raison de la durée d'action prolongée des sulfamides hypoglycémiants. Il faut donc maintenir une perfusion de glucosé à 10 % pendant 24 à 48 h en milieu hospitalier.

Par contre, la survenue d'un coma hypoglycémique chez une personne avec un DT1 n'entraîne pas automatiquement l'hospitalisation. Elle peut rentrer chez elle à condition de :

- avoir du sucre sur elle ;
- ne présenter aucun déficit neurologique et cognitif ;
- ne pas vivre seule, ne pas rentrer seule chez elle ;
- être bien éduquée sur la pratique de l'autosurveillance glycémique ;
- connaître l'erreur commise à l'origine de ce coma hypoglycémique ;
- revoir rapidement son diabétologue.

Points clés

- Au sein du DT2 coexistent certainement plusieurs formes de diabètes, selon le degré de sévérité de l'insulinopénie, mais pour affirmer le type 2 « classique » la présence d'un syndrome métabolique (ou syndrome d'insulinorésistance) est un élément important.
- L'équilibre glycémique est évalué par l'HbA1c dont la cible est variable en fonction de la fragilité (notamment personnes âgées et/ou avec comorbidités sévères) des patients.
- Les hypoglycémies doivent être recherchées en cas de thérapeutiques à risque (insuline ou sulfamides). De ce fait, on privilégiera les antidiabétiques non hypoglycémiants (gliptines, GLP-1-RA ou inhibiteurs du SGLT2) en bithérapie associés à la metformine.
- En cas d'insulinopénie importante un schéma de type basal-bolus est le plus souvent nécessaire qu'il soit délivré par multi-injections ou par pompe sous-cutanée. C'est uniquement avec ce type de schéma que les capteurs en continu de la glycémie sont remboursés en France.
- Les complications cardiovasculaires rendent compte de l'essentiel de la morbidité chez les diabétiques de type 2, mais également de plus en plus chez les diabétiques de type 1. Les objectifs thérapeutiques à atteindre sont plus exigeants lorsque le risque cardiovasculaire est élevé ou très élevé, notamment en présence d'une atteinte rénale ou athéromateuse.

CHAPITRE

9

Dyslipidémies

Situations de départ

- **42** Hypertension artérielle
- **51** Obésité et surpoids
- **57** Prise de poids
- **195** Analyse du bilan lipidique
- **252** Prescription d'un traitement hypolipémiant
- **279** Consultation de suivi d'une pathologie chronique
- **285** Consultation de suivi et éducation thérapeutique d'un patient avec antécédent cardiovasculaire
- **320** Prévention des maladies cardiovasculaires
- **328** Annonce d'une maladie chronique
- **324** Modifications thérapeutiques du mode de vie
- **348** Suspicion d'un effet indésirable des médicaments ou d'un soin
- **352** Expliquer un traitement au patient (adulte/enfant/adolescent)
- **354** Évaluation de l'observance thérapeutique

Items, objectifs pédagogiques, hiérarchisation des connaissances

ITEM 223 – Dyslipidémies

Rang	Rubrique	Intitulé	Descriptif
A	Définition	Évaluation du risque cardiovasculaire global	
A	Définition	Connaître les trois grands types de dyslipidémies	Hypercholestérolémie pure, hypertriglycéridémie pure, hyperlipidémie mixte
B	Éléments physiopathologiques	Connaître les relations entre lipides et athérosclérose	
A	Dépistage	Quand dépister une dyslipidémie ?	
A	Diagnostic positif	Diagnostic positif et classification des dyslipidémies	Exploration anomalie lipidique, valeurs seuils, classification simplifiée
A	Contenu multimédia	Connaître les manifestations cliniques des dyslipidémies : xanthelasma	
A	Étiologies	Connaître les principales causes d'hyperlipidémies secondaires	Endocrinopathies, maladies rénales, atteintes hépatiques, médicaments
B	Examens complémentaires	Quel bilan biologique faire à la recherche d'une dyslipidémie secondaire	

Rang	Rubrique	Intitulé	Descriptif
A	Prise en charge	Connaître les principes du traitement des dyslipidémies	
A	Prise en charge	Connaître les règles hygiénodiététiques	Recommandations diététiques adaptées en cas de dyslipidémies

ITEM 330 – Prescription et surveillance des classes de médicaments les plus courantes chez l'adulte et chez l'enfant, hors anti-infectieux (voir item 174). Connaître les grands principes thérapeutiques

Rang	Rubrique	Intitulé	Descriptif
A *	Prise en charge	Hypolipémiants : connaître les mécanismes d'action, indications, effets secondaires, interactions médicamenteuses, modalités de surveillance et principales causes d'échec	Connaître les mécanismes d'action

*Conformément à l'item 330 – Prescription et surveillance des classes de médicaments les plus courantes chez l'adulte et chez l'enfant, hors anti-infectieux (voir item 174). Connaître le bon usage des principales classes thérapeutiques.

I. Introduction

B L'athérosclérose et ses complications cardiovasculaires représentent une cause majeure de mortalité dans les pays développés et sont en progression dans les pays en voie de développement.

Les facteurs de risque cardiovasculaire sont nombreux mais les dyslipidémies jouent un rôle majeur dans les processus d'athérosclérose.

Les anomalies lipidiques athérogènes sont :

- l'augmentation du *low-density lipoprotein-cholesterol* (LDL-C) qui constitue le facteur de risque cardiovasculaire lipidique le plus puissant,
- l'élévation des triglycérides (TG),
- la baisse du *high-density lipoprotein-cholesterol* (HDL-C).

En France, la prévalence d'une hypercholestérolémie pure a été évaluée à 30 % (en prévention primaire et non traitée), mais si l'on considère l'ensemble des dyslipidémies, l'hypercholestérolémie concerne 50 % des sujets.

II. Démarche diagnostique

A. Rechercher une dyslipidémie

1. Population cible

A Les principes du dépistage des dyslipidémies ont été fixés par différentes sociétés savantes en 2016 et par la Haute Autorité de santé (HAS) en 2017.

Il est recommandé de dépister une dyslipidémie dans les cas suivants :

- homme > 40 ans ou femme > 50 ans ou ménopausée dans le cadre d'une évaluation du risque cardiovasculaire global ;
- prescription d'une contraception estroprogestative (pilule, patch, anneau). Une glycémie à jeun doit y être associée ;
- indépendamment de l'âge, les éléments suivants incitent à réaliser une évaluation du risque cardiovasculaire global comprenant une exploration d'une anomalie lipidique (EAL) :
  - maladie cardiovasculaire documentée (prévention secondaire),
  - hypertension artérielle (HTA),

- diabète,
- tabagisme actuel ou arrêté depuis moins de 3 ans,
- obésité (IMC ≥ 30 kg/m^2) ou tour de taille > 94 cm chez l'homme (> 90 cm pour les Asiatiques) ou > 80 cm chez la femme,
- insuffisance rénale chronique modérée à sévère,
- antécédent familial de maladie cardiovasculaire précoce :
  - infarctus du myocarde (IDM) ou mort subite avant 55 ans chez le père ou chez un parent du premier degré de sexe masculin,
  - IDM ou mort subite avant 65 ans chez la mère ou chez un parent du premier degré de sexe féminin ;
- antécédent familial de dyslipidémie,
- maladie auto-immune ou inflammatoire chronique.

Pas de dépistage chez le sujet > 80 ans en prévention primaire.

2. Bilan biologique

après 12h de jeûne

Le bilan lipidique sera réalisé **après 12 heures de jeûne**.

Le bilan lipidique repose sur l'EAL comprenant :

- aspect du sérum ;
- dosage du cholestérol total (CT), des TG, du HDL-C ;
- calcul du LDL-C selon la formule de Friedewald :
  - LDL-C (g/L) = CT (g/L) - HDL-C (g/L) - TG (g/L)/5,
  - LDL-C (mmol/L) = CT (mmol/L) - HDL-C (mmol/L) - TG (mmol/L)/2,2.

Attention, cette formule n'est valable que si les TG sont ≤ 3,4 g/L (3,9 mmol/L). Cependant, il est actuellement possible de doser directement le LDL-C.

Devant un bilan normal et en l'absence d'un événement cardiovasculaire, d'une augmentation de poids, de modifications du mode de vie ou d'instauration de traitements susceptibles de modifier le bilan lipidique ou les facteurs de risque, il n'est pas justifié de répéter le bilan lipidique avant 5 ans.

B. Caractère de la dyslipémie

Il est important de définir le type de dyslipidémie (hypercholestérolémie, hypertriglycéridémie ou hyperlipidémie mixte) et de déterminer s'il s'agit d'une dyslipidémie primaire ou secondaire.

1. Orientation diagnostique

a. Interrogatoire

- Antécédents personnels de maladie cardiovasculaire : coronaropathie, accident vasculaire cérébral, artériopathie des membres inférieurs.
- Antécédents personnels de pancréatite aiguë.
- Antécédents familiaux de dyslipidémie (type, âge et circonstance de découverte, traitement).
- Antécédents familiaux de maladie cardiovasculaire (âge, autres facteurs de risque cardiovasculaire) ou pancréatite aiguë (âge, étiologie).
- Traitements en cours.
- Symptômes d'une cause de dyslipidémie secondaire.

b. Examen clinique

Recherche de signes inconstants de (fig. 9.1) :

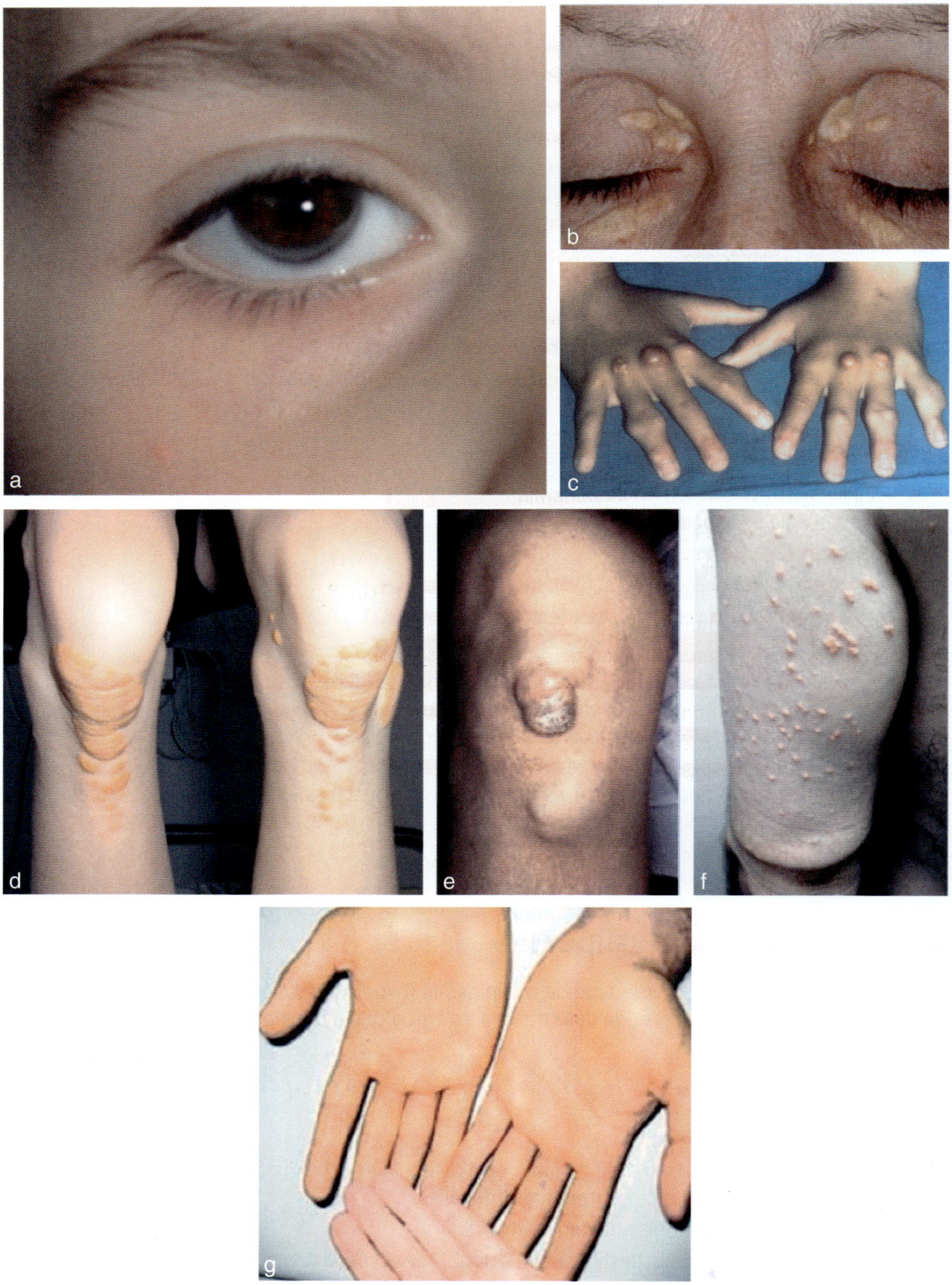

Fig. 9.1. Ⓐ **Illustrations des dépôts extravasculaires de lipides.**

a. Arc cornéen. B. Xanthelasma. C. Xanthomes tendineux. D. Xanthomes plans cutanés des genoux. E. Xanthomes tubéreux du genou. F. Xanthomes éruptifs du bras. G. Xanthomatose orangée des plis palmaires.(Source : R. Valéro – fig. a, b, d, e, f, g et E. Bruckert – fig. c.)

- hypercholestérolémie (dépôts extravasculaires de cholestérol) :
  – arc cornéen ou gérontoxon (non significatif après 45 ans),
  – xanthelasma (dépôts jaune orangé sur les paupières),
  – xanthomes tendineux (tendons extenseurs de la main, tendons d'Achille),
  – xanthomes plans cutanés (fesses, mains, dos, etc.),
  – xanthomes tubéreux (surtout coudes et genoux) ;
- hypertriglycéridémie :
  – hépatomégalie stéatosique,
  – splénomégalie,
  – xanthomes cutanés éruptifs : éruption punctiforme blanc jaunâtre, non douloureuse, non prurigineuse, épargnant la face (fesses, abdomen, membres),
  – xanthomatose orangée des plis palmaires,
  – lipémie rétinienne (lactescence des vaisseaux rétiniens visible au fond d'œil).

c. Profil lipidique

rapport significatif si >2,5

En dehors du bilan lipidique de base (EAL), il peut être utile de s'aider de certains paramètres pour mieux caractériser la dyslipidémie :

- profil lipidique :
  – hypercholestérolémie prédominante si rapport CT/TG > 2,5,
  – hypertriglycéridémie prédominante si rapport TG/CT > 2,5 ;
- lipoprotéines impliquées :
  – aspect du sérum (turbidimétrie) après décantation : clair ou limpide si hypercholestérolémie, opalescent ou lactescent si hypertriglycéridémie ou hyperlipidémie mixte,
  – test de crémage (si sérum opalescent ou lactescent) du sérum après 12 h à 4 °C :
    – test positif avec surnageant crémeux et sous-nageant clair : anomalies des chylomicrons,
    – test positif avec surnageant crémeux et sous-nageant trouble : anomalies des chylomicrons et des *very-low density lipoproteins* (VLDL),
    – test négatif avec absence de surnageant crémeux et sous-nageant trouble : anomalies des VLDL ;
- dosage des apoprotéines : apoprotéines A-I, B notamment, mais aussi A-II, B-48, C-II, C-III et E. Ces dosages ne sont pas indiqués en première intention.

2. Dyslipidémies secondaires

B Certaines pathologies, la grossesse et certains traitements (tableau 9.1), en fonction du terrain génétique et des facteurs environnementaux, peuvent :

- être à l'origine d'une véritable dyslipidémie secondaire ;
- révéler ou aggraver une dyslipidémie primaire existante.

Le bilan biologique non systématique à demander, orienté par le tableau clinique et biologique, comprend de façon minimale :

- *thyroid-stimulating hormone* (TSH) ;
- glycémie à jeun ;
- créatininémie (estimation de la clairance) ;
- transaminases, gamma-glutamyltranspeptidase (γ-GT), phosphatases alcalines ;
- protéinurie.

Connaissances

Tableau 9.1 Ⓐ **Principales dyslipidémies secondaires**

Hypercholestérolémie	Hyperlipidémie mixte	Hypertriglycéridémie
Grossesse	Grossesse	Grossesse
Syndrome néphrotique	Syndrome néphrotique	Syndrome néphrotique
	Insuffisance rénale chronique	Insuffisance rénale chronique
	Diabète mal équilibré	Diabète mal équilibré
		Obésité/syndrome métabolique
Hypothyroïdie	Hypothyroïdie	Hypothyroïdie
	Hypercorticisme	Hypercorticisme
Déficit en hormone de croissance	Déficit en hormone de croissance	Déficit en hormone de croissance
		Acromégalie
Cholestase		Alcoolisme
Anorexie mentale		Virus de l'immunodéficience humaine (VIH)
Diurétiques thiazidiques	Diurétiques thiazidiques	Diurétiques thiazidiques
	Antiprotéases	Antiprotéases
Bexarotène	Bexarotène	Bexarotène
	Corticoïdes	Corticoïdes
	Rétinoïdes	Rétinoïdes
		Estrogènes oraux
Immunosuppresseurs : ciclosporine, sirolimus, évérolimus	Immunosuppresseurs : ciclosporine, sirolimus, évérolimus	Immunosuppresseurs : ciclosporine, sirolimus, évérolimus
		Interféron alpha
		Bêta-bloquants
		Certains neuroleptiques
		Résines

3. Dyslipidémies primaires

Ⓐ Il existe trois grands types de dyslipidémies en pratique clinique (tableau 9.2). Il faut aussi savoir que le phénotype lipidique peut changer chez un même individu en fonction de facteurs variés : type d'anomalie génétique, changement d'alimentation, d'activité physique, âge du sujet, modifications hormonales (puberté, grossesse, insulinorésistance), apparition d'une cause de dyslipidémie secondaire associée. Il n'y a donc pas d'équivalence stricte entre génotype et phénotype dans le domaine des dyslipidémies.

a. Hypercholestérolémie

Elle résulte de l'interaction entre des facteurs génétiques agissant sur le métabolisme du cholestérol et des facteurs environnementaux notamment l'alimentation.

Il existe deux grandes formes :

- hypercholestérolémie commune polygénique :
  - prévalence : très fréquente (30 % de la population générale et < 50 % au-delà 65 ans),
  - absence de caractère familial marqué,
  - dépôts extravasculaires de cholestérol rares,
  - aspect sérum clair,
  - hypercholestérolémie modérée,

Tableau 9.2 Ⓐ **Caractéristiques des dyslipidémies**

Dyslipidémie		CT	TG	Lipoprotéine	Dépôts extravasculaires	Risque	Prévalence
Hypercholestérolémie							
Commune polygénique		+		LDL	Rares	CV	Très fréquente
Familiale monogénique	Hétérozygote	+++		LDL	Inconstants	CV précoce	Fréquente
	Homozygote	+++		LDL	Fréquents	CV très précoce	Rare
Hypertriglycéridémie							
Modérée Forme familiale ou multifactorielle		+	++	VLDL	Rares	Pancréatite CV	Fréquente
Hyperchylomicronémie : SHM ou SHF		±	+++	Chylomicrons ± VLDL	Inconstants	Pancréatite ± CV	Fréquente ou rare
Hyperlipidémie mixte							
Hyperlipidémie combinée familiale		++	++	LDL et VLDL	Rares	CV	Fréquente
Dysbêtalipoprotéinémie		++	++	IDL	Inconstants	CV	Rare

CT : cholestérol total ; CV : cardiovasculaire ; IDL : *intermediate density lipoprotein* ; LDL : *low density lipoprotein* ; SHF : syndrome d'hyperchylomicronémie familiale ; SHM : syndrome d'hyperchylomicronémie multifactorielle ; TG : triglycérides ; VLDL : *very-low density lipoprotein*.

- élévation des LDL,
- risque cardiovasculaire plus tardif que dans les formes familiales monogéniques ;

- hypercholestérolémie familiale monogénique (le plus souvent par mutation du gène du récepteur du LDL-C) :
  - forme hétérozygote :
    - prévalence : fréquente (1/200 à 1/250, sous-diagnostiquée),
    - transmission autosomique dominante,
    - dépôts extravasculaires de cholestérol inconstants mais très évocateurs (xanthomes tendineux pathognomoniques, arcs cornéens évocateurs chez les jeunes patients et xanthelasma évocateur mais non pathognomonique),
    - aspect sérum clair,
    - hypercholestérolémie marquée : CT entre 3 et 6 g/L,
    - élévation des LDL (un LDL-C ≥ 1,9 g/L chez l'adulte et ≥ 1,6 g/L chez l'enfant doit faire suspecter le diagnostic),
    - risque cardiovasculaire précoce (< 50 ans chez les hommes et < 60 ans chez les femmes) en l'absence de prise en charge,
    - le diagnostic est affiné avec un score clinico-biologique de probabilité d'avoir une hypercholestérolémie familiale hétérozygote *(Dutch score)* et affirmé formellement par la mise en évidence d'une mutation génétique hétérozygote sur les gènes *LDLR*, *APOB*, *PCSK9* ;
  - forme homozygote :
    - prévalence : rare (1/160 000 à 1/320 000),
    - dépôts extravasculaires de cholestérol fréquents (xanthomes tendineux, tubéreux et cutanés pathognomoniques, arcs cornéens évocateurs chez les jeunes patients et xanthelasma évocateur mais non pathognomonique),
    - aspect sérum clair,
    - hypercholestérolémie majeure : CT > 6 g/L,
    - élévation des LDL,

– risque cardiovasculaire précoce (décès fréquent avant 20 ans) en l'absence de prise en charge,
– prévention : le dépistage en cascade de l'hypercholestérolémie familiale est recommandé chez tous les membres apparentés au premier degré.

b. Hypertriglycéridémie

Elle résulte de l'interaction entre des facteurs génétiques et des facteurs environnementaux (alimentation riche en sucres simples ou lipides, activité physique, alcool, traitements). Elle est favorisée par un terrain d'insulinorésistance (obésité, syndrome métabolique, diabète de type 2).

Il existe plusieurs formes :

- forme modérée familiale ou multifactorielle :
  – étiologie : augmentation de la production et défaut de clairance des VLDL,
  – prévalence : fréquente,
  – transmission autosomique dominante ou récessive ou polygénique sur terrain favorisant,
  – dépôts extravasculaires de TG rares,
  – aspect sérum : opalescent ou lactescent,
  – hypertriglycéridémie prédominante, LDL-C normal ou modérément augmenté, baisse du HDL-C ; TG généralement < 10 g/L mais décompensation en forme sévère > 10 g/L possible,
  – élévation des VLDL,
  – risque : aigu (pancréatite possible surtout si élévation des TG > 10 g/L), chronique (cardiovasculaire, surtout si terrain d'insulinorésistance) ;
- forme sévère ou hyperchylomicronémie = syndrome d'hyperchylomicronémie multifactorielle (SHM) ou syndrome d'hyperchylomicronémie familiale (SHF) :
  – étiologie : défaut d'épuration des chylomicrons par diminution d'activité de la lipoprotéine lipase (LPL) par mutation notamment du gène de la LPL ou d'un de ses activateurs,
  – prévalence : fréquente (1/600), dont 95 % de formes polygéniques (SHM) et 5 % de formes monogéniques (SHF),
  – transmission autosomique récessive de révélation en général dès l'enfance pour les formes monogéniques (SHF), plus tardives à l'âge adulte pour les formes polygéniques (SHM),
  – dépôts extravasculaires inconstants (xanthomatose éruptive), hépatosplénomégalie, douleurs abdominales dans les SHF,
  – aspect sérum : opalescent ou lactescent,
  – hypertriglycéridémie prédominante (> 10 g/L), baisse du LDL-C dans les formes monogéniques (et parfois dans les formes polygéniques), baisse du HDL-C,
  – élévation des chylomicrons ± VLDL,
  – risque : aigu (risque élevé de pancréatite récidivante, surtout dans les SHF, possible dès l'enfance si élévation des TG > 10 g/L), chronique (risque cardiovasculaire discuté, faible pour les SHF, plus élevé dans le SHM surtout si syndrome métabolique ou facteurs de risque cardiovasculaire associés).

c. Hyperlipidémie mixte

Elle résulte de l'interaction entre des facteurs génétiques et des facteurs environnementaux (alimentation, activité physique). Elle est favorisée par un terrain d'insulinorésistance (obésité, syndrome métabolique, diabète de type 2).

Il existe plusieurs formes :

- hyperlipidémie combinée familiale :
  – étiologie :

  - mal connue mais présence d'une augmentation sanguine des lipoprotéines porteuses de l'apoB, notamment VLDL et LDL (par hyperproduction ± défaut de clairance),
  - interaction entre des facteurs génétiques et des facteurs environnementaux (alimentation, activité physique),
  - favorisée par un terrain d'insulinorésistance : obésité, syndrome métabolique, diabète de type 2 ;
- prévalence : fréquente (1/100 à 1/200),
- transmission : polygénique, révélation en général à l'âge adulte, forte variabilité intra- et interindividuelle,
- dépôts extravasculaires rares,
- aspect sérum : clair, opalescent ou lactescent,
- hyperlipidémie mixte ou hypertriglycéridémie prédominante ou hypercholestérolémie prédominante selon les différents facteurs associés (phénotype lipidique variable chez un même individu et dans la famille),
- élévation des LDL et VLDL,
- risque cardiovasculaire ;

• **B** dysbêtalipoprotéinémie : mutat° APOE
- forme particulière de dyslipidémie mixte très athérogène liée à un variant du gène *APOE*,
- étiologie : association d'une homozygotie de l'apoE, E2/E2, ou mutation de l'apoE responsable notamment d'un défaut d'épuration des remnants de VLDL (*intermediate density lipoprotein* ou IDL) et de chylomicrons (baisse de l'affinité de l'apoE de ces remnants avec les récepteurs hépatiques),
- prévalence : rare (1/5000),
- transmission : autosomique récessive dans sa forme classique, pénétrance variable (seulement 10 % des sujets E2/E2 présentent une dysbêtalipoprotéinémie),
- révélation généralement à l'âge adulte chez les hommes et à la ménopause chez les femmes ; dépôts extravasculaires inconstants mais la présence de coloration orangée des plis palmaires est pathognomonique de cette dyslipidémie ; des xanthomes tubéreux sont possibles,
- aspect sérum : opalescent ou lactescent,
- hyperlipidémie mixte élevée,
- élévation des IDL,
- risque cardiovasculaire élevé.

colorat° orangée plis palmaires

III. Prise en charge thérapeutique des dyslipidémies

A. Modifications thérapeutiques du mode de vie

1. Généralités

A Elles impliquent des adaptations alimentaires et la pratique d'une activité physique régulière. Elles constituent le premier temps de la prise en charge thérapeutique en prévention primaire et en l'absence de trouble lipidique grave, avant la prescription d'un traitement médicamenteux.

Les conseils diététiques doivent tenir compte des habitudes alimentaires des patients. Ils ont deux objectifs :

- contribuer à l'amélioration du profil lipidique ;
- participer à la réduction du risque cardiovasculaire, indépendamment du profil lipidique.

Les modifications thérapeutiques du mode de vie peuvent souvent éviter la prescription d'un traitement médicamenteux pour les anomalies lipidiques modérées ou très sensibles aux modifications du mode de vie comme la plupart des hypertriglycéridémies (baisse des TG de 20 à 50 %, sauf dans les formes génétiques sévères). En revanche, l'efficacité des mesures diététiques sur le LDL-C est plus faible en général (baisse de 10 à 15 %).

Dans les autres cas (prévention secondaire, dyslipidémies sévères, etc.), les modifications thérapeutiques du mode de vie seront toujours associées au traitement médicamenteux dont elles sont indissociables et complémentaires.

2. Mesures diététiques pour améliorer le profil lipidique

a. Dans l'hypercholestérolémie

- Réduire les excès d'acides gras saturés d'origine animale (produits carnés, fromage, beurre) ou végétale (huile de palme, coprah) et les acides gras trans issus de l'hydrogénation partielle des matières grasses (viennoiseries, pâtisseries, biscuits).
- Privilégier les acides gras insaturés d'origine animale (volaille) et végétale source d'acides gras oméga-9 mono-insaturés (huile d'olive), oméga-6 et oméga-3 (huiles de colza, soja, noix), margarines avec oméga-9, -6 et -3.
- Accroître la consommation des aliments source de fibres alimentaires (céréales complètes et pain complet, légumineuses, fruits et légumes) et principalement de fibres solubles (pectines, bêta-glucanes de l'avoine et de l'orge).
- Les aliments enrichis en phytostérols exercent un effet hypocholestérolémiant mais n'ont pas fait leurs preuves sur la réduction du risque cardiovasculaire.
- Les compléments alimentaires à base de levure rouge de riz (contenant de la monacoline K, appelée également lovastatine) exposent à des événements indésirables (notamment musculaires) similaires à ceux des autres statines. Ces compléments ne sont pas une alternative aux médicaments utilisés pour le traitement de l'excès de cholestérol et ne doivent pas être employés en association à une statine ni en substitution d'une statine, car leur efficacité est faible.

b. Dans l'hypertriglycéridémie

- Diminuer, voire arrêter, la consommation d'alcool (test d'abstinence de boissons alcoolisées).
- Réduire l'apport calorique en cas d'excès de poids abdominal.
- Limiter les boissons sucrées et les aliments (dont les fruits) riches en glucides simples (glucose, fructose, saccharose) et à index glycémique élevé.
- Limiter les apports lipidiques totaux (en particulier dans les hypertriglycéridémies sévères si les mesures diététiques précédentes sont insuffisantes).

3. Mesures diététiques pour réduire le risque cardiovasculaire

- Encourager une alimentation de type méditerranéen riche en polyphénols, vitamines et caroténoïdes à « effet antioxydant » : fruits et légumes (cinq fruits et légumes par jour), huiles végétales dont huile d'olive vierge et fruits à coques (30 g/jour).
- Diminuer la consommation de viande rouge associée à une augmentation du risque cardiovasculaire indépendamment de son apport en acides gras saturés.
- Consommer du poisson deux fois par semaine dont une fois un poisson gras (saumon, sardine, maquereau, hareng).
- Réduire les apports en sel, mais en évitant le régime désodé strict.

4. Activité physique

Il est recommandé de lutter contre la sédentarité, de promouvoir l'activité physique et d'encourager l'activité sportive. En prévention primaire (sauf contre-indication médicale), il est recommandé que tous les adultes pratiquent une activité physique régulière pendant au moins 30 min (comme la marche rapide) pour cumuler au moins 150 min par semaine d'activité d'intensité modérée. Pour les personnes ayant des antécédents de maladie cardiovasculaire, l'activité physique est recommandée sous surveillance médicale spécifique.

B. Traitements médicamenteux des dyslipidémies

1. Les différentes classes d'hypolipémiants : mécanismes d'action, indications

Les principales classes de médicaments utilisés dans la prise en charge des dyslipidémies sont :

- les statines, l'ézétimibe, la colestyramine et les inhibiteurs de PCSK9 (proprotéine convertase subtilisine/kexine de type 9) pour la prise en charge des hypercholestérolémies ;
- les fibrates et les oméga-3 pour la prise en charge des hypertriglycéridémies.

Les statines sont le traitement hypolipémiant possédant le meilleur niveau de preuve sur la réduction de la morbimortalité cardiovasculaire, aussi bien en prévention primaire que secondaire.

Les principales caractéristiques des hypolipémiants ainsi que les noms des molécules commercialisés sont résumés dans le tableau 9.3.

Tableau 9.3 Ⓐ Principales caractéristiques des hypolipémiants

Classe	Mécanisme d'action	DCI (nom commercial)	Effets biologiques
Statines	Inhibiteur HMG-CoA réductase	Pravastatine 10, 20, 40 mg (Elisor®, Vasten®) Simvastatine 10, 20, 40 mg (Zocor®, Lodales®) Fluvastatine 20, 40, 80 mg (Fractal®, Lescol®) Atorvastatine 10, 20, 40, 80 mg (Tahor®) Rosuvastatine 5, 10, 20 mg (Crestor®)	↓ 20–55 % LDL-C ↓ 5–15 % TG ↑ 5 % HDL-C
Ézétimibe	Inhibiteur absorption intestinale	Ézétimibe (Ezetrol®) Existe en association avec une statine : – Inegy® 10/20 et 10/40 (ézétimibe 10 mg + simvastatine 20 ou 40 mg) – Liptruzet® 10/10, 10/20, 10/40, 10/80 (ézétimibe 10 mg + atorvastatine 10, 20, 40 ou 80 mg) – Liporosa® 10/10, 20/10 ; Twicor® 10/10, 20/10 ; Suvreza® (ézétimibe 10 mg + rosuvastatine 10, 20 mg)	↓ 20 % LDL-C
Résines	↓ réabsorption intestinale des AB	Colestyramine (Questran®)	↓ 10–30 % LDL-C ↑ 25 % TG
Inhibiteurs de PCSK9	↑ recyclage du récepteur aux LDL	Alirocumab (Praluent®) Évolocumab (Répatha®)	↓ 50–70 % LDL-C
Fibrates	Activateurs PPAR-α	Fénofibrate (Lipanthyl®, Sécalip®, Fégénor®) Bézafibrate (Béfizal®) Ciprofibrate (Lipanor®) Gemfibrozil (Lipur®)	↓ 30–50 % TG ↓ 10–25 % LDL-C ↑ 10–15 % HDL-C
Acides gras oméga-3	↓ production des VLDL	Acides gras oméga-3 (Omacor®, Ysomega®)	↓ 10–30 % TG

AB : acides biliaires ; DCI : dénomination commune internationale ; HDL-C : *high-density lipoprotein-cholesterol* ; HMG-CoA : hydroxy-méthyl-glutaryl-coenzyme A ; LDL : *low density lipoprotein* ; LDL-C : *low-density lipoprotein-cholesterol ;* PCSK9 : proprotéine convertase subtilisine/kexine de type 9 ; PPAR-α : *peroxisome proliferator-activated receptor* α ; TG : triglycérides ; VLDL : *very-low density lipoprotein.*

a. Statines

Les statines sont des inhibiteurs de l'HMG-CoA (hydroxy-méthyl-glutaryl-coenzyme A) réductase, enzyme clé de la biosynthèse du cholestérol, essentiellement hépatique (tableau 9.4). L'inhibition de la synthèse hépatique du cholestérol entraîne une augmentation de l'expression des récepteurs aux LDL, augmentant ainsi la captation des LDL circulantes et réduisant les concentrations de LDL-C circulant.

Les statines sont le traitement le plus efficace pour faire baisser le LDL-C (baisse de 25 à 55 % en fonction de la dose et de la molécule utilisée). Les statines les plus puissantes – atorvastatine et rosuvastatine – ont un effet modéré sur les TG (baisse de 5 à 15 %) et faible sur le HDL-C (+ 5 %). Elles constituent donc le traitement médicamenteux de première intention des hypercholestérolémies.

Tableau 9.4 Ⓐ Les différentes statines et leur efficacité sur la baisse du LDL-C*

Médicaments	Posologie (mg/j)				
	5 mg/j	10 mg/j	20 mg/j	40 mg/j	80 mg/j
Fluvastatine	NR	NR			
Pravastatine	NR				NR
Simvastatine	NR				
Atorvastatine	NR				
Rosuvastatine				PS	NR

*Gris clair : intensité faible (baisse de 20 à 29 % du LDL-C) ; gris moyen : intensité moyenne (baisse de 30 à 39 % du LDL-C) ; gris foncé : intensité forte (baisse du LDL-C > 40 %).
LDL-C : *low-density lipoprotein-cholesterol* ; NR : non recommandé ; PS : prescription par un spécialiste uniquement.

b. Ézétimibe

L'ézétimibe inhibe l'absorption intestinale du cholestérol alimentaire au niveau de son transporteur entérocytaire (*Niemann-Pick C1 like 1* ou NPC1L1).

Il diminue le LDL-C de 20 % en moyenne. C'est un traitement hypocholestérolémiant de seconde intention en cas d'intolérance aux statines ou en association aux statines lorsque l'objectif de réduction du LDL-C n'est pas atteint en monothérapie.

c. Colestyramine

La colestyramine est une résine échangeuse d'ions qui « séquestre » les acides biliaires (AB) dans le tube digestif sous forme d'un complexe insoluble, inhibant ainsi leur cycle entéro-hépatique et augmentant leur élimination fécale.

C'est un traitement hypocholestérolémiant de seconde intention (baisse du LDL-C de 10 à 30 % en fonction de la dose), utilisé en cas d'intolérance aux autres hypocholestérolémiants ou en association aux statines ou ézétimibe lorsque l'objectif de réduction du LDL-C n'est pas atteint en monothérapie. La colestyramine a un effet hypertriglycéridémiant.

d. Inhibiteurs de PCSK9

Les anticorps monoclonaux anti-PCSK9 sont une nouvelle classe d'hypolipémiants : en inhibant PCSK9, le recyclage des récepteurs des LDL est augmenté, améliorant la captation des LDL circulantes et réduisant ainsi le LDL-C. Ces traitements sont réservés aux traitements des hypercholestérolémies familiales homozygotes (évolocumab) ou hétérozygotes sévères – avec indication de LDL aphérèses (alirocumab), ainsi qu'aux patients en prévention secondaire (IDM, accident vasculaire cérébral, artériopathie oblitérante des membres inférieurs symptomatique) avec LDL-C > 0,7 g/L malgré un traitement par statines et ézétimibe à dose maximale tolérée. Ils permettent une baisse de 50 à 70 % du LDL-C et sont très bien tolérés. Ce sont des traitements injectables (par voie sous-cutanée) toutes les 2 à 4 semaines. Il s'agit de médicaments d'exception, soumis à prescription initiale réservée aux spécialistes en cardiologie, endocrinologie ou en médecine interne.

e. Fibrates

Les fibrates sont des agonistes des récepteurs nucléaires PPAR-α *(peroxisome proliferator-activated receptor α)*, qui régulent l'expression de nombreux gènes impliqués dans le métabolisme des lipoprotéines riches en triglycérides. Les fibrates ont un effet principalement hypotriglycéridémiant (-30 à 50 %) en augmentant la clairance des lipoprotéines riches en triglycérides (par stimulation de la LPL et diminution de l'apoC-III notamment) et en diminuant la synthèse hépatique des VLDL, ce qui s'accompagne également d'une diminution plus modeste du LDL-C (10 à 25 %). Ils augmentent le HDL-C (10 à 15 %) en diminuant l'activité de la CETP *(cholesterylester transfer protein)*.

Les fibrates sont le traitement de première intention des hypertriglycéridémies isolées sévères.

f. Acides gras oméga-3 : acide eicosapentaénoïque (EPA) et acide docosahexaénoïque (DHA)

Ces acides gras à longue chaîne de carbone dérivent des huiles de poisson. À fortes doses (2 à 4 g/jour), ils réduisent les triglycérides en diminuant la synthèse hépatique des VLDL.

Ils sont utilisés en seconde intention pour le traitement des hypertriglycéridémies (baisse des TG de 30 %, mais très variable selon les patients) et peuvent être associés aux statines en cas de dyslipidémie mixte ou aux fibrates en cas d'hypertriglycéridémie sévère. Ils ne sont plus remboursés actuellement.

2. Principales contre-indications des hypolipémiants

- Pour tous les hypolipémiants : grossesse et allaitement.
- Pour les statines et l'ézétimibe : affection hépatique évolutive ou élévation persistante et inexpliquée des transaminases sériques supérieure à trois fois la normale.
- Pour les statines : antécédent de rhabdomyolyse sous statines.
- Pour la colestyramine : insuffisance hépatocellulaire et cholestase, constipation chronique (contre-indication relative).
- Pour les fibrates : insuffisance hépatocellulaire et insuffisance rénale sévère.

3. Surveillance des traitements hypolipémiants

a. Clinique

- Observance des modifications du mode de vie et du traitement médicamenteux.
- Recherche d'effets secondaires (myalgies ++).

b. Biologique

- EAL après 12 h de jeûne :
  - après l'instauration d'un traitement et après chaque adaptation du traitement, dans un délai de 2 à 3 mois, jusqu'à obtention des valeurs cibles ;
  - puis une fois par an lorsque la valeur cible est atteinte.
- Transaminases (alanine aminotransférase ou ALAT) systématiquement :
  - avant le traitement ;
  - 2 mois après le début du traitement médicamenteux ou après toute augmentation de la posologie ;
  - puis tous les ans si les enzymes hépatiques sont inférieurs à trois fois la limite supérieure de la normale (LSN).
- CPK :
  - avant le début du traitement, pas de dosage systématique sauf dans les situations à risque suivantes :

- douleurs musculaires préexistantes avec ou sans traitement avec un fibrate ou une statine,
- insuffisance rénale modérée à sévère,
- hypothyroïdie,
- antécédents personnels ou familiaux de maladie musculaire génétique,
- abus d'alcool,
- âge supérieur à 70 ans, d'autant plus qu'il existe d'autres facteurs de risque musculaire ;

- sous traitement, une surveillance régulière des CPK n'est pas nécessaire, sauf en cas de :
  - myalgies,
  - patient âgé,
  - association statine/fibrate,
  - traitement concomitant interférant ou polymédication,
  - insuffisance hépatique ou rénale.

4. *Principaux effets indésirables des hypolipémiants*

a. Généralités

Les hypolipémiants exposent à des effets indésirables dose-dépendants essentiellement hépatiques et musculaires. Il est recommandé d'informer les patients des effets indésirables des hypolipémiants dès l'instauration d'un traitement et de leur indiquer la conduite à tenir en cas de survenue de signes correspondants.

b. Effets indésirables hépatiques

La fréquence des perturbations du bilan hépatique (cytolyse) est d'environ 1 à 2 % sous statine, ézétimibe et fibrates, le plus souvent dans les premiers mois de traitement.

- Si les enzymes hépatiques sont élevées mais < 3 fois la LSN, il est recommandé de :
  - poursuivre le traitement ;
  - contrôler les enzymes hépatiques après 4 à 6 semaines.
- Si les enzymes hépatiques sont ≥ 3 fois la LSN, il est recommandé de :
  - arrêter la statine ou réduire sa posologie ;
  - contrôler les enzymes hépatiques après 4 à 6 semaines ;
  - réintroduire prudemment le traitement lorsque les ALAT sont revenues à une valeur normale.

c. Effets indésirables musculaires

Le risque de rhabdomyolyse existe en monothérapie, aussi bien avec les statines qu'avec l'ézétimibe et les fibrates, mais est exceptionnel. Le risque est majoré en cas d'association de ces molécules entre elles. En revanche, les intolérances musculaires (myalgies) avec ou sans augmentation des CPK sont fréquentes (5 à 10 % des patients).

En cas d'élévation des CPK > 5 fois la LSN, il est recommandé de :

- envisager la possibilité d'une augmentation temporaire des CPK pour d'autres raisons, telles que l'effort musculaire dans les 48 h précédentes ;
- arrêter le traitement, contrôler la fonction rénale et surveiller les CPK toutes les 2 semaines ;
- envisager des causes secondaires de myopathie si les CPK restent élevés.

En cas d'élévation des CPK ≤ 5 fois la LSN, il est recommandé de continuer le traitement et de doser les CPK régulièrement (en l'absence de myalgies sévères imposant l'arrêt du traitement).

En cas d'effets indésirables avec une statine, en particulier musculaires, il est recommandé de discuter avec le patient des différentes stratégies possibles :

- arrêter la statine et la réintroduire à la résolution des symptômes pour vérifier que ceux-ci sont liés à la statine ;
- réduire la dose ou remplacer par une autre statine de même intensité ;
- en l'absence d'amélioration de la tolérance, prescrire une statine d'intensité inférieure ;
- solliciter un avis spécialisé sur les options de traitement d'un patient à risque cardiovasculaire élevé ou très élevé intolérant aux statines.

d. Effets secondaires digestifs

Les troubles digestifs sont les principaux effets secondaires des résines échangeuses d'ions et des oméga-3 (constipation avec les résines surtout, nausées, ballonnements, douleurs abdominales).

5. Principales interactions médicamenteuses des hypolypémiants

a. Antivitamine K (AVK)

Les statines, l'ézétimibe et surtout les fibrates augmentent l'effet anticoagulant des AVK. La colestyramine réduit l'effet des anticoagulants oraux par diminution de leur absorption intestinale. Une surveillance accrue de l'*international normalized ratio* (INR) est donc conseillée à l'instauration du traitement pour adapter les posologies des AVK si nécessaire.

b. Pamplemousse

La consommation de pamplemousse ou de son jus (inhibiteurs du CYP3A4) est déconseillée avec un traitement par simvastatine, augmentant la biodisponibilité du médicament et les risques d'effets secondaires.

c. Colestyramine

Outre les AVK, la colestyramine diminue l'absorption intestinale de nombreux médicaments comme les digitaliques ou les hormones thyroïdiennes. Il est donc conseillé de prendre les autres traitements à distance de la colestyramine (1 à 2 h avant ou 4 h après).

d. Association statine et fibrate

Cette association majore le risque de rhabdomyolyse et d'atteinte hépatique.

L'association statine–gemfibrozil est contre-indiquée.

L'association statine–autre fibrate que gemfibrozil est possible (sauf avec la rosuvastatine 40 mg), après avis spécialisé et sous surveillance clinique et biologique étroite (transminases, CPK).

6. Causes d'échec des traitements hypolypémiants

- Mauvaise observance des modifications du mode de vie et/ou du traitement médicamenteux au long cours.
- Effets secondaires invalidants (myalgies ++) limitant la prescription des hypolipémiants.
- Variabilité interindividuelle (en partie liée à des facteurs génétiques).
- Efficacité insuffisante des hypolipémiants pour la prise en charge de certaines dyslipidémies sévères : hypercholestérolémie familiale hétérozygote, hyperchylomicronémies, etc.

IV. Grandes lignes des recommandations des sociétés savantes pour la prise en charge des dyslipidémies

A. Grandes lignes de prescription

1. Grandes règles de prise en charge des dyslipidémies

- Rechercher et traiter une cause secondaire (voir plus haut).
- Si LDL-C ≥ 1,9 g/L, rechercher une hypercholestérolémie familiale monogénique.
- Toujours mettre en place des modifications adaptées du mode de vie (nutrition et activité physique).
- Introduire un traitement médicamenteux si nécessaire.
- Prendre en charge les autres facteurs de risque cardiovasculaire (tabac, HTA, diabète, obésité).
- Surveiller l'efficacité, l'observance et la tolérance du traitement.

2. Grandes règles des modifications thérapeutiques du mode de vie

- Préconiser des modifications du mode de vie en prévention primaire et chez tous les patients, sauf si LDL-C < 1 g/L et *systematic coronary risk estimation* (SCORE) < 1 %.
- Donner des conseils nutritionnels et d'activité physique adaptés au patient.
- Si l'objectif n'est pas atteint après 3 mois de modifications du mode de vie bien conduites, introduire un médicament.
- Poursuivre la prise en charge nutritionnelle même si l'objectif thérapeutique est atteint.
- En prévention secondaire : modifications du mode de vie + médicament hypolipémiant d'emblée.

B. Évaluation du risque cardiovasculaire pour fixer les objectifs du LDL-C

Les objectifs thérapeutiques ciblent le LDL-C en priorité car le niveau de preuve de la réduction de la morbimortalité cardiovasculaire par la baisse du LDL-C est fort. Une baisse de 0,40 g/L du LDL-C permet une diminution de 20 % des événements cardiovasculaires.

L'objectif de LDL-C dépend du niveau de risque cardiovasculaire du patient. Les patients de plus de 40 ans sont classés en quatre niveaux de risque cardiovasculaire : faible, modéré, élevé ou très élevé (voir tableau 10.3). En général et sauf exceptions, les personnes de moins de 40 ans sont considérées à faible risque cardiovasculaire. Les objectifs thérapeutiques sont d'obtenir des valeurs de LDL-C situées sous les seuils d'intervention (par exemple, si la cible de LDL-C est d'être inférieure à 1 g/L, on introduira une statine au-dessus de 1 g/L de LDL-C avec l'objectif thérapeutique d'atteindre moins de 1 g/L).

Le principe de l'évaluation cardiovasculaire est d'identifier les pathologies qui classent d'emblée les patients à risque cardiovasculaire élevé ou très élevé chez qui l'objectif de LDL-C est < 1 g/L, voire < 0,7 g/L (voir tableau 10.3) :

- prévention secondaire (maladie cardiovasculaire avérée : angor stable, instable, IDM, IDM silencieux documenté, revascularisation coronarienne, accident vasculaire cérébral ischémique, artériopathie périphérique) ;
- diabète de type 1 et de type 2 sous conditions ;
- insuffisance rénale modérée ou sévère (clairance de la créatinine < 60 mL/min) ;
- hypercholestérolémie familiale ;
- hypertension artérielle sévère.

Chez tous les autres patients, il faut utiliser des équations de calcul de risque comme les tables SCORE (voir chapitre 10).

C. Recommandations médicamenteuses en fonction des dyslipidémies

Les grandes règles du traitement médicamenteux hypolipémiant sont les suivantes :

- à introduire après 3 mois de modifications du mode de vie bien conduites en prévention primaire; d'emblée en prévention secondaire ou si risque cardiovasculaire élevé ou très élevé;
- dépend du niveau de risque cardiovasculaire du patient +++;
- presque toujours une statine sauf cas particuliers :
  - intolérance majeure ou contre-indication aux statines,
  - hypertriglycéridémie isolée ≥ 5 g/L malgré des modifications du mode de vie bien conduites. Dans ce dernier cas, la prescription d'un fibrate est indiquée pour prévenir le risque de pancréatites;
- la statine doit être choisie en fonction de sa puissance et de la baisse de LDL-C souhaitée (voir tableau 9.4) : à dose maximale, l'atorvastatine et la rosuvastatine sont plus puissantes que la simvastatine, la fluvastatine et la pravastatine;
- débuter à faible dose (prévention primaire), augmenter selon l'efficacité et la tolérance;
- forte dose (d'emblée en prévention secondaire) et associations : elles sont possibles mais au cas par cas (avis spécialisé).

Les recommandations médicamenteuses des dyslipidémies sont résumées dans la figure 9.2.

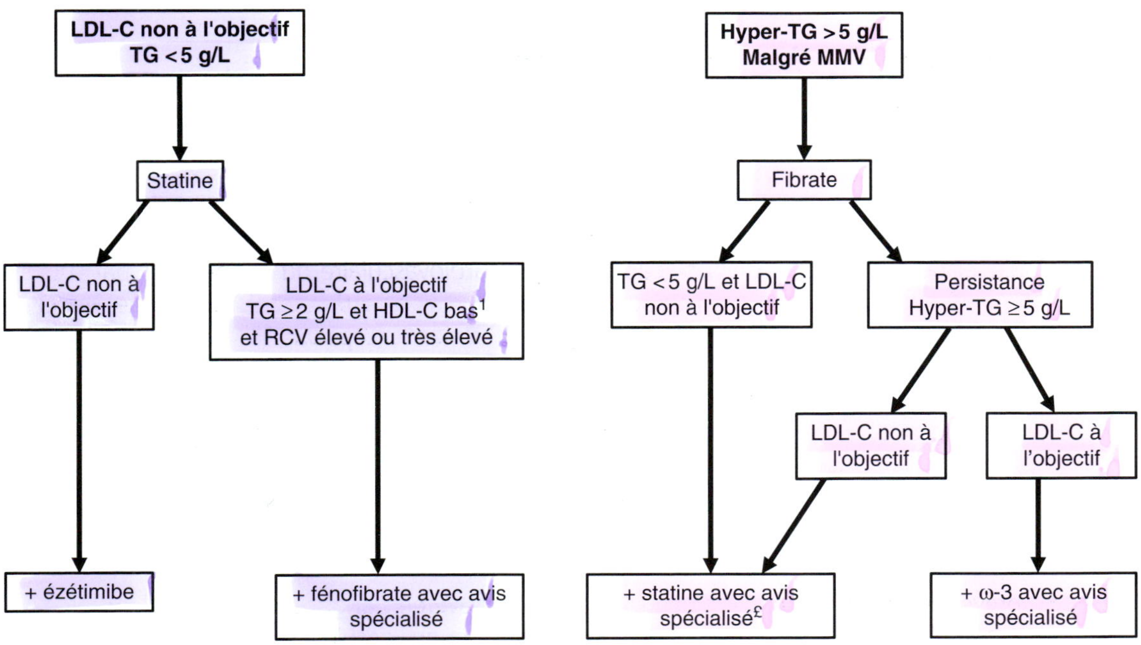

Fig. 9.2. Ⓐ Arbre décisionnel du traitement médicamenteux des dyslipidémies.

1. HDL-C bas : < 0,4 g/L chez un homme; < 0,5 g/L chez une femme. 2. Seul le fénofibrate a été employé en association avec une statine lors d'essais cliniques à grande échelle. LDL-C : *low-density lipoproteins cholesterol*; MMV : modifications du mode de vie; RCV : risque cardiovasculaire; TG : triglycérides.

Points clés

- Devant toute dyslipidémie, il faut rechercher une cause secondaire (diabète, médicaments, hypothyroïdie, etc.)
- Les mesures hygiénodiététiques sont le pilier du traitement de toutes les dyslipidémies.
- Il faut évaluer le risque cardiovasculaire pour décider du traitement et fixer la cible de LDL-C.
- Le traitement médicamenteux est presque toujours une statine.
- Ne pas oublier la surveillance de l'efficacité, l'observance et la tolérance : traitement à vie !

CHAPITRE
10

Facteurs de risque cardiovasculaire et prévention

Situations de départ

- **42** Hypertension artérielle
- **51** Obésité et surpoids
- **57** Prise de poids
- **195** Analyse du bilan lipidique
- **208** Hyperglycémie
- **285** Consultation de suivi et éducation thérapeutique d'un patient avec antécédent cardiovasculaire
- **313** Prévention des risques liés à l'alcool
- **314** Prévention des risques liés au tabac
- **319** Prévention du surpoids et de l'obésité
- **320** Prévention des maladies cardiovasculaires
- **324** Modification thérapeutique du mode de vie (sommeil, activité physique, alimentation...)

Items, objectifs pédagogiques, hiérarchisation des connaissances

ITEM 222 – Facteurs de risque cardiovasculaire et prévention

Rang	Rubrique	Intitulé	Descriptif
A	Définition	Définition de la prévention cardiovasculaire primaire, secondaire et primo-secondaire	Définition d'un facteur de risque = item 20
A	Définition	Facteurs de risque majeurs, indépendants, modifiables (tabac, hypertension artérielle, diabète, dyslipidémie) et non modifiables (âge, sexe masculin, hérédité)	
A	Définition	Agrégation de facteurs de risque et facteurs de risque indirects (obésité, sédentarité, syndrome métabolique)	
A	Définition	Stratégies individuelles de prévention : mesures hygiénodiététiques et traitements médicamenteux	
B	Prévalence, épidémiologie	Prévalence, risque cardiovasculaire associé et pourcentage de pathologies cardiovasculaires évitables en cas de prise en charge des facteurs de risque majeurs modifiables (hypertension artérielle, tabac, diabète, dyslipidémie), connaître l'existence de scores (sans savoir le calculer)	

Rang	Rubrique	Intitulé	Descriptif
B	Éléments physiopathologiques	Rôle de l'alcool dans le risque cardiovasculaire	
B	Éléments physiopathologiques	Rôle des facteurs psychosociaux dans le risque cardiovasculaire	
B	Éléments physiopathologiques	Rôle de l'hypertriglycéridémie dans le risque cardiovasculaire	
B	Étiologies	Expliquer l'influence de l'excès de poids dans le risque cardiovasculaire	
B	Prise en charge	Connaître le bénéfice de l'activité physique pour la prise en charge du risque cardiovasculaire	
B	Prise en charge	Décrire la quantité d'activité physique à conseiller en prévention cardiovasculaire primaire	
B	Suivi et/ou pronostic	Connaître l'efficacité de la prévention cardiovasculaire centrée sur le patient en soins primaires	

I. Définitions

A Un facteur de risque est une caractéristique ou exposition qui augmente la probabilité de complications cardiovasculaires (CV) ischémiques liées à l'athérosclérose (maladies coronariennes, accidents vasculaires cérébraux, maladies vasculaires périphériques comme l'artériopathie oblitérante des membres inférieurs).

Il peut s'agir d'un état physiologique (ex. : vieillissement, ménopause), d'un état pathologique (ex. : hypertension artérielle [HTA], diabète, obésité abdominale) ou d'une habitude de vie (ex. : tabagisme, sédentarité).

A. Prévention primaire

Elle consiste à éviter la survenue d'un accident CV chez des patients indemnes de tout événement CV et de toute maladie vasculaire avérée en corrigeant les facteurs de risque identifiés.

B. Prévention secondaire

Elle consiste à éviter la survenue d'un accident CV chez des patients ayant déjà présenté un accident CV en corrigeant les facteurs de risque identifiés et en agissant sur la maladie CV constituée.

C. Prévention primo-secondaire

Elle consiste à éviter la survenue d'un accident CV chez des patients indemnes de tout événement CV mais présentant des lésions athéromateuses sévères (ex. : lésions athéromateuses coronariennes non compliquées de syndrome coronaire aigu ou sténoses carotidiennes non compliquées d'accident vasculaire cérébral [AVC]) en corrigeant les facteurs de risque identifiés et en agissant sur l'athérome infraclinique constitué.

II. Facteurs de risque d'athérosclérose

Ils sont classés en deux groupes : les facteurs de risque non modifiables et ceux modifiables.

A. Facteurs de risque majeurs non modifiables

1. Âge et sexe

Les événements CV augmentent avec l'âge. Un âge ≥ 50 ans chez un homme et ≥ 60 ans chez une femme est un facteur de risque cardiovasculaire (FDRCV). Dans le diabète de type 1 ou 2, un âge ≥ 40 ans classe d'emblée les patients à un risque CV au moins élevé. Si l'homme a un risque d'athérosclérose plus élevé que la femme notamment par le rôle protecteur des estrogènes avant la ménopause, la pathologie CV représente la première cause de mortalité chez les femmes et la deuxième chez les hommes en France.

2. Hérédité

Un antécédent familial de maladie CV ischémique prématurée constitue un FDRCV : chez un parent du premier degré de sexe masculin < 55 ans ou chez un parent de premier degré de sexe féminin < 60 ans.

B. Facteurs de risque majeurs modifiables

1. Tabac

En plus de son effet cancérigène, un tabagisme actif ou sevré depuis moins de 3 ans constitue un FDRCV majeur. Le risque augmente linéairement avec l'augmentation du nombre de paquets-année. L'augmentation constante de la prévalence du tabagisme depuis le début des années 1970 explique en partie une hausse des infarctus du myocarde (IDM) précoces (avant 65 ans) chez les femmes. En France, environ un tiers des 18–85 ans sont fumeurs.

B Le tabagisme joue également un rôle majeur dans la survenue et l'évolution de l'artériopathie oblitérante des membres inférieurs (90 % des patients sont fumeurs), dans le risque de développer un anévrisme de l'aorte abdominale et le risque d'AVC. Il y a un bénéfice à l'arrêt au tabac quel que soit l'âge mais ce bénéfice est d'autant plus important qu'il est précoce : arrêter de fumer avant 40 ans élimine à 90 % le sur-risque ultérieur de décès par maladie CV et arrêter avant 30 ans l'élimine pratiquement à 100 %.

2. Hypertension artérielle

A Elle est définie par une pression artérielle ≥ 140/90 mmHg et persistante dans le temps. En France en 2012, plus de 11 millions de patients étaient traités pour une HTA. La relation entre une pression artérielle élevée et le risque de complications CV et rénales a été démontrée dans plusieurs travaux, faisant de l'HTA l'un des principaux FDRCV. Le risque de complications CV est principalement lié à une élévation de la pression artérielle systolique (PAS). Après 50–60 ans, la pression artérielle diastolique (PAD) se stabilise, voire diminue, alors que la PAS continue d'augmenter. Ce phénomène est le reflet d'une rigidité vasculaire progressive. Ainsi, une PAS élevée chez la personne âgée représente un risque majeur d'événements CV.

B Plus la tension artérielle est élevée et plus les risques d'AVC, de cardiopathie ischémique, d'artériopathie des membres inférieurs, d'insuffisance cardiaque et d'insuffisance rénale chronique s'accentuent. Cette relation est linéaire et existe dès 110–115 mmHg pour la PAS et

70–75 mmHg pour la PAD, quels que soient l'âge et l'origine ethnique. Ce risque est aggravé lors de la coexistence d'autres FDRCV.

3. Dyslipidémies

En France, la prévalence d'une hypercholestérolémie pure a été évaluée à 30 % dans une population de sujets de 35 à 64 ans (en prévention primaire et non traitée), mais si l'on considère l'ensemble des dyslipidémies, cela touche un sujet sur deux.

Ⓐ Les études concernant plus de 2 millions de sujets, avec un suivi de 20 millions sujets-année, et plus de 150 000 événements CV ont démontré un lien indéniable entre la concentration plasmatique de *low-density lipoprotein-cholesterol* (LDL-C) et le risque de maladies CV ischémiques. Cette relation entre les concentrations de LDL-C et le risque de maladie coronarienne est positive et linéaire. L'élévation du LDL-C est le facteur de risque le plus important pour la maladie coronaire.

Une baisse du *high-density lipoprotein-cholesterol* (HDL-C) – < 0,4 g/L chez un homme et < 0,5 g/L chez une femme – est considérée comme un FDRCV.

B L'élévation plasmatique des triglycérides qui est le reflet de l'élévation des lipoprotéines riches en triglycérides d'origine hépatique (*very-low density lipoproteins* ou VLDL) et intestinale (chylomicrons) représente un facteur de risque causal d'athérosclérose.

4. Diabète

Le risque CV est augmenté dans le diabète à la fois de type 1 et de type 2. Le diabète multiplie le risque de mortalité coronarienne par 2 chez les hommes et par 4 chez les femmes.

Ⓐ Pour l'ensemble des événements CV, le risque relatif est plus important dans le diabète de type 1 que dans celui de type 2, et également plus important chez les femmes que chez les hommes diabétiques de type 1 ou 2. Des marqueurs de risque comme une rétinopathie sévère, une néphropathie avérée, une neuropathie autonome ou une dysfonction érectile sont utilisés ou sont une aide dans l'évaluation du risque CV chez les patients diabétiques.

C. Autres facteurs et marqueurs de risque indirects

D'autres facteurs et marqueurs influencent à la hausse l'évaluation du risque CV (tableau 10.1).

Tableau 10.1 Ⓐ **Facteurs et marqueurs indirects influençant à la hausse l'évaluation du risque cardiovasculaire**

– Insuffisance rénale chronique – Obésité et notamment obésité viscérale – Syndrome métabolique – Sédentarité – Syndrome d'apnée obstructive du sommeil – Stéato-hépatite non alcoolique – Fibrillation auriculaire – Hypertrophie ventriculaire gauche – Maladies auto-immunes inflammatoires chroniques – Traitement du virus de l'immunodéficience humaine (VIH) – Pauvreté – Stress psychosocial – Troubles psychiatriques majeurs

1. Surpoids et obésité

B En 2015, la prévalence du surpoids (indice de masse corporelle [IMC] entre 25 et 29,9 kg/m^2) et celle de l'obésité (IMC $\geq$ 30 kg/m^2) chez les adultes français de 18 à 74 ans étaient respectivement de 32 % et 17 %. Le surpoids et l'obésité sont associés à une augmentation de la morbimortalité CV. Cette augmentation est liée notamment à certaines complications de l'obésité comme l'HTA, la dyslipidémie, l'insulinorésistance, le diabète, l'inflammation, un état prothrombotique qui sont des FDRCV. Au-delà de l'IMC, la répartition du tissu adipeux dans l'obésité est un élément important. En effet, une obésité avec accumulation de tissu adipeux en intra-abdominal est plus à risque CV qu'une accumulation de tissu adipeux sous-cutanée. Une mesure du tour de taille permet d'estimer cette répartition pondérale. Un tour de taille pathologique fait partie des critères définissant le syndrome métabolique qui s'associe à un sur-risque CV. Le syndrome métabolique (aussi appelé syndrome d'insulinorésistance) associe au moins trois des facteurs suivants : obésité viscérale, hypertension, hyperglycémie, hypertriglycéridémie, baisse du HDL-C (tableau 10.2).

Tableau 10.2 A **Critères du syndrome métabolique***

Critères diagnostiques	NCEP-ATP III (2005)	IDF (2005)
Tour de taille	≥ 102 cm (H) ≥ 88 cm (F)	Européens : ≥ 94 cm (H) ≥ 80 cm (F) Asiatiques : ≥ 90 cm (H) ≥ 80 cm (F)
Tension artérielle	≥ 130/85 mmHg*	≥ 130/85 mmHg*
Glycémie à jeun	≥ 1 g/L*	≥ 1 g/L*
Triglycérides	≥ 1,50 g/L*	≥ 1,50 g/L*
HDL-C	< 0,40 g/L (H)* < 0,50 g/L (F)*	< 0,40 g/L (H)* < 0,50 g/L (F)*
Nombre de critères pour le diagnostic de SM	3/5	Tour de taille + 2/4 restants

F : femme ; H : homme ; HDL-C : *high-density lipoproteins-cholesterol* ; IDF : *International Diabetes Federation* ; NCEP-ATP III : *National Cholesterol Education Program – adult treatment panel III* ; SM : syndrome métabolique.
*Ou traitement en cours pour cette anomalie.

2. Facteurs psychosociaux

Un faible niveau socioéconomique, un manque de soutien social, le stress au travail ou dans la vie familiale, la dépression, l'anxiété, une personnalité hostile contribuent à l'augmentation du risque CV. Ces paramètres pourraient constituer un frein à l'amélioration du mode de vie et à l'observance thérapeutique. La dépression ou le stress chronique s'accompagnent aussi d'anomalies hormonales ou du système nerveux autonome qui affectent les processus inflammatoires et hémostatiques, la fonction endothéliale et la perfusion myocardique.

D. Agrégation des facteurs de risque cardiovasculaire

A Pour un même patient, plus le nombre de FDRCV est élevé et plus le risque CV est élevé. La prise en compte des FDRCV majeurs est utilisée dans les échelles d'évaluation du risque CV, comme les tables SCORE (voir plus bas) qui compile plusieurs FDRCV (âge, sexe, tabac, etc.). Cependant, ces échelles ne sont pas parfaites et de nombreux FDRCV ne sont pas pris en compte (comme les antécédents CV précoces, l'obésité, la sédentarité, etc.). Il faudra cependant tenir compte de l'ensemble de ces facteurs de risque pour affiner l'évaluation CV des patients, et s'attacher à corriger l'ensemble des facteurs de risque modifiables.

III. Évaluation du risque cardiovasculaire

B Le principe de l'évaluation du risque CV est d'identifier les pathologies qui classent d'emblée les patients à risque CV élevé ou très élevé, et qui sont les suivantes :

- prévention secondaire : maladie CV avérée (angor stable, angor instable, IDM, IDM silencieux documenté, revascularisation coronarienne, AVC ischémique, artériopathie périphérique) ;
- diabète de type 1 et de type 2 (sous conditions, voir plus loin) ;
- insuffisance rénale modérée ou sévère (clairance de la créatinine < 60 mL/min) ;
- hypercholestérolémie familiale ;
- HTA sévère.

Chez tous les autres individus, il faut utiliser des équations de calcul de risque : les tables SCORE *(Systematic COronary Risk Estimation)*. Les tables SCORE ont été développées dans la population européenne et il en existe deux types : un pour les pays européens à haut risque CV (les pays du Nord et de l'Est) et un pour les pays à bas risque CV dont la France fait partie (essentiellement Europe du Sud et de l'Ouest). Les tables SCORE permettent de calculer un risque absolu (RA) – probabilité de présenter la maladie dans un laps de temps donné – de décès CV à 10 ans chez les patients âgés de 40 à 70 ans. Elles sont disponibles sur Internet (https://www.heartscore.org/fr_FR/access). Les facteurs de risque pris en compte dans ces équations sont : l'âge, le sexe, le tabac, la PAS (ou la prise d'un traitement antihypertenseur), le cholestérol total et le HDL-C. Le risque doit être majoré dans certaines circonstances : antécédents coronariens familiaux précoces, précarité, bas niveau socioéconomique, stress, obésité (IMC > 30 kg/m^2). Les patients âgés de 40 à 70 ans sont classés en quatre niveaux de risque CV : faible, modéré, élevé ou très élevé (tableau 10.3). En général et sauf exceptions, les personnes de moins de 40 ans sont considérées à faible risque CV.

Tableau 10.3 B Les quatre niveaux de risque cardiovasculaire*

Risque cardiovasculaire	
Faible	SCORE < 1 %
Modéré	1 % ≤ SCORE < 5 %
	Diabète* de type 1 ou 2 sans FDRCV ni atteinte d'organe cible
Élevé	5 % ≤ SCORE < 10 %
	Diabète* de type 1 ou 2 : < 40 ans avec au moins 1 FDRCV ou atteinte d'organe cible ≥ 40 ans sans FDRCV ni atteinte d'organe cible
	Insuffisance rénale chronique modérée
	Hypercholestérolémie familiale
	Tension artérielle sévère ≥ 180/110 mmHg
Très élevé	SCORE ≥ 10 %
	Prévention secondaire (maladie cardiovasculaire documentée)
	Diabète* de type 1 ou 2 ≥ 40 ans avec au moins 1 FDRCV ou atteinte d'organe cible
	Insuffisance rénale chronique sévère

*Pour les patients diabétiques, les facteurs de risque cardiovasculaire (FDRCV) à prendre en compte pour les classer dans les différents niveaux de risque sont : antécédent de maladie CV précoce ≤ 55 ans chez apparentés du premier degré de sexe masculin et ≤ 60 ans chez apparentés du premier degré de sexe féminin ; HTA ; tabagisme actif ou sevré < 3 ans ; HDL-C abaissé : < 0,4 g/L chez un homme et < 0,5 g/L chez une femme.

IV. Prévention cardiovasculaire

Ⓐ La prévention CV se fait à deux niveaux, à l'échelon de la population générale (prévention collective) et à l'échelon de l'individu (prévention individuelle).

Sur le plan nutritionnel, la lutte contre les FDRCV passe notamment par la promotion d'un « mode de vie sain » associant des actions sur l'alimentation et sur l'activité physique.

A. Prévention collective

B Elle cible un grand nombre d'individus avec des niveaux d'exposition aux FDRCV très variables. Elle doit donc s'adapter au plus grand nombre. Elle cible en général la prévention primaire. Elle vise à réduire le niveau d'exposition de la population générale aux différents FDRCV modifiables (éviter l'apparition ou limiter l'impact sur la santé du facteur de risque au cours du temps), par des moyens non pharmacologiques, dans le cadre de la politique de santé publique avec des actions nationales ou des collectivités locales : par exemple, les campagnes nationales de lutte contre le tabagisme ou le Programme national nutrition santé (PNNS), les plans locaux de développement des modes de transport doux comme la pratique du vélo, l'utilisation de scores nutritionnels pour classer les aliments comme le **nutriscore**.

1. Alimentation et prévention cardiovasculaire

Ⓐ Une alimentation saine permet de réduire le risque CV en agissant sur (tableau 10.4) :

- les facteurs de risque lipidique, notamment par la réduction des aliments riches en acides gras saturés et la promotion des matières grasses végétales riches en acides gras mono- et polyinsaturés ;
- les facteurs non lipidiques comme la réduction du sel pour le risque d'HTA, la consommation de fruits et légumes riches en antioxydants et en fibres, la consommation de fruits à coque riches en acides gras polyinsaturés et la consommation de poisson, notamment les poissons gras contenant les acides gras oméga-3 – acide eicosapentaénoïque (EPA) et acide docosahexaénoïque (DHA).

Tableau 10.4 Ⓐ **Résumé des recommandations diététiques pour prévenir les maladies cardiovasculaires**

– Fruits ≥ 200 g/jour (2 à 3 portions)
– Légumes ≥ 200 g/jour (2 à 3 portions)
– Fibres 30 à 45 g/jour, préférentiellement issus de produits à grains complets
– Noix, noisettes, fruits à coque 30 g/jour
– Sel < 5 g/jour
– Poisson : 2 fois/semaine avec 1 fois un poisson gras
– Acides gras saturés < 10 % de la ration calorique journalière via le remplacement par des apports en acides gras mono- et polyinsaturés (huile d'olive extra vierge, huile de colza, huile de noix)
– Acides gras trans aussi peu que possible (< 1 % de la ration calorique journalière), préférentiellement sans apports issus des procédures industrielles
– Sodas sucrés et boissons alcoolisées doivent être évités (alcool à limiter à 2 verres/jour et maximum 10 verres/semaine dans le PNNS4)

Le régime de type méditerranéen reprend un grand nombre de recommandations diététiques préconisées. Ces mesures sont intégrées pour la plupart dans les conseils alimentaires du PNNS (voir chapitre 1). Elles sont fondées sur la diversité de la consommation alimentaire, l'absence d'interdits mais une réduction de la quantité ou de la fréquence de consommation de certaines catégories d'aliments considérées comme moins saines. Par ailleurs, les apports énergétiques doivent être ajustés pour prévenir le surpoids et l'obésité, et s'associer à l'éviction de la consommation et/ou à l'exposition au tabac.

B Le fait que la consommation d'alcool soit associée à un abaissement modéré du risque CV ne prouve ni son efficacité, ni sa causalité. Cette association est indépendante du type d'alcool ingéré et les méta-analyses des études observationnelles ne montrent pas de baisse significative de la mortalité CV. Dans tous les cas, la consommation d'alcool est associée à une augmentation de la pression artérielle et de l'IMC.

2. Activité physique et prévention cardiovasculaire

a. Bénéfice de l'activité physique sur la santé cardiovasculaire

A L'activité physique a un rôle bénéfique sur les FDRCV par :

- la diminution de la pression artérielle ;
- l'amélioration du profil lipidique (diminution des triglycérides et augmentation du HDL-C de 20 à 30 %) ;
- la diminution de la graisse viscérale et l'augmentation de la masse musculaire ;
- l'augmentation de la sensibilité à l'insuline ;
- la diminution du stress et des risques psychosociaux.

Elle participe donc à la prévention du surpoids et de l'obésité, du syndrome métabolique, du diabète de type 2 et des dyslipidémies.

L'activité physique est associée à une réduction de la mortalité toutes causes confondues (–30 %), et à une réduction de l'incidence et de la mortalité des maladies CV (–20 à –35 %), dont les maladies coronariennes et les AVC, avec une relation dose–réponse.

Elle améliore également le pronostic fonctionnel dans les coronaropathies, l'insuffisance cardiaque et l'artériopathie des membres inférieurs.

b. Recommandations d'activité physique en population générale

B Les objectifs de promotion de l'activité physique en prévention primaire chez l'adulte, reprise dans le PNNS4, intègrent à la fois :

- au moins 30 min d'activités physiques dynamiques par jour, d'intensité modérée comme de la marche rapide (ou 150 min par semaine pour l'OMS). En plus, il est recommandé de faire deux fois par semaine des activités de renforcement musculaire, d'assouplissement (et d'équilibre pour les plus de 60 ans) ;
- une limitation du temps de sédentarité, en réduisant le plus possible le temps passé en position assise ou allongée (en dehors du sommeil), en pratiquant toutes les 2 h une activité physique de type marche de quelques minutes, par exemple.

B. Prévention individuelle

A Elle peut cibler la prévention primaire ou secondaire.

Le détail de la prise en charge nutritionnelle (alimentation et activité physique) et médicamenteuse spécifique des facteurs de risque, est abordé dans les items suivants :

- prévention primaire par la nutrition chez l'adulte et l'enfant (voir chapitre 1) ;
- modifications thérapeutiques du mode de vie (alimentation et activité physique) chez l'adulte et l'enfant (voir chapitre 2) ;
- dyslipidémies (voir chapitre 9) ;
- diabète (voir chapitre 8) ;
- hypertension artérielle (item 224) ;
- tabac (item 75) ;

- obésité de l'adulte et de l'enfant (voir chapitre 7).

En prévention secondaire des maladies CV, la prescription d'activité physique doit être adaptée à chaque individu et à ses capacités physiques (voir chapitre 2).

C. Prévention cardiovasculaire par les traitements médicamenteux

- Statines : le niveau de preuve de la réduction de la morbimortalité CV par les statines (qui passe par la baisse du LDL-C) est élevé. Une baisse de 0,40 g/L du LDL-C par les statines permet une diminution de 20 % des événements CV. Les autres hypocholestérolémiants – ézétimibe et inhibiteurs de PCSK9 (proprotéine convertase subtilisine/kexine de type 9) – diminuent aussi les événements CV, confirmant que tout moyen thérapeutique de faire baisser le LDL-C est efficace sur la prévention CV.
- Traitements antihypertenseurs : ils permettent une diminution des événements CV, surtout des AVC.
- Traitements antidiabétiques : certains – analogues GLP1 (*glucagon-like peptide-1*), inhibiteurs SGLT2 *(sodium-glucose cotransporter 2)* – ont montré une efficacité dans la prévention des événements CV.
- Antiagrégants plaquettaires : ils n'ont démontré leur efficacité sur la prévention CV qu'en prévention secondaire.

Points clés

La prévention des facteurs de risque et des maladies cardiovasculaires doit inclure des mesures nutritionnelles de promotion d'un « mode de vie sain » en associant des actions sur l'alimentation et sur l'activité physique.

Pour en savoir plus

HeartScore France. Outil interactif d'estimation et gestion du risque cardio-vasculaire. https://www.heartscore.org/fr_FR/access

IV Dénutrition et troubles du comportement

CHAPITRE

11

Amaigrissement à tous les âges

Situations de départ

- **4** Douleur abdominale
- **8** Masse abdominale
- **12** Nausées
- **13** Vomissements
- **17** Amaigrissement
- **21** Asthénie
- **26** Anomalies de la croissance staturo-pondérale
- **27** Chute de la personne âgée
- **30** Dénutrition/malnutrition
- **31** Perte d'autonomie progressive
- **44** Hyperthermie/fièvre
- **35** Douleur chronique
- **45** Hypothermie
- **54** Œdème localisé/diffus
- **61** Syndrome polyuro-polydypsique
- **62** Trouble de déglutition ou fausse route
- **66** Apparition d'une difficulté à la marche
- **74** Faiblesse musculaire
- **86** Escarre
- **94** Troubles du cycle menstruel
- **66** Apparition d'une difficulté à la marche
- **117** Apathie
- **119** Confusion mentale/désorientation
- **123** Humeur triste/douleur morale
- **130** Troubles de l'équilibre
- **131** Troubles de mémoire/déclin cognitif
- **132** Troubles des conduites alimentaires
- **145** Douleur pharyngée
- **150** Limitation de l'ouverture buccale
- **158** Tuméfaction cervicofaciale
- **159** Bradycardie
- **162** Dyspnée
- **170** Plaie
- **171** Traumatisme abdominopelvien
- **172** Traumatisme crânien
- **173** Traumatisme des membres

- **174** Traumatisme facial
- **175** Traumatisme rachidien
- **176** Traumatisme sévère
- **186** Syndrome inflammatoire aigu ou chronique
- **188** Découverte de bacilles acido-alcoolo-résistants (BAAR) sur un crachat
- **194** Analyse du bilan thyroïdien
- **203** Élévation de la protéine C-réactive (CRP)
- **211** Hypoprotidémie
- **266** Consultation de suivi d'un patient polymédiqué
- **267** Consultation de suivi d'un patient polymorbide
- **274** Prise en charge d'un patient présentant une tuberculose bacillifère
- **276** Prise en charge d'un patient en décubitus prolongé
- **286** Consultation de suivi et éducation thérapeutique d'un patient BPCO
- **287** Consultation de suivi et éducation thérapeutique d'un patient insuffisant cardiaque
- **288** Consultation de suivi et traitement de fond d'un patient dépressif
- **290** Suivi d'un patient en insuffisance rénale chronique
- **293** Consultation de suivi addictologie
- **295** Consultation de suivi gériatrique
- **296** Consultation de suivi pédiatrique
- **297** Consultation du suivi en cancérologie
- **298** Consultation et suivi d'un patient ayant des troubles cognitifs

Items, objectifs pédagogiques, hiérarchisation des connaissances

ITEM 251 – Amaigrissement à tous les âges

Rang	Rubrique	Intitulé	Descriptif
B	Prévalence, épidémiologie	Connaître les quatre principaux mécanismes responsables d'un amaigrissement	Diminution des ingesta, augmentation des dépenses, malabsorption et/ou maldigestion, pertes caloriques et/ou protéiques
B	Éléments physiopathologiques	Connaître les quatre principales causes d'un amaigrissement	Causes organiques, psychiatriques, socioenvironnementales, iatrogènes
B	Éléments physiopathologiques	Savoir porter le diagnostic positif et différentiel d'un amaigrissement	
A	Diagnostic positif	Connaître les signes d'une diminution des ingesta	
B	Diagnostic positif	Connaître les signes cliniques évocateurs d'une malabsorption	Aspect des selles
B	Diagnostic positif	Savoir prescrire les examens de dépistage d'une malabsorption	
A	Diagnostic positif	Connaître le raisonnement diagnostique devant un amaigrissement	

A L'amaigrissement est un symptôme extrêmement fréquent. Il est parfois associé à d'autres symptômes mais peut aussi constituer le seul point d'appel. La cause d'un amaigrissement pouvant être une maladie grave et les conséquences d'un amaigrissement aboutissant à une dénutrition si l'amaigrissement se poursuit, il est important devant tout amaigrissement d'avoir une démarche diagnostique rigoureuse. Outre l'interrogatoire, il est impératif d'avoir une **pesée fiable** du patient.

Chez l'enfant, un ralentissement de la courbe de croissance peut précéder la stagnation ou la perte pondérale : une enquête étiologique spécifique (notamment à la recherche de pathologies digestives organiques, de troubles de l'oralité ou des conduites alimentaires) doit être réalisée en milieu pédiatrique.

Chez le sujet âgé, l'amaigrissement est souvent dépressif (isolement par ex.), avec réduction des apports alimentaires, mais doit impérativement faire rechercher une pathologie organique sévère (notamment néoplasique ou inflammatoire), du fait du risque majeur de dénutrition.

La prise en charge nutritionnelle d'un amaigrissement devra toujours s'accompagner du traitement de la cause, ce qui peut, dans les cas les moins sévères, être suffisant si le diagnostic étiologique est assez précoce.

I. Définition et diagnostic différentiel

A. Définition

perte de masse intra c R

L'amaigrissement est une perte de poids. Mais toute perte de poids n'est pas forcément un amaigrissement. L'amaigrissement témoigne d'un déséquilibre entre les apports et les dépenses énergétiques, il correspond à une perte de masse intracellulaire répartie harmonieusement ou pas dans le corps.

B. Diagnostic différentiel

B La perte de poids secondaire à un mouvement hydrique (fonte d'œdème des membres inférieurs, ponction d'ascite, déshydratation, etc.) ou celle secondaire à l'ablation d'un tissu (amputation, exérèse d'une importante tumeur, etc.) ou à un accouchement n'est pas un amaigrissement.

L'amaigrissement doit aussi être distingué de la maigreur. On peut être maigre sans avoir maigri, c'est principalement le cas de la maigreur constitutionnelle. Il s'agit d'une situation dans laquelle le poids est, et a toujours été, bas et reste stable. Toutefois l'indice de masse corporelle (IMC) est supérieur à 16. La masse grasse est abaissée (< 10 % chez l'homme et < 15 % chez la femme) et un caractère familial est fréquent. Il n'y a pas de retentissement pathologique physique notable.

II. Physiopathologie

A. Quatre principaux mécanismes responsables d'un amaigrissement

La démarche diagnostique est guidée par la connaissance des mécanismes physiopathologiques entraînant un amaigrissement, et par un examen clinique complété au besoin par des examens paracliniques.

Un amaigrissement étant toujours lié à un déséquilibre entre les entrées énergétiques et les sorties énergétiques, il existe quatre mécanismes physiopathologiques, parfois intriqués, pouvant conduire à un amaigrissement :

- la diminution des ingesta (apports alimentaires) est la cause la plus fréquente. Elle est parfois spontanément reconnue par les patients (perte d'appétit, trouble de la déglutition, du goût, de l'odorat, troubles digestifs…), parfois elle est niée (troubles des conduites alimentaires) ou méconnue (dépression, trouble de la conscience, polymédication). Même lorsqu'elle est présente, il convient de rechercher les autres mécanismes qui peuvent être associés ;

- la malabsorption (maladie cœliaque, résection ou maladie inflammatoire de l'intestin grêle) et/ou la maldigestion (gastrectomie, insuffisance pancréatique exocrine notamment par pancréatite chronique) s'accompagnent généralement de signes digestifs (voir plus loin) ;
- une augmentation des dépenses énergétiques. La dépense énergétique totale d'un adulte à l'état stable correspond à la somme des trois composantes suivantes : métabolisme de repos (60 à 75 %), thermogenèse postprandiale (c'est-à-dire le coût énergétique de la digestion : 10 %) et activité physique (15 à 30 %). Mais de multiples circonstances sont susceptibles d'augmenter la dépense énergétique totale :
  - la thermorégulation (frisson sudation),
  - les maladies aiguës (réactions inflammatoires, lutte contre l'infection, douleur) ou chroniques, bénignes ou malignes, certains de leur traitement (chirurgie, chimiothérapie, radiothérapie),
  - les phénomènes de réparation et de cicatrisation (très coûteux énergétiquement dans le cas des brûlures étendues ou de chirurgie lourde) ;
- des pertes caloriques et/ou protéiques (glycosurie, syndrome néphrotique, lésions cutanées étendues, entéropathies exsudatives).

B. Quatre principales causes d'un amaigrissement

Il existe quatre grandes causes génériques d'amaigrissement (qui ne sont pas mutuellement exclusives et peuvent donc être associées) :

- organique : un très grand nombre de maladies organiques s'accompagnent d'amaigrissement. Les mécanismes physiopathologiques sont indiqués plus haut ;
- psychiatrique : l'amaigrissement dans ce cas est fréquemment lié à une baisse des ingesta, parfois à une augmentation de l'activité physique ou à l'existence de manœuvres de purges (vomissements, prise de laxatifs ou plus rarement de diurétiques) ;
- socio-environnementale : amaigrissement lié à une difficulté d'accès aux aliments (famine, guerre, pauvreté) ou à une négligence vis-à-vis de l'alimentation (addiction, solitude) ; la distinction avec les causes psychiatriques est parfois difficile à faire ;
- iatrogène : de nombreux médicaments sont susceptibles de diminuer l'appétit (chimiothérapie, morphinique, antidépresseurs, etc.). La polymédication est aussi une cause d'amaigrissement, par effet direct de certains médicaments sur les centres de la faim et par effet indirect, le volume (avec les boissons nécessaires à la prise *per os*) pouvant entraîner une satiété précoce. Enfin, les mises à jeun itératives et les repas sautés en raison d'examens paramédicaux sont aussi une cause d'amaigrissement durant une hospitalisation.

En dehors de ces causes involontaires et non psychiatriques, l'amaigrissement peut être volontaire. Le mécanisme impliqué est habituellement une baisse des ingesta avec ou sans augmentation de l'activité physique, que cela soit motivé par des raisons médicales (traitement des maladies de surcharge), esthétiques, revendicatrices (grève de la faim). L'amaigrissement secondaire à la chirurgie bariatrique de l'obésité est lié à une diminution des ingesta (anneau gastrique et gastrectomie longitudinale) et pour certains montages chirurgicaux à une malabsorption digestive (*bypass* gastrique).

III. Clinique, anamnèse et paraclinique

A. Affirmer l'amaigrissement

A La pesée doit faire partie systématiquement de tout examen clinique et est indispensable pour objectiver l'amaigrissement et son caractère évolutif. Elle est particulièrement recommandée aux âges extrêmes de la vie (enfants, personnes âgées) et au cours des maladies chroniques, notamment en cas de pathologie néoplasique. À domicile ou en institution, chez un sujet stable, une pesée est recommandée mensuellement.

À l'hôpital, il faut peser les patients : à l'admission, puis au minimum de façon hebdomadaire.

La pesée doit se faire sur une balance de qualité médicale dont la fiabilité est contrôlée. La pesée se fait en sous-vêtements, vessie vide. Le poids comme la taille du patient doivent être notifiés dans le dossier médical.

L'amaigrissement est habituellement exprimé en pourcentage de poids habituel (poids avant le début de la maladie). En l'absence de poids antérieur disponible, le changement de taille des vêtements, le tour de ceinture et/ou des photographies antérieures peuvent aider le praticien.

On peut maigrir tout en gardant un poids dans les limites de la normale (amaigrissement d'une personne en surpoids). Cependant, conformément aux recommandations de la Haute Autorité de santé (HAS, 2019), une perte de poids ≥ 5 % en 1 mois, ≥ 10 % en 6 mois ou ≥ 10 % par rapport au poids habituel avant le début de la maladie constitue un critère phénotypique de dénutrition (voir chapitre 12). On considère qu'un amaigrissement involontaire ou provoquée de 5 kg est toujours significatif chez l'adulte.

Chez l'enfant, il est indispensable d'analyser des courbes de poids et de taille pour l'âge à la recherche d'une cassure pondérale associée ou non à une cassure staturale (perte de plus de 2 déviations standard en poids).

B. Évaluer les ingesta

La diminution des ingesta est par définition une baisse des apports alimentaires par rapport à la situation habituelle. Durant l'interrogatoire, la diminution des ingesta est parfois reconnue par les patients ou par leur entourage. Parfois, sans reconnaître véritablement une baisse des ingesta, le patient admet une baisse de l'appétit.

On considère qu'il existe une baisse des ingesta, s'il existe un déficit entre les ingesta et les besoins estimés pour un individu donné.

Les ingesta peuvent être :

- calculés par un diététicien au cours d'une enquête diététique rétrospective des ingesta de la veille, voire des 3 à 7 derniers jours. Mais cette méthode est chronophage ;
- estimés à l'aide d'une une échelle visuelle ou verbale analogique (EVA) évaluant les ingesta de la veille (de 0 – « je n'ai rien mangé du tout » à 10 – « j'ai mangé normalement » ; fig. 11.1). Cet outil simple est habituellement bien corrélé aux ingesta réels. Cette méthode peut être utilisée au domicile comme à l'hôpital ;
- estimés en hospitalisation ou en institution de façon semi-quantitative par le personnel qui débarrasse les plateaux-repas du patient (a tout mangé soit 1800 à 2000 kcal/jour, a mangé plus de la moitié soit > 1000 kcal/jour, à manger moins de la moitié soit < 1000 kcal/jour, n'a rien mangé du plateau ou est à jeun soit 0 kcal/jour), sachant que la ration calorique totale moyenne délivrée sur la journée est variable d'un établissement à l'autre et qu'elle n'atteint pas toujours 1800 à 2000 kcal/jour.

En cas de troubles des conduites alimentaires, la diminution des ingesta est parfois farouchement niée. Il faudra alors vérifier s'il n'y a pas de dissimulation des aliments ou d'action purgative (vomissements notamment).

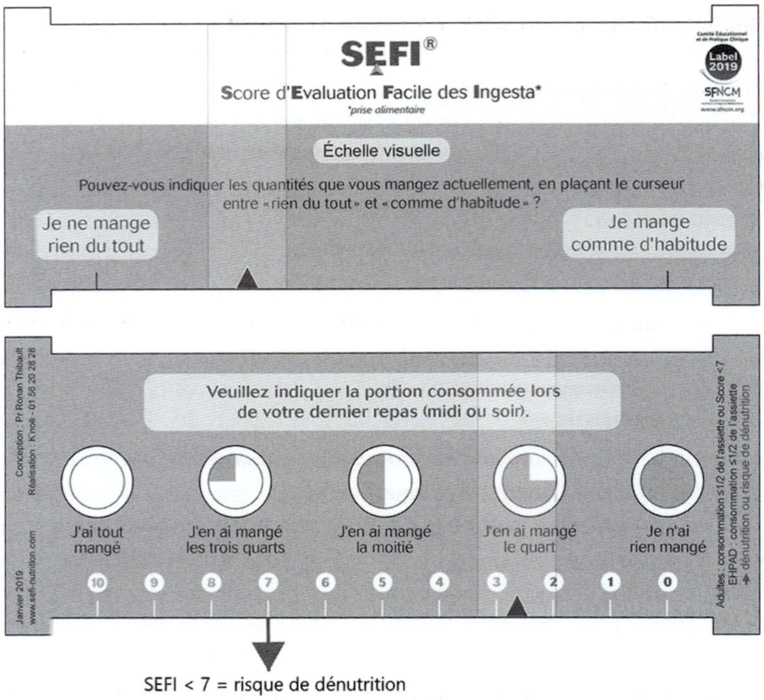

Fig. 11.1. Ⓐ **Outil d'évaluation de la prise alimentaire.**
(Source : © Société francophone de nutrition clinique et métabolisme (SFNCM), https://www.sefi-nutrition.com)

C. Chercher des signes évocateurs d'une malabsorption et/ou maldigestion

Ⓑ La malabsorption et/ou la maldigestion se manifestent habituellement par des selles :

- trop fréquentes (> 3/jour) et/ou abondantes (> 300 g/jour) ;
- de consistances molles ou liquides et/ou grasses (stéatorrhée clinique) ;
- survenant le plus souvent dans un contexte d'inconfort digestif et de douleurs abdominales.

Dans ces situations, l'amaigrissement sera fréquemment aggravé par la diminution des ingesta que s'imposent les patients afin d'améliorer leurs symptômes.

Au-delà de ces signes, c'est le contexte qui permet le plus souvent d'évoquer ou de suspecter l'existence d'une malabsorption et/ou d'une maldigestion :

- la maladie cœliaque, ou intolérance au gluten, est la cause la plus fréquente de malabsorption intestinale : elle se manifeste par des douleurs abdominales et des diarrhées lors de la prise d'aliments contenant du gluten et s'améliore à l'exclusion de ceux-ci ;
- la maladie de Crohn en poussée, du fait de l'accélération du transit intestinal et/ou d'une atteinte plus ou moins diffuse sur le tube digestif qu'elle provoque, est également une cause de malabsorption. En cas d'atteinte sévère, il peut s'y associer une perte de protéines dans la lumière intestinale (entéropathie exsudative) ;
- les diarrhées chroniques (> 300 g de selles/jour depuis plus de 1 mois), qu'elles soient d'origine infectieuse, tumorale (notamment par tumeur neuro-endocrine) ou postchirurgicale par résection du grêle (syndrome du grêle court) ;
- la mucoviscidose, la pancréatite chronique et les antécédents de chirurgie pancréatique provoquent des selles grasses, molles ou liquides, témoignant de l'insuffisance pancréatique organique exocrine ;

- selles grasses, molles ou liquides, en cas de court-circuit du passage duodénal à l'origine d'une insuffisance pancréatique fonctionnelle après une gastrectomie totale (anastomose œsojéjunale) ou un *bypass* gastrique. En cas de gastrectomie, il faut tenir compte de l'anorexie liée à la diminution de sécrétion de ghréline par la paroi gastrique et à l'existence de troubles fonctionnels (syndrome du petit estomac et *dumping syndrome*) ;
- un obstacle à l'excrétion de bile d'origine lithiasique ou tumorale qui entraîne un ictère franc et des selles décolorées (graisses non solubilisées en l'absence d'acides biliaires) ;
- la pullulation microbienne intestinale provoque une déconjugaison des selles biliaires et donc de la solubilisation micellaire des graisses. Elle peut être la conséquence d'une ou plusieurs sténoses partielles (par entérite radique, maladie de Crohn, sténose anastomotique), d'un court-circuit digestif, d'une anse intestinale borgne ou d'une maladie neuromusculaire digestive ;
- l'ischémie mésentérique doit être évoquée devant des douleurs post-prandiales (entraînant une réduction nette des ingesta) avec ou sans contexte vasculaire connu ;
- les chimiothérapies antitumorales qui détruisent les cellules à renouvellement rapide constituant la muqueuse intestinale et provoquent des douleurs abdominales, de la diarrhée et une mucite dont l'expression clinique est principalement oropharyngée (aphtes et ulcérations).

D. Compléter la recherche anamnestique et faire l'examen clinique

Ⓐ L'enquête étiologique, qui fait suite à une anamnèse soigneuse, doit s'efforcer de trouver la (les) cause(s), en particulier une (des) cause(s) organique(s). En effet, même un contexte psychologique semblant au premier examen pouvoir expliquer l'amaigrissement ne doit pas dispenser de la recherche d'une étiologie organique sous-jacente.

L'interrogatoire cherche des éléments en faveur d'un ou de plusieurs des quatre mécanismes et des quatre causes d'amaigrissement (voir plus haut). Il fait préciser au patient le mode d'installation de l'amaigrissement. Il recherche :

- les antécédents médicaux (défaillance d'organe, pathologie cancéreuse…) et chirurgicaux en particulier digestifs ;
- la prise de médicaments (notamment à visée digestive, métabolique ou neuropsychologique) et la polymédication (en particulier chez le sujet âgé) ;
- l'existence d'addictions – alcool, tabac, drogues, médicaments (extraits thyroïdiens, anorexigènes et divers coupe-faim) – qui peuvent restées inavouées et cachées ;
- d'éventuelles modifications du contexte familial (veuvage) et/ou socioprofessionnel (perte d'emploi), l'existence d'un syndrome dépressif… ;
- l'existence d'un état psychologique ou psychiatrique prédisposant à l'amaigrissement (anorexie, dépression, etc.).

On cherche des facteurs étiologiques/aggravants : troubles digestifs (troubles de la déglutition, dysphagie, nausées et vomissements, constipation et syndrome occlusif, diarrhée, douleur), tachycardie, dyspnée, fièvre, hyperactivité, polyurie avec polydipsie (diabète insulinopénique, notamment de type 1 auto-immun).

L'existence d'un amaigrissement inexpliqué justifie également la réalisation d'un examen clinique complet à la recherche notamment :

- de signes évocateurs de pathologie maligne ou évolutive : palpation abdominale et des aires ganglionnaires, toucher pelvien, splénomégalie et hépatomégalie, fièvre ;
- de signes de retentissement de l'amaigrissement : asthénie, constipation, hypotension artérielle, bradycardie < 50 battements/min, hypothermie, anomalies du cycle menstruel, hypoglycémies symptomatiques (notamment quand IMC < 13), ralentissement psychomoteur ;

- d'une altération de la force (mesure de la force de préhension avec un dynamomètre ou *hand grip*) et/ou de la fonction musculaire (vitesse de marche sur 4 m) définissant la sarcopénie ;
- de la présence d'œdèmes des membres inférieurs pouvant traduire une hypoalbuminémie et une dénutrition protéique sévère ;
- d'une pathologie de la cavité buccale (mauvais état dentaire, candidose oropharyngée, etc.) et de la déglutition ;
- d'une anomalie de l'examen neurologique : abolition des réflexes ostéotendineux, troubles moteurs et/ou sensitifs, atteinte cognitive.

E. Paraclinique

1. Bilan paraclinique initial

B Il doit être orienté par l'examen, les données anamnestiques et cliniques.

Devant un amaigrissement involontaire isolé sans orientation, il convient d'effectuer en première intention les examens décrits dans le tableau 11.1.

Tableau 11.1 B Examens paracliniques à pratiquer devant un amaigrissement involontaire isolé sans orientation

Examens biologiques	Hémogramme, plaquettes CRP Ionogramme, créatinémie, calcémie Glycémie Albumine et transthyrétine Bilan hépatique (transaminases, phosphatases alcalines, γ-GT) TSH ultrasensible IDR à la tuberculine Sérologie VIH Examen de la bandelette urinaire
Imagerie	Radiographie thoracique (ou scanner thoracique) Scanner (ou échographie) abdominopelvien Radiocinéma de la déglutition (sujet âgé ou pathologies neurologiques)

γ-GT : gamma-glutamyl transpeptidase ; CRP : *C-reactive protein* ; IDR : intradermoréaction ; TSH : *thyroid-stimulating hormone* ; VIH : virus de l'immunodéficience humaine.

2. Examen de dépistage et de diagnostic d'une malabsorption et/ou d'une maldigestion

Il doit également être orienté par l'examen, les données anamnestiques et cliniques.

On cherche des signes de malabsorption et/ou de maldigestion fournis par l'étude :

- des selles et du transit :
  - poids des selles sur 3 jours (diarrhée si > 300 g/jour chez l'adulte),
  - temps de transit au rouge carmin (accéléré si première selle rouge < 8 h après la prise),
  - étude de la stéatorrhée (> 7 g de graisses/jour dans les selles atteste de leur malabsorption),
  - élastase fécale (abaissée en cas d'insuffisance pancréatique exocrine indépendamment de la prise d'extraits pancréatiques par voie orale),
  - coproculture (à la recherche de bactéries pathogènes, de *Clostridium difficile* et de ses toxines) et parasitologie (ténia, protozoaires…),

   - calprotectine fécale témoignant d'une inflammation intestinale (en particulier en cas de maladie inflammatoire chronique de l'intestin [MICI]),
   - augmentation de la clairance de l'α1-antitrypsine à la recherche d'une entéropathie exsudative associée témoignant d'une perte excessive de protéines plasmatiques par le tube digestif (nécessite la collection des selles 3 jours + un dosage plasmatique);
- du bilan sanguin :
   - formule leucocytaire à la recherche d'une hyperéosinophilie (compatible avec une parasitose digestive à nématode),
   - test au D xylose (une diminution de la xylosémie 2 h après son absorption signe une malabsorption des sucres),
   - sérologie de maladie cœliaque (recherche d'anticorps antitransglutaminases de classe IgA),
   - carences :
      - martiale (ferritine),
      - vitaminique hydrosoluble (B12, folates) en cas de pathologie gastrique ou iléale,
      - liposoluble (A, E, taux de prothrombine et facteur V) en cas de stéatorrhée,
   - dosage de la citrulline plasmatique (un acide aminé non protéique exclusivement fabriqué par les entérocytes et témoignant de la masse entérocytaire fonctionnelle),
   - hypoalbuminémie témoignant de la sévérité de la situation;
- de l'endoscopie digestive :
   - endoscopie haute avec biopsie duodénale à la recherche d'une atrophie villositaire (maladie cœliaque),
   - coloscopie avec iléoscopie et biopsies étagées à la recherche d'une MICI,
   - vidéocapsule en cas de négativité des autres explorations endoscopiques;
- de la radiologie digestive (entéro-IRM et scanner abdominopelviens à la recherche d'une MICI);
- du test respiratoire à l'hydrogène après ingestion de glucose à la recherche d'une pullulation microbienne.

IV. Raisonnement diagnostique en cas d'amaigrissement

A L'amaigrissement peut être secondaire à une pathologie connue. Dans ce cas, il convient d'en comprendre le mécanisme pour mieux prévenir ou traiter la dénutrition. La persistance de l'amaigrissement malgré un traitement de la cause initialement reconnue devra faire rechercher une autre cause de l'amaigrissement.

Lorsque l'amaigrissement n'est pas rattaché à une pathologie préalablement connue, il faut s'acharner à en trouver la cause. Les étiologies d'un amaigrissement étant particulièrement nombreuses, le raisonnement diagnostique est fondé sur l'interrogatoire et l'examen clinique à la recherche des signes évocateurs des quatre mécanismes et quatre causes (voir plus loin). Une démarche diagnostique est proposée sur la figure 11.2 et des éléments d'orientation sont indiqués dans le tableau 11.2. En dehors de la quantification des apports alimentaires, les signes digestifs doivent être particulièrement recherchés par l'interrogatoire.

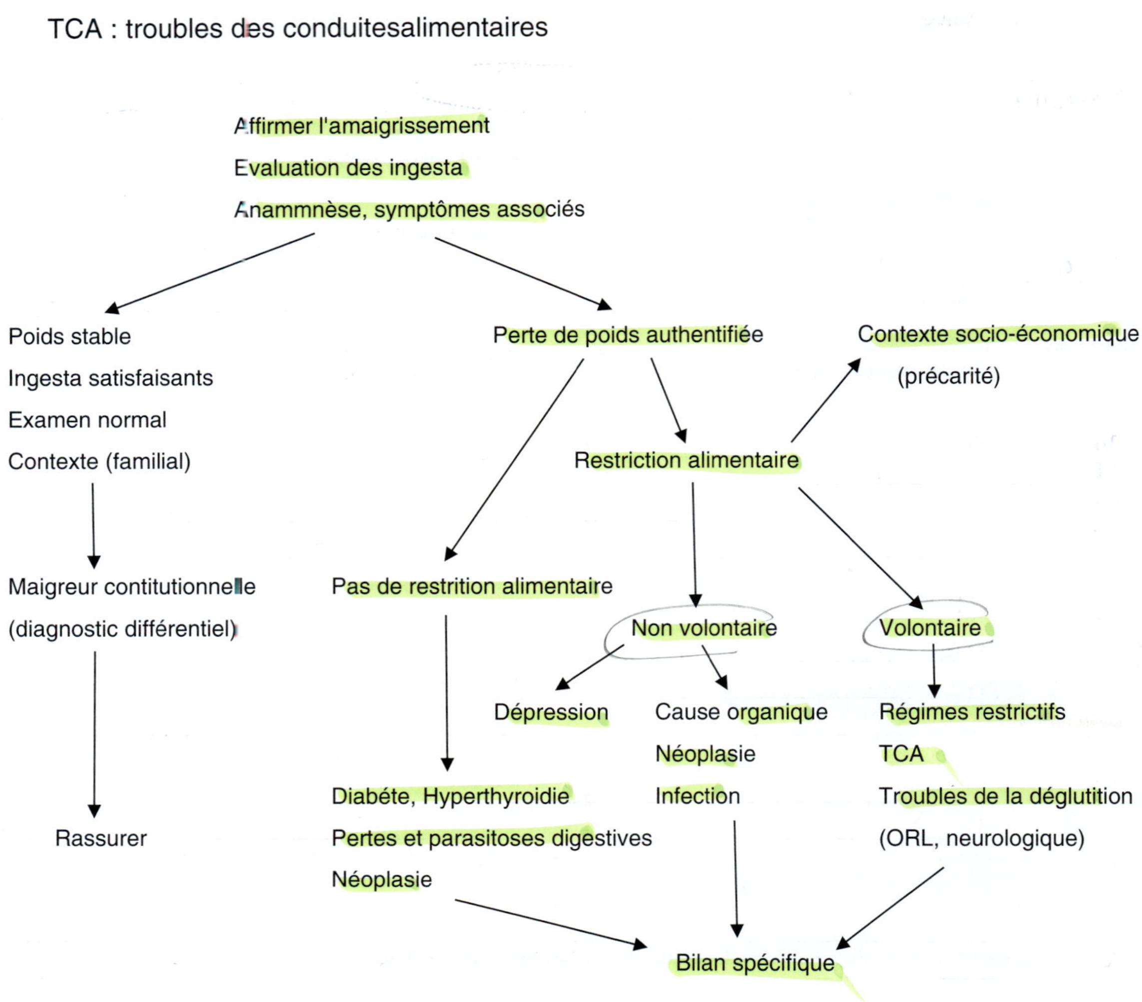

Fig. 11.2. Ⓐ **Démarche diagnostique en cas d'amaigrissement.**

Tableau 11.2 Ⓑ **Principales grandes causes (par pathologies ou contextes) d'amaigrissement et éléments d'orientation diagnostique**

Causes	Diagnostic
ORGANIQUES	
Affections néoplasiques	
Mécanismes multiples anorexie, production de cytokines, douleurs, syndrome dépressif, difficulté à s'alimenter, etc.	Cancers en particuliers digestifs et ORL à rechercher
Malabsorption ou maldigestion	
Étiologies nombreuses : insuffisance pancréatique ou hépatobiliaire, maladie cœliaque, maladie de Crohn, résection ou court-circuit digestif, parasitoses, etc.	Clinique : selles abondantes, grasses et/ou diarrhéiques
Maladies inflammatoires de l'intestin	
Maladie de Crohn et rectocolite hémorragique	Clinique : douleurs abdominales, diarrhée, rectorragies, syndrome de Koenig (Crohn), asthénie, anorexie
Maladies neurologiques sévères	
Maladie de Parkinson, sclérose en plaques, accident vasculaire cérébral, démence, etc.	Clinique : dépression, fausses routes, dysphagie/troubles de la déglutition, troubles de la motricité gastrique et intestinale
Maladies infectieuses	

(Suite)

Tableau 11.2 Suite

Causes	Diagnostic
Tuberculose	Clinique : amaigrissement progressif, adénopathies, syndrome inflammatoire Intradermoréaction positive
État septique prolongé ou chronique, infection par le VIH	Clinique : amaigrissement possible en dehors de toute infection opportuniste
Endocrinopathies et maladies métaboliques	
Hyperthyroïdie (hypermétabolisme avec fonte musculaire)	Clinique : thermophobie, palpitations, tremblements, diarrhée Biologie : TSH effondrée, T4L élevée
Diabète décompensé (déshydratation par polyurie osmotique)	Clinique : syndrome polyuro-polydipsique Biologie : glycémie élevée, glycosurie
Hyperparathyroïdie (polyuro-polydipsie par hypercalcémie)	Clinique : asthénie, somnolence, anorexie Biologie : hypercalcémie
Phéochromocytome (élévation des catécholamines)	Clinique : céphalées, palpitations, sueurs, HTA
Insuffisance antéhypophysaire	Clinique et biologie selon l'atteinte des différents axes
Insuffisance surrénalienne	Clinique : amyotrophie, mélanodermie (IS périphérique), asthénie, hypotension
Maladies de système	
Sarcoïdose, lupus, maladie de Horton, etc.	Maladie de Horton : biopsie artère temporale
Défaillance d'organe	
Insuffisance cardiaque	Clinique : perte de poids parfois masquée par les œdèmes, de mauvais pronostic
Insuffisance respiratoire	
Insuffisance rénale	Clinique : perte de poids parfois masquée par les œdèmes, de mauvais pronostic
Anomalies de la cavité buccale	
Édentation, prothèse inadaptée, candidose buccale, etc.	Examen systématique
PSYCHIATRIQUES	
Anorexie mentale et autres troubles des conduites alimentaires	Triade clinique : anorexie, amaigrissement, aménorrhée (critère non obligatoire : à interpréter selon un éventuel traitement hormonal)
Syndrome dépressif	Clinique : anorexie, amaigrissement Repli sur soi, tristesse
SOCIO-ENVIRONNEMENTALES	
Contexte de précarité et isolement	Sans domicile fixe, pauvreté des ressources économiques, solitude
Alcoolisme et toxicomanie	Clinique : amaigrissement expliqué par l'anorexie et les carences nutritionnelles, penser à rechercher une néoplasie induite par l'alcool
IATROGENES	
Médicaments : fréquents chez le sujet âgé polymédiqué	À l'origine de troubles digestifs (ex. : diarrhées aux biguanides, épigastralgies avec les AINS) ou retentissant sur l'appétit (ex. : morphiniques et antidépresseurs)
Traitements adjuvants du cancer, chimiothérapie, radiothérapie	À l'origine de : dysgueusie, dysosmie, mucite, xérostomie, troubles digestifs
Régimes trop stricts et/ou injustifiés	Le régime « sans sel » strict très anorexiant n'est qu'exceptionnellement indiqué
Chirurgie en particulier ORL et digestive	Douleur, complications postopératoires
Jeûne iatrogène	Avant un examen paramédical ne le justifiant pas et jeûne nocturne prolongé à l'hôpital entre le souper et le petit déjeuner

AINS : anti-inflammatoire non stéroïdien ; HTA : hypertension artérielle ; IS : insuffisance surrénale ; T4L : thyroxine libre ; TSH : *thyroid-stimulating hormone* ; VIH : virus de l'immunodéficience humaine.

A. Amaigrissement avec restriction alimentaire non volontaire

neuro
infl(xc)
infl
néoplasie prof
métabo

1. Amaigrissement en l'absence de signes dépressifs

C'est la situation la plus fréquente, qui ouvre le plus de possibilités diagnostiques et dont la détermination de l'étiologie est parfois difficile.

L'existence d'une **fièvre** oriente vers une pathologie infectieuse, inflammatoire ou un cancer. Si la fièvre, quels qu'en soient les caractères sémiologiques, dure au-delà de 3 semaines, le bilan devra être approfondi. On recherchera une **tuberculose**, une infection par le VIH, une endocardite infectieuse subaiguë (avec le piège des endocardites à hémocultures négatives).

La fièvre peut également accompagner une maladie inflammatoire, comme une vascularite (notamment la **maladie de Horton chez le sujet âgé**), un lupus érythémateux aigu disséminé, une sarcoïdose, une maladie de Behçet ou une maladie de Still de l'adulte.

Par ailleurs, certains cancers peuvent se traduire par un **amaigrissement fébrile**. C'est le cas notamment des lymphomes, des hémopathies d'une manière générale et de certaines tumeurs solides (rein, foie).

L'absence de fièvre vérifiée et contrôlée doit faire évoquer une néoplasie profonde, souvent digestive (pancréas, estomac, etc.), pour laquelle la symptomatologie peut être pauvre. Une maladie inflammatoire, digestive ou non, est également possible.

Plus rarement, il peut s'agir d'une cause métabolique (hypercalcémie, insuffisance surrénalienne haute ou basse, hypersécrétion de catécholamines…) ou d'une atteinte neurologique (maladie de Parkinson, sclérose latérale amyotrophique, démence sénile ou vasculaire, etc.) dont l'évolution parfois lente peut laisser l'amaigrissement au premier plan.

2. Amaigrissement avec signes dépressifs

Un syndrome dépressif doit être évoqué comme cause de la perte de poids, tout en sachant que toute dénutrition, quelle qu'en soit la cause, peut s'accompagner d'un état dépressif plus ou moins important. Il s'agit donc d'un diagnostic d'exclusion qui nécessite au préalable la recherche d'une cause organique.

B. Amaigrissement avec restriction alimentaire volontaire

1. Régimes restrictifs

Il convient de rapidement éliminer les amaigrissements volontaires survenant dans ce cadre, sachant qu'un régime qui marche « trop bien » peut témoigner de l'existence d'une pathologie sous-jacente méconnue.

2. Anorexie mentale et troubles des conduites alimentaires

L'anorexie mentale restrictive et les troubles des conduites alimentaires (TCA) s'accompagnent d'une restriction alimentaire mais celle-ci est le plus souvent minimisée, voire totalement niée par le patient (voir chapitre 14). Dans le contexte d'une femme jeune à bilan biologique longtemps normal, il s'agit de la première cause d'amaigrissement.

Dans ces situations, l'hyperactivité fréquente contraste avec la maigreur caricaturale et le maintien d'un tonus musculaire normal, sauf dans les formes très sévères (IMC < 13). Dans les formes mixtes, avec **crise de boulimie et vomissements** ou **prise de purgatifs**, il existe, associé à la dénutrition, un tableau biologique d'alcalose hypokaliémique et hypochlorémique avec chlorurie effondrée. L'aménorrhée associée est évocatrice mais ne fait plus partie des critères obligatoires, beaucoup de patientes ayant une prescription de traitement hormonal.

Le déni des troubles (avec dysmorphophobie par anomalie de perception du schéma corporel) et le refus de considérer un objectif pondéral dans les limites habituelles de la normale confirment le diagnostic. Cependant, on n'hésitera pas à rechercher une pathologie organique sous-jacente en cas de point d'appel.

3. Amaigrissement avec symptomatologie stomatologique, ORL ou digestive

Une dysgeusie, une odynophagie, une dysphagie aux solides, des troubles de la déglutition, des fausses routes, des troubles dyspeptiques hauts peuvent conduire le malade à restreindre volontairement son alimentation. Un **examen ORL** approfondi et/ou une **endoscopie digestive haute** (gastroscopie) sont alors indispensables à la recherche d'une lésion, notamment néoplasique si le patient a une intoxication alcoolo-tabagique. Une **coloscopie** peut s'avérer nécessaire en cas de signes digestifs bas.

Les douleurs abdominales et les diarrhées sont les premières causes d'amaigrissement par restriction de l'alimentation chez les patients ayant une pancréatite chronique (le plus souvent sur terrain alcoolo-tabagique) ou une maladie de Crohn (dans ce cas, la *C-reactive protein* est fréquemment élevée).

C. Amaigrissement sans restriction alimentaire, voire avec hyperphagie

Ce contexte est le moins fréquent. Les ingesta sont normaux ou élevés, il n'y a pas d'anorexie et l'hyperphagie, inconstante, est un mécanisme adaptatif de compensation à l'amaigrissement.

Différentes causes sont à évoquer :

- les causes endocriniennes :
  - diabète insulinopénique : recherche d'une polyurie et d'une polydipsie complétée par un examen des urines à la bandelette réactive. Sa survenue au-delà de 50 ans peut être la conséquence d'une pancréatite chronique, mais nécessite la recherche d'un cancer du pancréas (faire réaliser un scanner abdominal),
  - **hyperthyroïdie** (TSH effondrée) : le diagnostic peut être évoqué à l'examen clinique devant un tableau de maladie de Basedow (exophtalmie, tachycardie, diarrhée, etc.), à moins qu'il ne s'agisse d'un nodule thyroïdien sécrétant,
  - plus rarement, phéochromocytomes, maladie d'Addison (insuffisance corticosurrénale) ou insuffisance antéhypophysaire ;
- les causes digestives (dans ce cadre les ingesta peuvent cependant être abaissés) :
  - parasitoses digestives avec des signes digestifs qui peuvent être minimes ou inapparents ; hyperéosinophilie inconstante en cas d'infestation digestive par un nématode. La présence d'anneaux dans les selles est également inconstante en cas de tænia,
  - résections intestinales étendues du grêle (syndrome de grêle court).
- la néoplasie (toujours y penser dans ce contexte).

V. Conclusion

Le bilan diagnostique orienté permet habituellement un diagnostic étiologique en présence d'un amaigrissement. Il importe par ailleurs d'apprécier les conséquences de ce dernier (carences et dénutrition).

Dans 20 % des cas environ, aucune cause à l'amaigrissement n'est retrouvée après un premier bilan. Il est par conséquent indispensable de mettre en place un suivi régulier qui permette de :

- réexaminer régulièrement le malade à la recherche de signes nouveaux et répéter/compléter le bilan étiologique en fonction (toujours penser à la néoplasie);
- constater la stabilité ou l'amélioration du poids lorsque l'étiologie est bénigne ou psychologique.

Points clés

- L'amaigrissement est une notion dynamique, ce qui permet d'exclure la maigreur constitutionnelle. Il s'exprime en pourcentage de perte de poids par rapport au poids habituel (avant la maladie).
- Les quatre mécanismes principaux responsables d'un amaigrissement sont : la diminution des ingesta, la malabsorption, l'augmentation des dépenses énergétiques et l'existence de pertes caloriques et/ou protéiques.
- Les quatre causes principales d'un amaigrissement sont : organique, psychiatrique, socioenvironnementals et iatrogène.
- L'amaigrissement s'affirme par l'interrogatoire, la pesée et l'examen clinique. L'évaluation des ingesta par une échelle visuelle ou verbale analogique (EVA) doit également être réalisée en routine.
- Il existe trois grands cadres pour l'orientation diagnostique :
  - l'amaigrissement avec restriction alimentaire non volontaire, sans ou avec signes dépressifs, faisant notamment rechercher une pathologie infectieuse, inflammatoire ou néoplasique ou rechercher un syndrome dépressif;
  - l'amaigrissement avec restriction alimentaire volontaire évoquant notamment une pathologie stomatologique, ORL ou digestive, mais aussi l'anorexie mentale (TCA);
  - l'amaigrissement sans restriction alimentaire, voire avec hyperphagie, que l'on peut observer dans le diabète décompensé ou inaugural, l'hyperthyroïdie ou certaines pathologies digestives non tumorales.
- Un amaigrissement isolé (anamnèse, clinique, explorations normales) sans syndrome inflammatoire doit être surveillé. Il ne faut pas hésiter à refaire un bilan étiologique si l'amaigrissement se poursuit et toujours penser à l'existence possible d'une néoplasie.

CHAPITRE

12

Dénutrition chez l'adulte et l'enfant

Situations de départ

- **4** Douleur abdominale
- **8** Masse abdominale
- **12** Nausées
- **13** Vomissements
- **17** Amaigrissement
- **21** Asthénie
- **26** Anomalies de la croissance staturo-pondérale
- **27** Chute de la personne âgée
- **30** Dénutrition/malnutrition
- **31** Perte d'autonomie progressive
- **44** Hyperthermie/fièvre
- **35** Douleur chronique
- **45** Hypothermie
- **54** Œdème localisé/diffus
- **61** Syndrome polyuro-polydypsique
- **62** Trouble de déglutition ou fausse route
- **66** Apparition d'une difficulté à la marche
- **74** Faiblesse musculaire
- **86** Escarre
- **94** Troubles du cycle menstruel
- **66** Apparition d'une difficulté à la marche
- **117** Apathie
- **119** Confusion mentale/désorientation
- **123** Humeur triste/douleur morale
- **130** Troubles de l'équilibre
- **131** Troubles de mémoire/déclin cognitif
- **132** Troubles des conduites alimentaires
- **145** Douleur pharyngée
- **150** Limitation de l'ouverture buccale
- **158** Tuméfaction cervicofaciale
- **159** Bradycardie
- **162** Dyspnée
- **170** Plaie
- **171** Traumatisme abdominopelvien
- **172** Traumatisme crânien

- **173** Traumatisme des membres
- **174** Traumatisme facial
- **175** Traumatisme rachidien
- **176** Traumatisme sévère
- **186** Syndrome inflammatoire aigu ou chronique
- **188** Découverte de bacilles acido-alcoolo-résistants (BAAR) sur un crachat
- **190** Hémoculture positive
- **193** Analyse de l'électrophorèse des protéines sériques
- **194** Analyse du bilan thyroïdien
- **203** Élévation de la protéine C-réactive (CRP)
- **211** Hypoprotidémie
- **216** Anomalie des leucocytes
- **238** Demande et préparation aux examens endoscopiques (bronchiques, digestifs)
- **239** Explication préopératoire et recueil de consentement d'un geste invasif diagnostique ou thérapeutique
- **266** Consultation de suivi d'un patient polymédiqué
- **267** Consultation de suivi d'un patient polymorbide
- **274** Prise en charge d'un patient présentant une tuberculose bacillifère
- **276** Prise en charge d'un patient en décubitus prolongé
- **286** Consultation de suivi et éducation thérapeutique d'un patient BPCO
- **287** Consultation de suivi et éducation thérapeutique d'un patient insuffisant cardiaque
- **288** Consultation de suivi et traitement de fond d'un patient dépressif
- **290** Suivi d'un patient en insuffisance rénale chronique
- **293** Consultation de suivi addictologie
- **295** Consultation de suivi gériatrique
- **296** Consultation de suivi pédiatrique
- **297** Consultation du suivi en cancérologie
- **298** Consultation et suivi d'un patient ayant des troubles cognitifs

Items, objectifs pédagogiques, hiérarchisation des connaissances

ITEM 250 – Dénutrition chez l'adulte et l'enfant

Rang	Rubrique	Intitulé	Descriptif
B	Prévalence, épidémiologie	Connaître l'épidémiologie de la dénutrition	
B	Éléments physiopathologiques	Connaître les facteurs de risque de la dénutrition chez l'adulte	
B	Éléments physiopathologiques	Connaître les facteurs de risque de la dénutrition chez l'enfant	
A	Pronostic	Connaître les conséquences de la dénutrition	
A	Diagnostic positif	Connaître les critères diagnostiques de la dénutrition chez l'enfant	
A	Diagnostic positif	Connaître les critères diagnostiques de la dénutrition chez l'adulte (< 70 ans)	
A	Diagnostic positif	Connaître les critères diagnostiques de la dénutrition chez la personne âgée (> 70 ans)	
B	Examens complémentaires	Connaître les examens complémentaires permettant de qualifier une dénutrition	Dénutrition modérée *versus* sévère, restrictive pure *versus* inflammatoire

Rang	Rubrique	Intitulé	Descriptif
B	Prise en charge	Connaître les principes de la complémentation orale, de la nutrition entérale et parentérale	
B	Diagnostic positif	Savoir diagnostiquer et prévenir un syndrome de renutrition	

C La dénutrition est à la fois un processus physiopathologique et une maladie dont l'expression clinique n'est pas univoque, ce qui rend son diagnostic parfois délicat.

Bien qu'il n'existe pas de définition univoque de la dénutrition, il est usuel de considérer que la dénutrition résulte d'un état de déficit en énergie (apports inférieurs à la dépense énergétique journalière et/ou excès de pertes énergétiques), en protéines ou en n'importe quel autre nutriment spécifique, associé à une aggravation du pronostic des maladies.

Ce chapitre a pour objet les déficits énergétiques (ou protéino-énergétiques, les deux étant habituellement liés) mais ne traite pas spécifiquement des carences en micronutriments (vitamines et/ou oligoéléments).

I. Épidémiologie de la dénutrition

B La dénutrition est un enjeu de santé publique. Toutefois son dépistage n'étant pas systématique, les chiffres de prévalence proviennent d'extrapolation d'études faites sur des sous-populations particulières (malades hospitalisés, personnes âgées à domicile ou en institution, etc.).

La dénutrition touche tous les âges, mais est plus fréquente (du fait des pathologies) aux deux extrêmes de la vie. Si dans les pays en conflit, ou en développement, la dénutrition est généralement associée à un défaut d'accès à la nourriture (disette, famine), dans les pays d'abondance (occidentalisés) la dénutrition touche très majoritairement des individus malades (que la pathologie soit organique ou psychiatrique). Son épidémiologie en France est donc intimement liée à l'épidémiologie des maladies graves et/ou chroniques.

Ainsi, en France, environ 50 % des sujets âgés (> 70 ans), 30 % des adultes et 10 % des enfants (toutes pathologies confondues) sont dénutris lors de leur admission à l'hôpital et ces fréquences augmentent avec la durée de séjour.

En dehors des chiffres hospitaliers, on estime que 4 % des Français âgés de 70 à 79 ans vivant à domicile sont dénutris, ce chiffre atteignant 10 % après 80 ans. La prévalence globale de la dénutrition en France concerne ainsi près de 3 millions d'individus.

La très grande fréquence de la dénutrition et son lien quasi constant avec une pathologie grave font qu'elle est plus souvent vue, parfois à tort, comme un symptôme ou une complication, alors qu'il s'agit, fréquemment, d'une affection autonome et traitable.

II. Facteurs de risque de la dénutrition

Il n'y a pas de dénutrition sans étiologie (c'est-à-dire sans facteur causal). La notion de facteur de risque de la dénutrition est trompeuse car elle suggère que l'on pourrait avoir un facteur de risque sans développer de dénutrition, ce qui est faux si le facteur causal perdure. Il existe en revanche des situations à risque de dénutrition. Ce sont toutes les pathologies sévères ou chroniques dans lesquelles les apports ne couvrent pas les besoins nutritionnels. Lorsque la pathologie est connue, il conviendra d'être vigilant sur le dépistage précoce de la dénutrition (en pratique sur l'évolution du poids du patient ou l'apparition d'une perte d'appétit). Lorsque la perte de poids apparaît sans cause organique évidente, il faudra s'attacher à trouver la ou les causes à cette évolution pondérale, la cause pouvant être psychologique (dépression), plus rarement socioéconomique.

Schématiquement, le déficit énergétique apparaît lorsque les entrées deviennent chroniquement moindres que les sorties.

Une diminution des entrées correspond à deux situations : la baisse des ingesta (la situation de très loin la plus fréquente) ou la malabsorption digestive.

Une augmentation des sorties peut résulter d'une augmentation des dépenses énergétiques totales journalières (ce qui est rare) ou d'une perte de substrats énergétiques qui ont été absorbés : pertes digestives (entéropathies exsudatives), pertes urinaires (glycosurie, syndrome néphrotique), pertes cutanées (lésions cutanées étendues dont brûlures).

L'augmentation de la dépense énergétique de repos parfois observée dans certaines situations pathologiques est souvent contrebalancée par une diminution de l'activité physique, de sorte que la dépense énergétique totale (quotidienne) n'est pas systématiquement augmentée durant une maladie.

L'ensemble des mécanismes et des étiologies de la dénutrition sont présentés dans le chapitre 11.

III. Conséquences de la dénutrition

A. Physiologie et physiopathologie

A Avoir un bilan énergétique négatif implique de puiser dans les réserves énergétiques de son organisme. Les réserves glucidiques (glycogène) étant peu importantes et épuisées rapidement en l'absence totale de consommation de glucides, ce sont les réserves protéiques et lipidiques qui vont être mobilisées.

Physiologiquement, à l'état post-absorptif (6–8 h après un repas), le glycogène contenu dans le foie et les muscles (< 300 g chez un sujet sain) est consommé (glycogénolyse). Lorsque le jeûne se poursuit, c'est la protéolyse musculaire qui fournit des acides aminés glucoformateurs (en particulier l'alanine) qui vont permettre une production hépatique de glucose favorisée par la baisse de l'insuline et l'augmentation du glucagon. Cette néoglucogenèse permet de maintenir la glycémie et d'assurer au cerveau l'apport de glucose nécessaire à son fonctionnement. La poursuite de la restriction alimentaire au-delà de 48–72 h entraîne l'activation progressive de la lipolyse qui freine la néoglucogenèse en permettant une **relative épargne protéique musculaire**. Les corps cétoniques et les acides gras ainsi produits servent alors de substrat énergétique au cerveau et au muscle, respectivement, en remplacement d'une partie du glucose. La reprise de l'alimentation s'accompagne d'une augmentation de l'insuline qui va permettre la pénétration du glucose dans les tissus insulinodépendants, l'inhibition de la néoglucogenèse (donc de la protéolyse musculaire) et de la lipolyse.

En situation d'agression, le stress métabolique induit favorise la sécrétion de cortisol et de glucagon rendant l'organisme d'autant moins sensible à l'action de l'insuline que l'intensité de l'agression est élevée. Ce stress métabolique limite la cétogenèse et favorise la protéolyse musculaire et donc la persistance de la néoglucogenèse, y compris lorsque le sujet s'alimente, du fait de la relative insulinorésistance dont il souffre en raison de l'augmentation des hormones de contre-régulation. La pérennisation du phénomène s'accompagne donc d'une **faillite de l'épargne protéique musculaire** et d'une relative épargne de la masse grasse.

Contrairement à la mobilisation des lipides, la mobilisation des protéines s'accompagne d'une libération d'eau. Ainsi, la consommation de 1 g de lipides correspond à une dépense énergétique de 9 kcal, alors que la consommation de 1 g de protéine (en tenant compte du poids de l'eau) correspond à une dépense énergétique d'environ 1 kcal. C'est la raison pour laquelle

1g lipide → 9 kcal
P → 1 kcal

la vitesse d'amaigrissement est un témoin indirect de la mobilisation des réserves protéiques (pour une même dépense énergétique, la perte de poids est neuf fois plus rapide lorsque l'on puise dans ses muscles que dans son tissu adipeux).

B. Conséquences physiopathologiques

En fonction du contexte dans lequel la dénutrition survient, son phénotype va être différent. On distingue à cet effet deux grandes formes de dénutrition à l'extrémité d'un même continuum physiopathologique (fig. 12.1) :

- à l'une des extrémités, le marasme pur permet, grâce à une cétogenèse prédominante et une protéolyse minimale, une bonne adaptation au jeûne :
  - il est consécutif à la **seule restriction des apports protéino-énergétiques** (par exemple anorexie mentale, précarité ou grève de la faim),
  - il provoque un amaigrissement harmonieux avec une perte de tissus adipeux sous-cutanés qui prédomine sur la perte de muscle squelettique,
  - cliniquement, il existe une perte de poids importante et/ou un indice de masse corporelle (IMC) faible, sans rétention hydrosodée **(pas d'œdèmes)**,
  - biologiquement, l'albuminémie reste dans la norme ;
- à l'autre extrémité, l'**hypercatabolisme protéique** entraîne une faillite rapide de l'épargne protéique musculaire mais préserve la masse grasse :
  - il est consécutif à l'association d'une **insuffisance d'apports protéino-energétiques et d'un stress métabolique** (par exemple traumatisme, infections, chirurgie, pathologie aiguë ou chronique évolutive),
  - cliniquement, la perte de poids et/ou d'IMC est moindre du fait d'une rétention hydrosodée (**présence d'œdèmes**, parfois d'ascite et/ou d'épanchements pleuraux),
  - biologiquement, l'albuminémie et la transthyrétinémie sont diminuées.

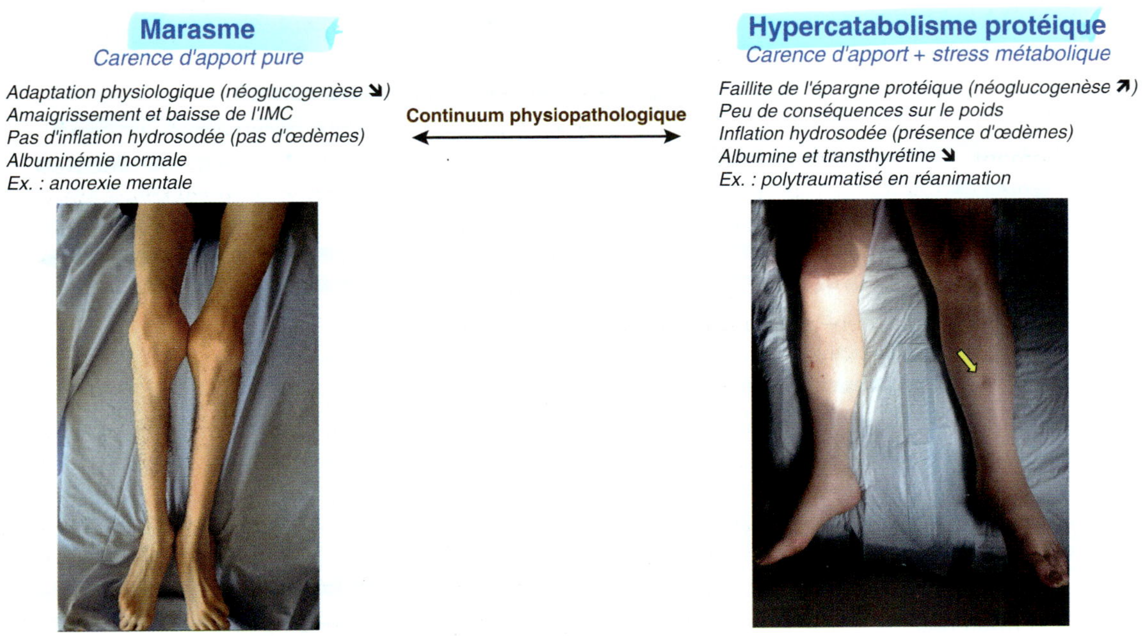

Fig. 12.1. **Ⓐ Le marasme et l'hypercatabolisme protéique, deux formes de dénutrition à l'extrémité d'un même continuum physiopathologique.**
(Source : D. Séguy.)

Empreinte laissée par la pression du pouce (flèche)

Les deux formes coexistent fréquemment chez les patients. Une anorexie mentale sévère compensée peut basculer rapidement du marasme pur avec bradycardie et albuminémie normale à un hypercatabolisme protéique avec tachycardie et hypoalbuminémie à l'occasion d'une grippe. À l'hôpital, la majorité des patients étant en situation d'agression, c'est l'hypercatabolisme protéique qui prédomine. Cette forme est physiopathologiquement comparable au kwashiorkor (pathologique décrite en Afrique subsaharienne chez l'enfant souffrant de carence d'apport protéique). Elle est plus difficile à reconnaître que la forme marasmique étant donné :

- la prise de poids « paradoxale » liée à l'existence d'une rétention hydrosodée (œdèmes sous-cutanés, ascite, etc.) favorisée par l'hypoalbuminémie (< 35 g/L) et l'augmentation de la perméabilité vasculaire liée au **syndrome inflammatoire** ;
- la relative épargne de la masse grasse ;
- l'existence fréquente d'un surpoids, voire d'une obésité, sachant que l'IMC des patients hospitalisés est en moyenne de 25 pour un âge de 60 ans.

La fréquence de la forme avec hypercatabolisme protéique participe à la sous-estimation de la dénutrition hospitalière et permet de comprendre que **l'existence d'une surcharge pondérale ou d'une obésité n'exclut dont en rien celle d'une dénutrition**.

Chez l'enfant, la dénutrition est précédée d'un arrêt de la croissance staturale et/ou de la prise de poids responsable d'un retard staturo-pondéral.

Il existe une exception importante à l'épargne relative de la masse grasse en situation d'hypercatabolisme protéique : **en cas de pathologie maligne évolutive, la protéolyse et la lipolyse sont augmentées** et participent à la dénutrition du patient.

C. Conséquences fonctionnelles

1. Muscle squelettique

La dénutrition, en particulier par hypercatabolisme protéique, entraîne une sarcopénie qui se définit par la diminution de la masse et de la force ou de la performance musculaire. **Celle-ci retentit directement sur les capacités fonctionnelles** (perte d'autonomie, altération de la vitesse de marche et de la force de préhension, augmentation de l'alitement et du risque de chute), **mais également sur le pronostic des sujets qui en sont victimes**. Les observations historiques et l'expérimentation animale ont démontré que la mort par dénutrition était habituellement due à une infection apparaissant lorsque le sujet avait perdu la moitié de sa masse musculaire. À titre indicatif, la durée maximale de survie observée chez les militants de l'IRA qui ont fait une grève totale de la faim dans les années 1980 était de 73 jours. Le décès est lié à l'incapacité fonctionnelle du muscle cardiaque et des muscles respiratoires à assurer les fonctions vitales et/ou à des complications infectieuses secondaires à l'effondrement de l'immunité humorale et cellulaire (voir plus loin).

Noter que, physiologiquement, le vieillissement s'accompagne d'une sarcopénie qui rend, à ce titre, le sujet âgé d'autant plus susceptible aux effets de la dénutrition (voir chapitre 13). À titre indicatif, on estime qu'un sujet sain perd ainsi 40 % de sa masse musculaire entre 20 et 80 ans.

2. Muscles respiratoires et poumon

L'atteinte des muscles respiratoires prédispose aux infections pulmonaires, aggrave une insuffisance respiratoire préexistante, prédispose à la ventilation artificielle et rend son sevrage plus difficile.

3. Muscle cardiaque

La dénutrition diminue la masse et la contractilité cardiaques. Elle aggrave une insuffisance cardiaque préexistante (plus rarement, elle peut en être la seule cause) et rend le sujet plus fragile (risque d'œdème aigu pulmonaire) en cas de perfusion inadéquate d'un volume trop important.

4. Muscles lisses

La dénutrition retentit sur la musculature lisse notamment digestive. Elle favorise l'apparition ou l'aggravation d'un reflux gastro-œsophagien (RGO) par une atteinte du sphincter inférieur de l'œsophage et des troubles moteurs tels qu'un retard à la vidange gastrique favorisant les vomissements ou une coloparésie à l'origine d'une constipation. Ces symptômes digestifs retentissent alors directement sur l'alimentation des sujets et aggrave encore leur dénutrition.

5. Trophicité de la muqueuse gastro-intestinale

L'intestin grêle est essentiel à l'absorption des macronutriments et des micronutriments. L'épithélium dont il est recouvert permet leur absorption sélective, tout en faisant obstacle, grâce à sa fonction de barrière, aux agents microbiens, aux parasites et aux allergènes présents en grande quantité dans sa lumière. Cet épithélium est essentiellement constitué d'entérocytes (cellules absorbantes) qui jouent un rôle fondamental dans le maintien de son intégrité et donc de l'homéostasie. Le renouvellement de ce tapis entérocytaire tous les 4 à 5 jours chez l'homme est extrêmement dépendant de l'apport des nutriments par voie luminale (alimentation orale ou entérale). La glutamine contenue dans les protéines alimentaires constitue en particulier la principale source d'énergie nécessaire au renouvellement des entérocytes et donc au maintien d'une bonne trophicité intestinale qui garantit l'absorption des nutriments et la fonction de barrière.

L'anorexie, le jeûne oral, le recours à la nutrition parentérale (par voie intraveineuse) **plutôt qu'à la nutrition entérale** (par voie gastro-intestinale) **retentissent par conséquent rapidement sur la masse entérocytaire fonctionnelle.** Cette atrophie épithéliale provoque une diminution de l'absorption des nutriments (par perte des fonctions enzymatiques de la bordure en brosse) et une augmentation de la perméabilité de l'épithélium vis-à-vis des agents microbiens qui peuvent alors traverser la muqueuse intestinale **(translocation bactérienne intestinale)** et provoquer des sepsis en particulier à bacilles à Gram négatif. Ce phénomène favorise également le lâchage de suture digestive postopératoire.

6. Immunité

La dénutrition affecte l'immunité innée (non spécifique), mais également l'immunité adaptative (spécifique) cellulaire et humorale. Comme les entérocytes, les cellules immunitaires se renouvellent très rapidement et utilisent majoritairement de la glutamine comme substrat énergétique. Mais l'origine de cette glutamine est différente de celle qui est utilisée par les entérocytes. En tant qu'acide aminé non essentiel, la glutamine destinée aux cellules de l'immunité est d'origine musculaire (grâce à sa synthèse *de novo* à partir d'acides aminés produits lors de la protéolyse). La persistance de la protéolyse musculaire (en particulier en cas d'hypercatabolisme protéique) finit par entraîner une diminution de la production endogène de glutamine qui devient insuffisante pour maintenir les défenses immunitaires. Chez l'enfant, on observe une diminution de la masse et de la fonction du thymus en cas de dénutrition. Chez les enfants et les adultes, la dénutrition s'accompagne d'une diminution des lymphocytes T et B se manifestant par une lymphopénie ($< 1500 \times 10^6$/L), une diminution de la sécrétion des interleukines et des anticorps (immunoglobulines) à l'origine d'une immunodépression. Ces phénomènes sont responsables d'une augmentation très nette des infections et de leur gravité chez les patients dénutris. En cas de dénutrition sévère, un épisode de translocation bactérienne intestinale favorisée par l'altération de la barrière intestinale peut, dans ce contexte d'immunodépression, s'avérer fatal malgré un traitement adapté. À titre indicatif, on estime que la dénutrition multiple par 5 le risque infectieux.

Risque inf(x) x5

7. Plaie et cicatrisation

L'atteinte de la peau et des muqueuses favorise les escarres et ralentit la cicatrisation. En période postopératoire, la dénutrition favorise le lâchage de sutures et les infections de plaies. Noter que la diminution de l'effet amortisseur lié à la diminution du tissu adipeux sous-cutané augmente le risque d'escarre et de fracture en cas de chute. À titre indicatif, on estime que la dénutrition multiple par 4 le risque d'escarre.

escarre x 4

8. Fonctions neurocognitives et neuroendocrines

Même si le principe de l'adaptation au jeûne est de préserver autant que faire se peut le cerveau, on observe chez l'enfant un retard des acquisitions. Chez la personne âgée, la dénutrition est souvent associée à des troubles variés (apathie, dépression, perte de l'élan vital, syndrome de glissement, troubles de la mémoire, difficultés de concentration, etc.) qui régressent avec une renutrition bien conduite.

La baisse de la dépense énergétique que l'on observe en absence de syndrome inflammatoire est due principalement à un syndrome de basse T3 (triiodothyronine) à TSH *(thyroid-stimulating hormone)* le plus souvent normale. Celle-ci prédispose à l'hypothermie (elle-même favorisée par la perte tissulaire) et à la constipation.

Concernant les fonctions sexuelles, la dénutrition est responsable d'un retard pubertaire chez l'enfant. Chez l'adulte jeune, on peut observer un hypogonadisme, une aménorrhée ou des troubles du cycle menstruel (notamment chez la jeune femme anorexique mentale), une diminution de la libido et de la fertilité.

9. Os

ostéopénie adulte / ostéomalacie enfant

La dénutrition altère le métabolisme osseux, entraînant un retard de croissance staturale chez l'enfant et favorisant l'ostéopénie/ostéoporose chez l'adulte et l'ostéomalacie chez l'enfant. Les patientes atteintes d'anorexie mentale sont d'autant plus à risque d'ostéoporose qu'elles sont en aménorrhée.

La dénutrition diminue la masse et la force musculaires, favorisant les troubles de l'équilibre et les chutes. Chez la personne âgée, ces chutes peuvent entraîner des fractures osseuses et sont souvent la première étape vers la dépendance.

D. Conséquences pronostiques

Au total, la dénutrition est un facteur reconnu et indépendant d'augmentation de la morbidité et de la mortalité, dans de nombreuses pathologies chroniques, mais aussi aiguës, dont elle est initialement la conséquence. Elle est associée à une augmentation de la durée de séjour, du nombre de prescriptions (notamment d'antibiotiques) et par là même du coût de l'hospitalisation.

Dans de très nombreuses maladies, la dénutrition est un facteur pronostic péjoratif raccourcissant significativement l'espérance de vie.

IV. Diagnostic de la dénutrition

Le diagnostic de la dénutrition a fait l'objet de recommandations de la Haute Autorité de santé (HAS) pour l'adulte et l'enfant publiées en 2019. Le diagnostic est exclusivement clinique (sans biologie) associant au moins un signe clinique **(critère phénotypique)** et au moins une cause **(critère étiologique)**.

Le critère phénotypique est clairement centré sur l'estimation directe ou indirecte de la perte de la masse musculaire. Comme on l'a vu ci-dessus, la perte musculaire peut être masquée par une surcharge pondérale. Pour tenter de répondre à l'ensemble des tableaux cliniques de la dénutrition, il existe différents critères phénotypiques, un seul critère étant suffisant pour valider le diagnostic phénotypique. Une personne décharnée a forcément une masse musculaire réduite, raison pour laquelle un IMC bas est un critère de dénutrition. Mais une personne de poids normal, voire obèse, peut aussi avoir une perte de masse musculaire. Cette perte est d'autant plus probable que l'amaigrissement est rapide, raison pour laquelle une perte de poids rapide est aussi un critère de dénutrition. Enfin, il est possible de mesurer la masse musculaire par DEXA (*dual-energy X-ray absorptiometry* ou absorptiométrie biphotonique à rayons X), par imagerie – tomodensitométrie (TDM) ou imagerie par résonance magnétique (IRM) – ou par impédancemétrie. Ces outils n'étant cependant pas disponibles au chevet des patients, on dispose heureusement de deux méthodes plus simples pour évaluer la fonction musculaire : la mesure de la force de préhension de la main *(hand grip test)* et de la vitesse de marche sur 4 m (fig. 12.2 et 12.3).

Les seuils présentés ici sont ceux retenus par la HAS en 2019. Certains évolueront probablement en fonction des connaissances et de la validation de certains outils.

Noter qu'un groupe de travail est en cours à la HAS afin de redéfinir sur les mêmes principes les critères diagnostiques de la dénutrition de la personne âgée de 70 ans et plus. Dans l'attente des résultats de ce travail, sont présentés ci-dessous les critères HAS de 2007, qui eux comportent encore des critères biologiques (voir chapitre 13).

Dans tous les cas (et en fonction des seuils) la dénutrition peut être gradée en dénutrition modérée ou sévère.

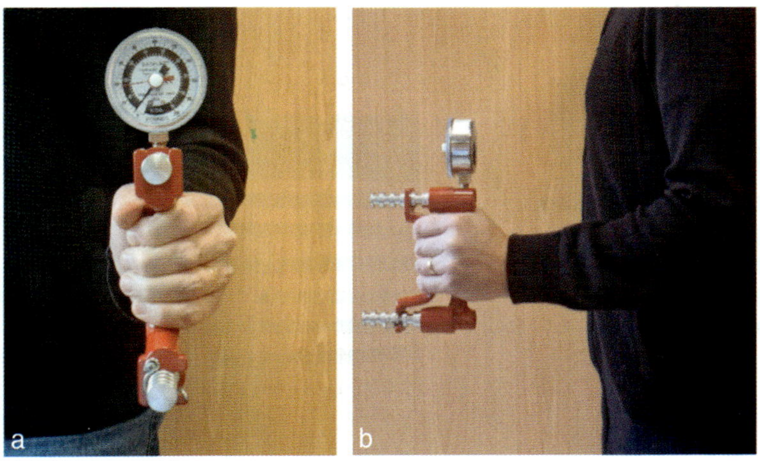

Fig. 12.2. Ⓐ **Mesure la force de préhension de la main avec d'un dynamomètre** *(hand grip test)*.
Chez l'adulte, une mesure de la force maximale < 26 kg chez l'homme et < 16 kg chez la femme constitue un critère phénotypique de dénutrition (HAS, 2019).(Source : D. Séguy.)

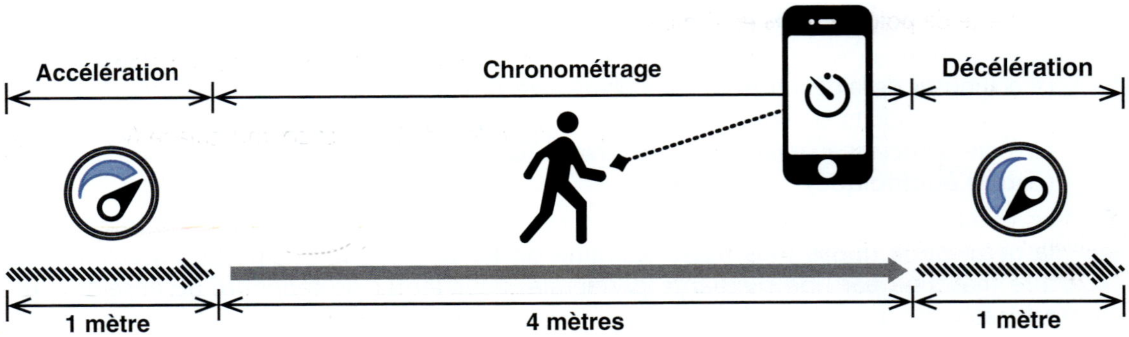

Fig. 12.3. Ⓐ **Mesure de la vitesse de marche sur 4 m.**
La canne ou le déambulateur sont autorisés. Chez l'adulte, une vitesse de marche < 0,8 m/s (soit plus de 5 s pour parcourir les 4 m) constitue un critère phénotypique de dénutrition (HAS, 2019).

A. Critères phénotypiques de l'enfant (< 18 ans)

L'enfant étant un individu en croissance, on utilise les courbes d'évolution staturo-pondérale et de corpulence (d'IMC) en fonction du sexe et de l'âge qui sont présentes dans les carnets de santé. Ces courbes d'IMC ont été définies par l'*International Obesity Task Force* (IOTF). Les courbes IOTF sont associées à un chiffre qui correspond à la valeur de l'IMC à l'âge de 18 ans (voir chapitre 7 et fig. 7.1).

Les critères phénotypiques retenus par la HAS en 2019 sont **(un seul critère suffit)** :

- perte de poids ≥ 5 % en 1 mois ;
- perte de poids ≥ 10 % en 6 mois ;
- perte de poids ≥ 10 % par rapport au poids habituel avant le début de la maladie ;
- IMC < courbe IOTF 18,5 ;
- stagnation pondérale aboutissant à un poids situé 2 couloirs en dessous du couloir habituel (courbe de poids) ;
- réduction de la masse musculaire et/ou de la fonction musculaire (lorsque les normes et/ou les outils seront disponibles).

Gradation

Dénutrition modérée (1 seul critère suffit)	**Dénutrition sévère (1 seul critère suffit)**
Perte de poids ≥ 5 % et ≤ 10 % en 1 mois Perte de poids ≥ 10 % et ≤ 15 % en 6 mois Courbe IOTF 17 < IMC < courbe IOTF 18,5 Stagnation pondérale aboutissant à un poids situé entre 2 et 3 couloirs en dessous du couloir habituel (courbe de poids)	Perte de poids > 10 % en 1 mois Perte de poids > 15 % en 6 mois IMC ≤ courbe IOTF 17 Stagnation pondérale aboutissant à un poids situé au moins 3 couloirs en dessous du couloir habituel (courbe de poids) Infléchissement statural (avec perte d'au moins 1 couloir par rapport à la taille habituelle)

B. Critères phénotypiques de l'adulte ≥ 18 ans et < 70 ans

Les critères phénotypiques retenus par la HAS en 2019 sont **(un seul critère suffit)** :

- perte de poids ≥ 5 % en 1 mois ;

- perte de poids ≥ 10 % en 6 mois ;
- perte de poids ≥ 10 % par rapport au poids habituel avant le début de la maladie ;
- IMC < 18,5 ;
- réduction quantifiée de la masse musculaire et/ou de la fonction musculaire (voir tableau ci-dessous).

Évaluation de la masse et/ou de la fonction musculaires	Hommes	Femmes
Force de préhension en kg (dynamomètre)	< 26	< 16
Vitesse de marche sur 4 m en m/s	< 0,8	< 0,8
Indice de surface musculaire en L3 en cm²/m² (scanner, IRM)	52,4	38,5
Indice de masse musculaire en kg/m² (impédancemétrie)	7,0	5,7
Indice de masse non grasse en kg/m² (impédancemétrie)	< 17	< 15
Masse musculaire appendiculaire en kg/m² (DEXA)	7,23	5,67

Comme indiqué plus haut, ces chiffres sont indicatifs et feront très probablement l'objet d'ajustements futurs.

Gradation

Dénutrition modérée (1 seul critère suffit)	Dénutrition sévère (1 seul critère suffit)
Perte de poids ≥ 5 % en 1 mois Perte de poids ≥ 10 % en 6 mois Perte de poids ≥ 10 % par rapport au poids habituel avant le début de la maladie 17 < IMC < 18,5 Albuminémie > 30 g/L et < 35 g/L	Perte de poids > 10 % en 1 mois Perte de poids > 15 % en 6 mois Perte de poids ≥ 15 % par rapport au poids habituel avant le début de la maladie IMC ≤ 17 Albuminémie ≤ 30 g/L

Remarques

- Un IMC normal ou élevé n'exclut en rien la possibilité d'une dénutrition.
- Une albuminémie ≤ 30 g/L seule (sans critère clinique) n'est plus retenue chez l'adulte de moins de 70 ans comme un critère diagnostique, mais seulement comme un niveau de gravité d'une dénutrition préalablement diagnostiquée par un critère clinique.
- L'albuminémie est utilisée comme critère de gravité **quelle que soit la valeur** de la ***C-reactive protein*** (CRP), car plus le syndrome inflammatoire est intense, plus le sujet est exposé à l'hypercatabolisme protéique.
- Un seul critère de dénutrition sévère prime sur un ou plusieurs critères de dénutrition modérée.
- La perte de poids peut être calculée sur un poids antérieur déclaratif.

C. Critères phénotypiques de l'adulte ≥ 70 ans

Les critères phénotypiques retenus par la HAS en 2007 sont **(un seul critère suffit)** :

- perte de poids ≥ 5 % en 1 mois ;
- perte de poids ≥ 10 % en 6 mois ;
- IMC < 21 ;
- albuminémie < 35 g/L ;
- *Mini Nutritional Assessment*® (MNA®) global < 17.

Gradation

La dénutrition est qualifiée de sévère si **(un seul critère suffit)** :

- perte de poids ≥ 10 % en 1 mois ;
- perte de poids ≥ 15 % en 6 mois ;
- IMC < 18 ;
- albuminémie < 30 g/L.

D. Critères étiologiques

Les critères étiologiques sont les mêmes quel que soit l'âge. L'existence d'au moins un de ces critères est **indispensable pour le diagnostic chez l'enfant et l'adulte de moins de 70 ans**.

Il est probable que cela sera aussi le cas pour l'adulte de plus 70 ans lorsque le groupe de travail de la HAS rendra ses conclusions.

Dans tous les cas, la recherche d'un critère étiologique est indispensable à une prise en charge adaptée de la dénutrition.

Les critères étiologiques retenus par la HAS en 2019 sont **(un seul critère suffit)** :

- réduction de la prise alimentaire ≥ 50 % pendant plus de 1 semaine, ou toute réduction des apports pendant plus de 2 semaines par rapport à la consommation alimentaire habituelle quantifiée ou aux besoins protéino-énergétiques estimés (voir chapitre 11, B. Évaluer les ingesta) ;
- absorption réduite (maldigestion/malabsorption) ;
- situation d'agression (hypercatabolisme protéique avec ou sans syndrome inflammatoire) : pathologie aiguë ou pathologie chronique évolutive ou pathologie maligne évolutive.

Remarque

Le critère étiologique vise à comprendre le processus de dénutrition. Il est indispensable à la démarche diagnostique. Mais sa suppression ne fait pas disparaître la dénutrition tant que les conséquences cliniques persistent. À titre d'exemple, une dénutrition par grève de la faim ne guérit pas immédiatement dès la reprise de l'alimentation. Le diagnostic persiste jusqu'à ce que la reprise de poids (et de masse musculaire) fasse disparaître le critère phénotypique.

V. Examens complémentaires

B Ils servent notamment à qualifier le caractère dénutrition modérée *versus* sévère, la dénutrition restrictive pure (marasme) *versus* restrictive avec stress métabolique avec ou sans syndrome inflammatoire (hypercatabolisme protéique).

A. Examens biologiques

L'approche diagnostique fondée sur les examens biologiques a profondément été modifiée par les dernières recommandations (internationales et nationales). L'approche actuelle étant fondée sur l'estimation de la masse musculaire, et aucun examen sanguin actuel n'étant reconnu pour mesurer la masse musculaire, les examens biologiques historiquement utilisés pour le diagnostic de la dénutrition (albumine et transthyrétine, principalement) ne sont plus indiqués actuellement avant l'âge de 70 ans.

En revanche, si la biologie n'est plus un critère phénotypique, les examens biologiques gardent toute leur utilité pour le diagnostic étiologique et la recherche de complications associées ou la sévérité. Sans rentrer dans le détail de tous les examens biologiques pouvant confirmer une étiologie, soulignons l'importance d'un syndrome inflammatoire (principalement la CRP) comme critère étiologique de la dénutrition.

Malgré une demi-vie longue en condition normale, en cas de syndrome inflammatoire important, l'albumine chute en miroir de l'ascension de la CRP. Si par le passé, l'albuminémie pouvait servir de facteur diagnostique sous réserve de l'absence d'un syndrome inflammatoire, son usage actuel (marqueur de sévérité de la dénutrition) est **valable qu'il existe ou non un syndrome inflammatoire**.

Le dosage de la transthyrétine n'est donc plus recommandé pour le diagnostic, mais cette dernière n'en reste pas moins un marqueur sensible du pronostic des patients et de l'efficacité de leur renutrition, grâce à sa demi-vie de 2 jours contre 3 semaines pour l'albumine. Noter que contrairement à l'albumine, la transthyrétine est influencée par l'existence d'une insuffisance rénale, avec un seuil inférieur qui passe dans ce cas de 0,2 g/L à 0,3 g/L, en sachant qu'une valeur <0,15 g/L constitue un bon marqueur de dénutrition.

B. Examens morphologiques

Les explorations morphologiques n'interviennent qu'indirectement pour préciser les caractéristiques d'une pathologie évolutive participant à la validation du critère étiologique, lorsque l'anamnèse s'avère insuffisante.

L'estimation de la masse musculaire par imagerie de coupe en L3 (TDM ou IRM), par DEXA ou par impédancemétrie peut être utile à la validation du critère phénotypique, mais ces examens ne sont pas actuellement réalisés en routine dans ce but.

VI. Principes de prise en charge

Si la prise en charge correcte de la dénutrition requiert souvent le recours à différentes spécialités, la fréquence de la dénutrition impose à tout médecin clinicien de savoir choisir l'option la mieux adaptée à la situation et de savoir réagir aux complications les plus fréquentes.

Il va sans dire que le **traitement de la cause**, lorsqu'il est possible, est fondamental. Mais la prise en charge nutritionnelle est toujours utile pour accélérer la guérison et est parfois le seul traitement symptomatique possible.

A. Méthodes d'assistance nutritionnelle

Schématiquement, les cliniciens ont trois méthodes à leur disposition : l'adaptation et la complémentation de l'alimentation orale, la nutrition entérale et la nutrition parentérale. La première étape consiste à réaliser un état des lieux par une estimation des consommations (enquête alimentaire, questionnaire…) afin de fixer les objectifs quantitatifs (ajouts caloriques et protéiques nécessaires) de la prise en charge nutritionnelle.

1. Adaptation et complémentation de l'alimentation orale

L'adaptation de l'alimentation est souvent déléguée aux diététiciens, mais il convient d'en connaître les principes et les limites afin de ne pas retarder le recours aux techniques de nutrition artificielle. Différentes mesures peuvent être mises en œuvre :

- **adapter la texture** des aliments/boissons (alimentation en petits morceaux, hachée, mixée, etc.) en cas de troubles bucco-dentaires ou de troubles de la déglutition (voir chapitre 2 et fig. 2.1);
- tenir compte des **goûts** préférentiels et des éventuelles **aversions** alimentaires du sujet;
- **enrichir l'alimentation** en ajoutant des matières grasses, des glucides et des protéines. On conseillera de débuter le repas par les aliments les plus riches et de placer les aliments à faible densité énergétique (fruits et légumes principalement) en fin de repas;
- **fractionner l'alimentation** en intercalant la prise de **collations** entre les principaux repas et/ou en prescrivant des **compléments nutritionnels oraux** (CNO) à distance des repas.

Les CNO sont des denrées alimentaires destinées à des fins médicales spéciales inscrites sur la liste des produits et prestations remboursables (LPPR). Il ne faut pas les confondre avec les compléments alimentaires (non caloriques).

Les CNO sont des mélanges nutritifs complets administrables par voie orale, dont beaucoup sont hyperénergétiques et/ou hyperprotidiques, avec ou sans lactose, avec ou sans fibres et pour la plupart sans gluten. Ils n'ont pas vocation à se substituer aux repas mais à les compléter. Il est donc d'usage de les prescrire en dehors des repas. Il existe une grande variété de produits sucrés, salés ou neutres et ils se présentent sous différentes textures : liquides (boissons lactées, jus de fruits, potages), semi-liquides (yaourts à boire), souples (crèmes, flans, compotes, gâteaux moelleux, etc.), plats déshydratés avec, pour chaque catégorie, différents arômes et saveurs. En pratique, c'est souvent grâce au diététicien que l'on trouve le ou les CNO les mieux adaptés aux goûts et aux capacités du patient. Il faut varier les arômes et les textures pour éviter la lassitude du patient. Il faut savoir aider le patient si besoin à les prendre. Les CNO ayant tendance à diminuer l'alimentation habituelle, il est recommandé de ne pas en prescrire plus deux unités par jour. **La prise d'un CNO après le dernier repas du soir est ainsi celle qui retentit le moins sur les ingesta spontanés tout en permettant de réduire la durée du jeûne nocturne à l'hôpital.**

Il n'existe pas de CNO spécifiquement pédiatrique qui soit remboursé hormis un produit pour l'enfant de moins de 1 an. Lors de l'utilisation de CNO chez l'enfant, l'attention doit porter notamment sur le risque d'apport protéique excessif.

Lorsque cette stratégie d'adaptation, enrichissement, fractionnement et complémentation s'avère inefficace ou impossible le recours à la nutrition artificielle est justifié (sauf en cas de situation palliative terminale).

2. Nutrition entérale

La nutrition entérale consiste à administrer directement dans le tube digestif (estomac ou intestin grêle) via un dispositif médical (sonde ou stomie) un mélange nutritif complet (protéines, glucides, lipides, minéraux, vitamines et oligoéléments).

Ces mélanges industriels sont conditionnés en poche ou flacon plastique, en volume de 500, 1000 ou 1500 mL. Il existe une grande variété de solutions nutritives permettant d'adapter au mieux les apports aux besoins protéino-énergétiques du patient. Les solutions peuvent être normoénergétiques (1000 kcal/L) ou hyperénergétiques (1500 voire 2000 kcal/L), normoprotidiques (15 % de l'apport énergétique total) ou hyperprotidiques (20 % de l'apport énergétique total), avec ou sans fibres.

La nutrition entérale se fait le plus souvent en site gastrique, plus facile d'accès et plus physiologique, le site jéjunal étant généralement réservé aux contre-indications, impossibilité ou échec de l'abord du site gastrique (RGO réfractaire avec risque d'inhalation, gastrectomie partielle étendue ou totale, cancer de l'estomac, sténose duodénale, etc.).

La nutrition entérale peut se faire (fig. 12.4) :

- via une **sonde naso-entérale** – nasogastrique (SNG) ou nasojéjunale (SNJ) – en silicone ou en polyuréthane, de petit calibre (7 à 12 French chez l'adulte), pour une meilleure tolérance ORL et œsophagienne. Ces sondes sont radio-opaques ce qui permet d'en vérifier le bon positionnement par radiographie (sous le diaphragme mais à gauche de la colonne vertébrale pour les SNG) ;
- via une **stomie**, c'est-à-dire un accès direct au tube digestif à travers la paroi abdominale. La stomie doit être préférée pour une nutrition entérale de durée prévisible supérieure à 1 mois, en particulier pour la nutrition entérale à domicile (confort, esthétisme, vie sociale). La gastrostomie peut être posée par voie endoscopique ou radiologique ou, plus rarement, par voie chirurgicale. La jéjunostomie est le plus souvent posée par voie chirurgicale.

La nutrition entérale peut être réalisée de façon :

- exclusive afin d'assurer l'ensemble des besoins énergétiques et protéiques du sujet (ex. : trouble de déglutition majeur dans le cadre d'une maladie neurodégénérative) ;
- non exclusive, en complément d'une alimentation orale insuffisante (ex. : amaigrissement au décours d'une chirurgie compliquée ou d'une pneumopathie sévère). La nutrition entérale est alors habituellement administrée durant la nuit grâce à un régulateur de débit (pompe), tandis que le patient est encouragé à s'alimenter normalement le jour.

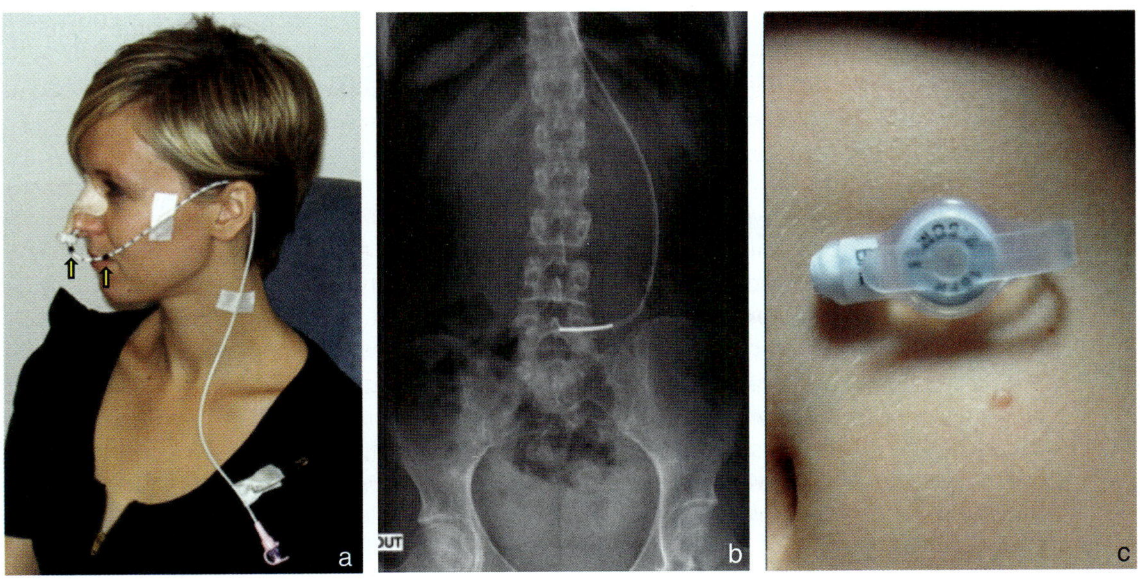

Fig. 12.4. B **De droite à gauche : sonde nasogastrique (SNG) marquée (flèches) et fixée, contrôle radiologique de SNG et bouton de gastrostomie en place.**

(Source : D. Séguy.)

3. Nutrition parentérale

La nutrition parentérale consiste à perfuser en intraveineux (généralement dans le système cave supérieur) via un cathéter un mélange nutritif spécialement conçu pour être utilisé par voie veineuse, c'est-à-dire composé de nutriments directement utilisables par les cellules (sans nécessité d'un processus de digestion).

Ces solutions nutritives ont le statut de médicament et une autorisation de mise sur le marché (AMM). Elles sont habituellement fabriquées par l'industrie et sont conditionnées en poches plastiques compartimentées, reconstituables extemporanément de façon stérile avant administration. La formulation habituelle est dite ternaire car composée d'acides aminés, de glucose et de lipides (sous la forme d'une émulsion de triglycérides et phospholipides). Il existe d'autres types de poches (binaire sans lipides, selon la formule c'est-à-dire personnalisée…) mais dont l'indication relève d'un avis spécialisé. Pour des raisons techniques et de stabilité, les poches industrielles ne contiennent pas l'ensemble des vitamines et des oligoéléments. Il est donc **indispensable de prescrire systématiquement quotidiennement un mélange contenant des polyvitamines et un mélange d'oligoéléments**. Ces produits peuvent habituellement être injectés dans la poche de nutrition parentérale ou exceptionnellement être perfusés en Y.

Du fait de leur composition, les solutés sont hyperosmolaires et doivent, sauf exception, être perfusés par voie veineuse centrale. Il peut s'agir :

- d'un cathéter veineux central posé par voie sous-clavière ou jugulaire ; si la nutrition parentérale est poursuivie au-delà de 1 mois, il est recommandé d'utiliser :
  - soit un cathéter tunnelisé par voie sous-cutanée sur quelques centimètres afin d'éloigner le point de ponction initial du point d'émergence cutanée et de diminuer le risque infectieux,
  - soit un dispositif veineux implantable (chambre implantable : Port-a-Cath®) ;
- d'un cathéter central implanté par voie périphérique (*peripherally inserted central catheter* ou PICC),

Certains solutés spécifiques, tout en restant hyperosmolaires, peuvent être utilisés pour de courtes périodes (< 10 jours) via une voie veineuse périphérique. Mais cette moindre osmolarité ne permet guère de dépasser 1000 kcal/jour, ce qui s'avère insuffisant pour couvrir les besoins de la majorité des patients. Par ailleurs, compte tenu des volumes perfusés, ils sont difficilement tolérés au-delà de quelques jours chez les patients, faute d'accès veineux périphérique disponible.

B. Indications respectives

Le recours à l'adaptation/complémentation de l'alimentation orale, la nutrition entérale et la nutrition parentérale dépend de l'état nutritionnel du patient (de la gravité de l'état de dénutrition et/ou de son évolution probable à court terme) et de ses capacités digestives.

Schématiquement, l'enrichissement de l'alimentation ne peut se concevoir que si le patient mange encore raisonnablement de sorte que la densification de l'alimentation permette de s'approcher de ses besoins. Cette condition est d'autant plus importante à considérer que l'état pathologique préexistant du patient, sa dénutrition et son âge avancé sont autant de facteurs qui vont retentir sur son appétit. Dans les autres cas, le recours à la nutrition artificielle devient indispensable, sauf à accepter que le patient se dénutrisse.

Lorsqu'une nutrition artificielle est décidée, la nutrition entérale est indiquée en première intention. C'est la méthode la plus proche physiologiquement de l'alimentation orale. Grâce à son action trophique sur la muqueuse, la nutrition entérale a, contrairement à la nutrition parentérale, l'avantage de **renforcer l'effet barrière de l'intestin vis-à-vis de la translocation intestinale** (voir plus haut).

La nutrition parentérale doit être strictement réservée aux situations dans lesquelles le système digestif n'est pas fonctionnel ou en cas d'échec d'une nutrition entérale bien conduite.

Le logigramme décisionnel proposé par la Société francophone de nutrition clinique et métabolisme (SFNCM) a été développé initialement pour les patients hospitalisés, mais il est applicable dans toutes les situations (fig. 12.5). L'évaluation des ingesta est une étape importante de ce logigramme. Elle est faite idéalement par un diététicien, mais peut être estimée rapidement

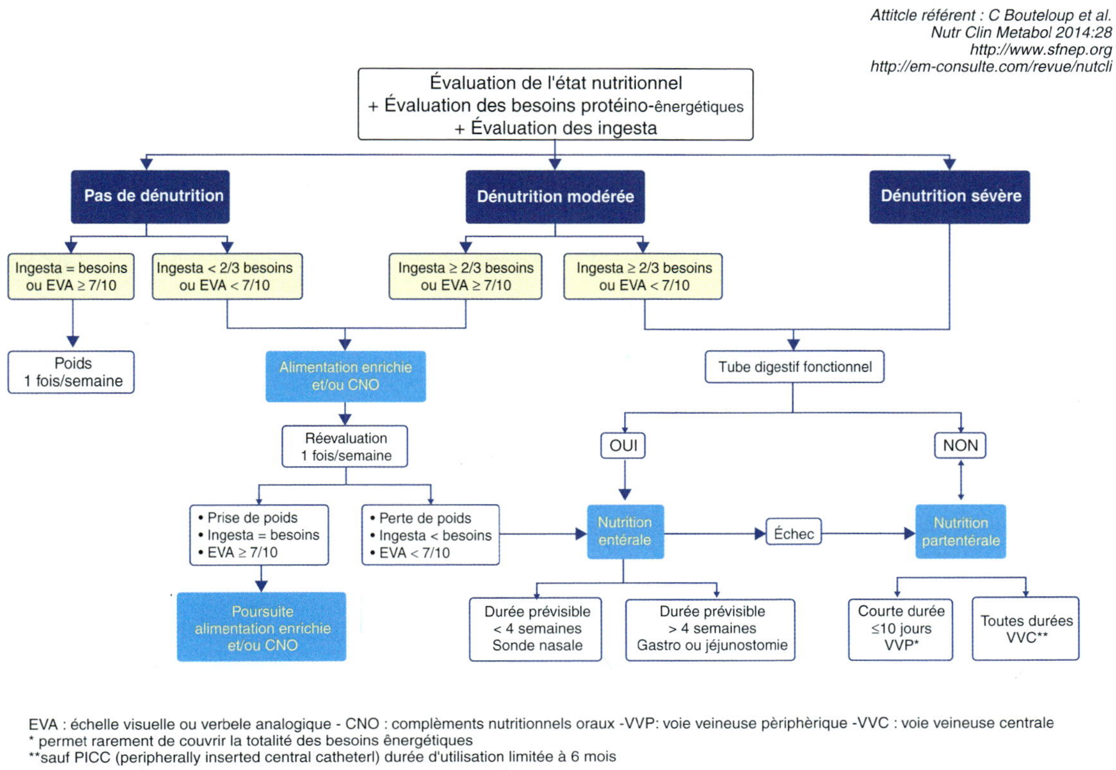

Fig. 12.5. **B** **Arbre décisionnel du soin nutritionnel.**
(Source : Société francophone nutrition clinique et métabolisme (SFNCM))

à l'aide d'une échelle visuelle ou verbale analogique allant de 0 (« je ne mange rien ») à 10 (« je mange comme d'habitude »). Un patient qui déclare un chiffre < 7/10 doit être considéré comme un patient incapable de couvrir les 2/3 de ses besoins.

Remarque

Le patient dénutri modéré dont les ingesta sont < 7/10 comme le patient dénutri sévère relèvent directement d'une nutrition artificielle (une nutrition entérale dans la grande majorité des cas). Autrement dit, le recours à l'adaptation de l'alimentation et aux CNO doit être réservé aux patients non encore dénutris dont les ingesta sont < 7/10 et aux patients modérément dénutris dont les ingesta sont ≥ 7/10. Reste qu'il sera toujours plus facile pour un patient d'accepter une nutrition entérale après avoir constaté que 48 h d'adaptation de l'alimentation et de CNO n'ont pas permis d'améliorer ses ingesta.

C. Besoins nutritionnels

Dès lors que l'on décide d'une nutrition artificielle et indépendamment de la technique retenue, la prescription doit tenir compte de trois cibles : la cible calorique, la cible protéique et la cible hydrique.

1. Chez l'enfant

Il est important de définir le poids cible du sujet qui correspond au poids attendu pour la taille sur la courbe de croissance. L'apport énergétique et sa composition varient en fonction de l'âge.

- énergie : 100 kcal/kg/j de 0 à 10 kg de poids, 1000 kcal/j + 50 kcal/kg/j au-delà de 10 kg entre 10 et 20 kg de poids et 1500 kcal/j + 25 kcal/kg/j au-delà de 20 kg au-dessus de 20 kg de poids. Le coût énergétique de la croissance représente 20 à 25 % des besoins les 6 premiers mois de vie avant de diminuer ensuite;
- protéines : les besoins sont de 10 g/j jusqu'à l'âge de 2 ans et 1 g/kg/j ensuite, correspondant comme chez l'adulte à 15 % des apports énergétiques. Ce pourcentage peut être augmenté à 20 % en cas de dénutrition;
- eau : les besoins diminuent progressivement de 150 mL/kg par jour à la naissance à 55 mL/kg par jour au-delà de 5 ans.

2. Chez l'adulte et le sujet âgé

Chez un patient maigre ou de poids normal (IMC < 25), les besoins quotidiens de maintenance sont habituellement les suivants :

- énergie : 30 kcal/kg par jour;
- protéines : 0,8 à 1 g/kg par jour;
- eau : 30 mL/kg.

Chez un patient en surpoids ou obèse (IMC > 25), les besoins doivent être calculés sur le poids idéal et non sur le poids réel. Il existe plusieurs formules, mais aucune n'est totalement consensuelle; le plus simple est de déterminer le poids du patient à partir de sa taille pour un IMC théorique de 25 (formule de l'IMC inversé). Soit pour un patient de 85 kg pour 1,60 m (IMC 33,2) :

- un poids théorique calculé de 25 × 1,6 × 1,6 = 64 kg,
- et des besoins estimés à 30 × 64 = 1920 kcal.

La même approche peut être utilisée pour les besoins protéiques et l'hydratation.

Remarques

Ces cibles sont une aide à la prescription. Elles doivent être confrontées à la situation du patient et à son évolution pondérale. Si l'objectif est une prise de poids, les apports doivent être supérieurs à ces cibles (qui correspondent au besoin pour maintenir un poids stable). Pour cette raison, en contexte pathologique, l'objectif énergétique est de 30 à 40 kcal/kg/j et l'objectif protéique est habituellement porté à 1,5 g/kg/j. Les cibles doivent aussi en pratique être confrontées aux conditionnements des produits disponibles. La prescription se faisant généralement par unité de volume, il convient de prescrire le produit dont le volume et la richesse (calorique et azotée) sont les plus proches du besoin estimé pour un patient donné, en tenant compte des éventuels apports oraux résiduels (nourriture et boisson) et des perfusions.

D. Prévention et gestion des complications graves ou fréquentes

Outre le **syndrome de renutrition** qui n'est pas spécifique de la nutrition artificielle et qui fait l'objet d'un développement particulier (voir plus loin), les techniques de nutrition artificielle peuvent être source de complications. Ces complications sont nombreuses et variées et peuvent nécessiter un avis spécialisé. Seules seront abordées ici les complications pour lesquelles les premiers gestes à faire (ou à ne pas faire) doivent être connus de tous et celles qui sont fréquentes mais faciles à prévenir.

1. Nutrition entérale

a. Complications liées à la pose de la SNG ou de la gastrostomie

Le strict respect des procédures et l'utilisation d'une sonde de faible diamètre permettent la pose indolore d'une SNG de nutrition entérale chez un sujet bien informé du geste et de son intérêt.

Le passage de la SNG par la narine, vers le nasopharynx, l'oropharynx puis l'œsophage est facilité par la flexion de la tête sur la poitrine au moment du passage de la sonde. Afin de ne pas méconnaître une malposition de la SNG liée au passage de celle-ci dans l'arbre bronchique (patient âgé et/ou altéré) ou à une anomalie anatomique (hernie hiatale), la première pose de sonde doit obligatoirement faire l'objet d'une radiographie d'abdomen de face (voir fig. 12.4) et lors de chaque nouvelle pose chez le sujet altéré cliniquement (en particulier s'il existe des troubles de la vigilance). La SNG est repérée (marque au feutre à l'émergence de la narine) et fixée (narine, joue, cou) afin d'en garantir le bon positionnement durant l'administration de la nutrition entérale et de limiter au maximum le risque de pneumopathie d'inhalation (voir fig. 12.4).

La pose de gastrostomie (par voie endoscopique ou radiologique) est réalisée après interruption et relais d'un éventuel traitement anticoagulant, sous anesthésie locale ou générale (risque inhérent à celle-ci), avec une antibioprophylaxie (dose d'antibiotique unique réalisée durant le geste afin de limiter le risque d'infection au décours), dans des conditions d'asepsie chirurgicale. Le risque de péritonite est rare < 1 %. Il est principalement lié à la perforation du côlon lorsque celui-ci s'interpose entre la paroi abdominale et l'estomac au moment de la ponction transcutanée de celui-ci. Ce risque est prévenu par la nécessité d'observer, en cas de voie endoscopique, la lumière de l'endoscope au travers de la paroi (transillumination) ou, en cas de voie radiologique, l'estomac opacifié sans interposition colique, au moment de la ponction transpariétale initiale de l'estomac.

b. Pneumopathie d'inhalation

Il s'agit de la complication la plus rare mais la plus grave de la nutrition entérale. Elle est liée au reflux du liquide nutritif dans les voies respiratoires. Elle est favorisée par l'existence d'un RGO, de troubles de la déglutition, d'une mauvaise vidange gastrique ou d'un mauvais positionnement de la SNG, de troubles de conscience, d'une constipation négligée favorisant les vomissements. En pratique, les patients les plus à risque sont les nourrissons, les patients âgés, neurologiques et de réanimation.

Sa prévention passe par :

- une procédure stricte de pose, de fixation et de repérage de la SNG (la toute première pose de SNG justifie un contrôle radiologique de sa bonne position, voir plus haut);
- l'administration de la nutrition entérale en position proclive de 30° (15° d'inclinaison du dossier + un oreiller);
- un débit d'administration de la nutrition entérale très progressif durant les premiers jours. Ex. : 20 mL/h sur 10 h en augmentant le débit de 20 mL/h/j ensuite, soit 100 mL/10 h au bout de 5 jours d'initiation de la nutrition entérale (1000 mL/10 h). Débit qui pourra si nécessaire être ralenti quitte à ce que la nutrition entérale soit administrée en continu;
- l'utilisation impérative d'un **régulateur de débit** (pompe) chez les enfants, les sujets fragiles, âgés et en cas de nutrition entérale cyclique nocturne;
- l'usage de produits concentrés (hyperénergétiques/hyperprotéiques) en cas de nutrition entérale cyclique nocturne afin de limiter les volumes administrés en veillant à hydrater à l'avenant le patient durant la journée;
- la surveillance quotidienne du transit intestinal et le traitement d'une éventuelle constipation favorisée par la dénutrition qui expose le patient au risque de vomissement;
- le recours éventuel aux prokinétiques (dompéridone, métoclopramide) en cas de retard de la vidange gastrique, voire l'administration de la nutrition entérale en post-pylorique (SNJ ou jéjunostomie) en cas de RGO réfractaire aux inhibiteurs de la pompe à protons.

2. Nutrition parentérale

a. Complications liées à la pose de la voie veineuse centrale

La pose de la voie veineuse centrale (VVC) est réalisée après interruption et relais d'un éventuel traitement anticoagulant, sous anesthésie locale ou générale (risque inhérent à celle-ci), dans des conditions d'asepsie chirurgicale. Les risques durant la pose dépendent de la voie d'abord utilisée :

- voie jugulaire interne : ponction de la carotide ;
- voie sous-clavière : ponction de l'artère sous-clavière ou du dôme pleural à l'origine d'un pneumothorax (fig. 12.6).

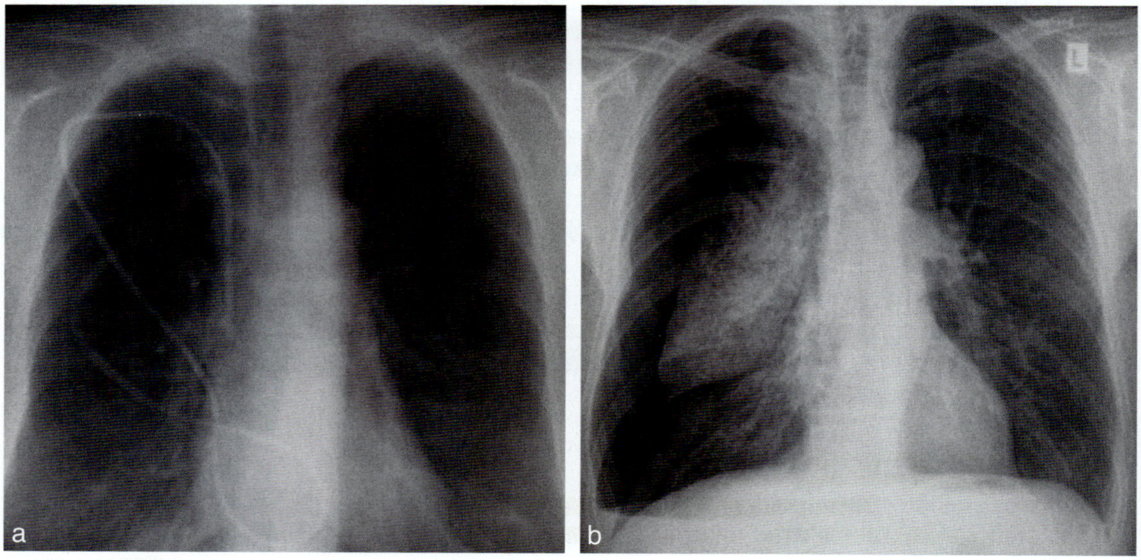

Fig. 12.6. B Voie veineuse centrale en place, l'extrémité interne du cathéter est située à la jonction veine cave supérieure et oreillette droite (a), et pneumothorax D suite à une tentative de voie sous-clavière (b).
(Source D. Séguy.)

Ces risques sont largement diminués en réalisant la ponction de la veine sous guidage échographique et grâce à l'expérience de l'opérateur. Après chaque pose, une radiographie de thorax de face est réalisée afin de confirmer la bonne position de l'extrémité du cathéter dans la VVC.

b. Infections du cathéter

L'infection de la VVC a une incidence très variable selon le type de cathéter et les soins qui lui sont apportés. Elle n'est pas spécifique de la nutrition parentérale et s'observe dès lors qu'un patient a une VVC.

La voie de contamination principale est liée aux manipulations de la ligne, avec une prédominance des germes cutanés (staphylocoques à coagulase négative). Sa prévention passe par des soins effectués de manière stérile pour chaque branchement/débranchement.

Les signes cliniques d'une infection de ligne vasculaire par des germes cutanés sont frustes (du moins au début) et ressemblent à un banal épisode grippal (fébricule, frisson, myalgies, etc.). Ce n'est que lorsque le diagnostic est fait tardivement que l'on observe des signes de septicémie, voire de choc septique. Il faut retenir que tout épisode fébrile chez un patient porteur d'une VVC impose des hémocultures centrales et périphériques en urgence. La réalisation de ces hémocultures différentielles permet d'orienter vers l'origine du sepsis. En cas d'infection de la VVC, c'est l'hémoculture centrale qui va se positiver en premier. Dès lors que le diagnostic est fait (ou qu'il est fortement suspecté), l'attitude dépend du type de VVC et du type de germe. L'ablation du cathéter ne se justifie en urgence que dans deux cas : si le cathéter n'est pas une VVC de longue durée (en pratique cathéter sous-clavier ou jugulaire non tunnellisé) ou si le germe est un *Staphylococcus aureus*, un *Pseudomonas* ou une levure. Dans tous les autres cas, la décision nécessite un avis spécialisé. Dans l'attente, il faut bien sûr arrêter la perfusion sur le cathéter suspect (les germes présents dans la lumière du cathéter ne se déplaçant pas en absence de flux).

Plus rarement, l'extrémité endovasculaire du cathéter peut être contaminée à partir de n'importe quel foyer septique lors d'une bactériémie/septicémie classique (dans ce cas, l'hémoculture périphérique peut se positiver en premier ou en même temps que l'hémoculture centrale).

c. Thrombose veineuse

Là encore, il s'agit d'une complication liée au cathéter, non spécifique de la nutrition parentérale. Schématiquement, il existe deux types de thrombose avec des démarches diagnostiques et thérapeutiques différentes :

- la thrombose en distalité du cathéter. Elle est généralement due à une mauvaise position du cathéter (pas assez proche du cœur). Il est habituel que le cathéter dysfonctionne (absence de retour veineux, voire cathéter bouché) : dans les cas les plus graves le patient présente un syndrome cave supérieur. Le diagnostic est suspecté à la radiographie de thorax (cathéter non en place) et confirmé par la visualisation du thrombus sur l'angioscanner. Le cathéter étant supposé être en position rétrosternale, l'échographie vasculaire est non informative. Ce type de thrombose impose l'ablation du cathéter ;
- la thrombose « suspendue » sur le trajet du cathéter. Lorsque l'occlusion vasculaire est complète, elle donne un gros bras douloureux avec œdème de la main et une circulation collatérale (thrombose sous-clavière), ou une douleur dans le cou (thrombose jugulaire). Le cathéter fonctionne parfaitement et est en place à la radiographie pulmonaire. Le diagnostic est fait par échographie vasculaire. Ce type de thrombose est plus souvent observé chez les patients atteints de cancer (hypercoagulabilité). Si le patient a besoin d'une VVC, et si cette VVC fonctionne, il ne faut pas retirer le cathéter mais traiter la thrombose par anticoagulation.

d. Complications métaboliques

L'administration des nutriments directement par voie intraveineuse n'est pas physiologique et expose les patients, en particulier lorsqu'ils sont âgés ou intolérants aux hydrates de carbones, au risque d'hyperglycémie et d'hypertriglycéridémie sous nutrition parentérale. Une surveillance des glycémies capillaires est par conséquent nécessaire lors de l'initiation de la nutrition parentérale et justifiera le recours à l'insuline en cas d'hyperglycémie. Ces anomalies métaboliques s'accompagnent rapidement de perturbations biologiques hépatiques traduisant la stéatose par accumulation de triglycérides dans le foie.

VII. Syndrome de renutrition

Le *refeeding syndrome* en anglais, parfois aussi appelé syndrome de renutrition inappropriée (SRI) en français, est une complication métabolique qui peut survenir lors de la réintroduction de la nutrition quelle que soit sa forme (orale, entérale ou parentérale) chez des patients sévèrement dénutris. Fréquent sous sa forme biologique, il est heureusement rare sous sa forme clinique qui peut être mortelle. Le syndrome de renutrition apparaît généralement dans les 72 h qui suivent le début de la renutrition.

Biologiquement, il est caractérisé par un déficit aigu en phosphore, auquel peut s'associer un déficit en potassium, magnésium et en thiamine (vitamine B1).

Cliniquement, le tableau est très polymorphe avec une symptomatologie essentiellement cardiaque (arythmie, syncope, insuffisance cardiaque aiguë), mettant en jeu le pronostic vital, mais aussi neurologique (paresthésies, fasciculations, tétanie, paralysies, confusion, encéphalopathie, convulsions), pulmonaire (insuffisance respiratoire aiguë), neuromusculaire (fatigue et douleurs musculaires, rhabdomyolyse) et hématologique (anémie hémolytique).

Le risque de syndrome de renutrition est la raison principale qui impose que toute nutrition artificielle soit débutée en milieu hospitalier. Si tout patient renourri est susceptible de développer un syndrome de renutrition, la probabilité de faire un syndrome de renutrition est augmentée chez les patients les plus dénutris.

C Pour essayer de quantifier le risque, différentes sociétés savantes ont proposé des critères de risque. Les plus connus sont les critères NICE *(National Institute for Health and Clinical Excellence)*. La sensibilité et la spécificité de ces critères sont médiocres, mais ils sont faciles à quantifier. Selon les critères NICE, un patient est à haut risque de syndrome de renutrition en présence d'un critère majeur ou de deux critères mineurs :

- critères majeurs :
  - indice de masse corporelle < 16,
  - perte de poids > 15 % en 3 à 6 mois,
  - jeûne > 10 jours,
  - concentrations plasmatiques en phosphore, potassium, magnésium diminuées avant réinstauration de la renutrition ;
- critères mineurs :
  - IMC < 18,5,
  - perte de poids de 10 à 15 % en 3 à 6 mois,
  - jeûne entre 5 et 10 jours,
  - antécédents d'alcoolisme, insulinothérapie, chimiothérapie, traitement diurétique et antiacide.

B La prévention du syndrome de renutrition passe par la **supplémentation systématique** (et la correction d'un déficit éventuel) **en phosphore avant de débuter la renutrition et dans les 10 jours qui suivent son initiation**, afin de prévenir sa chute dans les jours qui suivent, sachant que la phosphorémie est habituellement dans la norme à cet instant. Il est habituel d'ajouter systématiquement de la thiamine (vitamine B1) et de corriger les autres déficits éventuels. Chez les sujets à risque, il est en outre conseillé de débuter la renutrition progressivement avec une cible calorique proche de 10 kcal/kg par jour chez l'adulte, augmentée par palier de 10 kcal/kg en fonction de la tolérance clinique et biologique quotidienne.

Lorsque l'hypophosphorémie apparaît en cours de renutrition, la même correction (phosphore et thiamine) doit être appliquée.

En pratique, on retiendra que **la surveillance de la phosphorémie est indispensable avant et durant les premiers jours qui suivent le début d'une renutrition.**

Points clés

- La dénutrition est définie par un état de déficit en énergie et/ou en protéines et/ou en tout micro- ou macronutriment, produisant un changement mesurable des fonctions corporelles et/ou de la composition corporelle, associé à une aggravation du pronostic des maladies.
- La principale cause de dénutrition dans les pays industrialisés est la maladie. Son incidence en milieu hospitalier est d'environ 30 %.
- On distingue deux grands types de dénutrition à l'extrémité chacun d'un même continuum physiopathologique, le marasme et l'hypercatabolisme protéique.
- La dénutrition entraîne une augmentation de la morbidité, de la mortalité, de la durée de séjour, du nombre de prescriptions (notamment d'antibiotiques) et du coût de l'hospitalisation.
- Le dépistage de la dénutrition doit être précoce dans les 48 premières heures d'hospitalisation.
- Le diagnostic de la dénutrition nécessite la coexistence d'un critère phénotypique et d'un critère étiologique.

- Un support nutritionnel est indiqué lorsque l'alimentation orale spontanée est insuffisante pour couvrir les besoins nutritionnels.
- Le support nutritionnel comporte les conseils diététiques (fractionnement, enrichissement, modification des textures), les compléments nutritionnels oraux, la nutrition entérale (par voie digestive) et la nutrition parentérale (par voie veineuse).
- La nutrition entérale doit être préférée à la nutrition parentérale si le tube digestif est fonctionnel, notamment en raison de ses avantages en termes de morbidité et de maintien de la trophicité de la muqueuse intestinale.
- La nutrition parentérale doit être réservée en cas de non-indication (insuffisance intestinale), de contre-indication (occlusion) ou d'échec de la nutrition entérale (pneumopathie d'inhalation, diarrhée sévère).
- Les solutions de nutrition parentérale industrielles ne contiennent jamais de vitamines ni d'oligoéléments et doivent donc être supplémentées.
- Les patients à risque de syndrome de renutrition inappropriée doivent être identifiés et les mesures de prévention doivent être connues et mises en œuvre.

Pour en savoir plus

HAS. Diagnostic de la dénutrition de l'enfant et de l'adulte. 2019. https://www.has-sante.fr/upload/docs/application/pdf/2019-11/reco277_recommandations_rbp_denutrition_cd_2019_11_13_v0.pdf

CHAPITRE 13

Troubles nutritionnels chez le sujet âgé

Situations de départ

- **17** Amaigrissement
- **27** Chute de la personne âgée
- **30** Dénutrition/malnutrition
- **31** Perte d'autonomie progressive
- **54** Œdème localisé/diffus
- **62** Trouble de déglutition ou fausse route
- **66** Apparition d'une difficulté à la marche
- **74** Faiblesse musculaire
- **86** Escarre
- **117** Apathie
- **119** Confusion mentale/désorientation
- **123** Humeur triste/douleur morale
- **130** Troubles de l'équilibre
- **131** Troubles de mémoire/déclin cognitif
- **173** Traumatisme des membres
- **186** Syndrome inflammatoire aigu ou chronique
- **211** Hypoprotidémie
- **266** Consultation de suivi d'un patient polymédiqué
- **267** Consultation de suivi d'un patient polymorbide
- **276** Prise en charge d'un patient en décubitus prolongé
- **295** Consultation de suivi gériatrique
- **297** Consultation du suivi en cancérologie
- **298** Consultation et suivi d'un patient ayant des troubles cognitifs

Items, objectifs pédagogiques, hiérarchisation des connaissances

ITEM 252 – Troubles nutritionnels chez le sujet âgé

Rang	Rubrique	Intitulé	Descriptif
B	Éléments physiopathologiques	Conséquences du déséquilibre nutritionnel et de dénutrition chez le sujet âgé	
A	Définition	Besoins nutritionnels principaux du sujet âgé	
B	Éléments physiopathologiques	Principaux facteurs de risque et prévention de dénutrition du sujet âgé	

Rang	Rubrique	Intitulé	Descriptif
A	Diagnostic positif	Critères diagnostiques dénutrition et dénutrition sévère du sujet âgé	
A	Pronostic	Citer les complications de dénutrition du sujet âgé	
B	Définition	Définition obésité du sujet âgé	
B	Diagnostic positif	Conséquences spécifiques négatives et protectrices de l'obésité du sujet âgé	
B	Examens complémentaires	Critères biologiques d'une dénutrition du sujet âgé	
B	Prise en charge	Grands principes de la prise en charge dénutrition du sujet âgé	

Noter que la HAS devrait prochainement publier une actualisation des recommandations concernant le diagnostic de la dénutrition de l'adulte âgé de 70 ans et plus.

I. Particularités nutritionnelles du sujet âgé

Un sujet est dit « âgé » après l'âge de 70 ans.

B Le vieillissement est très hétérogène et on distingue, au sein de la population âgée, des personnes :

- robustes : en bonne santé, parfaitement autonomes ;
- fragiles : avec divers degrés de polypathologie, sans retentissement sur leur autonomie, mais susceptibles d'entrer dans la dépendance à l'occasion d'un événement intercurrent. Ces sujets présentent aussi un risque élevé de chute et de décès. Le dépistage et la prévention de la **fragilité** (tableau 13.1) sont recommandés par la Haute Autorité de santé (HAS) ;
- dépendants : présence de pathologies évoluées avec retentissement sur l'autonomie. La prise en charge nutritionnelle, comme l'ensemble des traitements, tiendra compte de l'évaluation globale de la personne âgée, des conséquences du déséquilibre nutritionnel et des objectifs que l'on cherche à atteindre.

Les effets du vieillissement sur le statut nutritionnel sont les suivants :

- l'indice de masse corporel (IMC) augmente avec l'âge, pour atteindre environ 26–27 en moyenne entre 70 et 80 ans ;
- on parle de dénutrition si IMC < 21 et d'obésité si IMC ≥ 30 sachant que surcharge pondérale comme obésité n'excluent pas l'existence d'une dénutrition ;
- modifications de la composition corporelle au cours du vieillissement : la masse grasse augmente, la masse musculaire diminue. La masse musculaire diminue de 40 % environ entre les âges de 20 et 80 ans ;
- la diminution de la masse musculaire et de la force ou de la performance musculaire est appelée **sarcopénie**. La sarcopénie est responsable des conséquences cliniques fonctionnelles (diminution de la vitesse de marche, difficultés à monter et descendre les escaliers, etc.), c'est un critère de fragilité chez le sujet âgé ;
- il existe des sujets âgés à la fois obèses et sarcopéniques **(obésité sarcopénique)** dont le risque de diminution de la mobilité est particulièrement important ;

Tableau 13.1 Ⓐ **Définitions et phénotypes nutritionnels du sujet âgé**

	Définition	Critères diagnostiques
Fragilité	↓ capacités physiologiques de réserve ↓ mécanismes d'adaptation au stress ↑ risque de mortalité, incapacités, chutes, hospitalisation, entrée en institution	≥ 3 critères de Fried : • ↓ poids • asthénie inhabituelle • ↓ activité physique (sédentarité) • ↓ force musculaire • ↓ vitesse de marche
Sarcopénie	Sarcopénie probable : ↓ force musculaire Sarcopénie : ↓ force + masse (ou qualité) musculaire Sarcopénie sévère : ↓ force + masse (ou qualité) + performance musculaire	Force musculaire : force de préhension (dynamomètre) ou levers de chaise Masse musculaire : impédancemétrie, absorptiométrie biphotonique, scanner ou IRM Qualité musculaire : biopsie musculaire, TDM, IRM, spectrométrie par résonance magnétique Performance musculaire : vitesse de marche, SPPB, TUG
Obésité sarcopénique	IMC ≥ 30 et sarcopénie	
Obèse dénutri	IMC ≥ 30 et un critère de dénutrition	
Dénutrition (1 seul critère phénotypique suffit)		Perte de poids : ≥ 5 % en 1 mois ou ≥ 10 % en 6 mois IMC < 21 Albuminémie* < 35 g/L MNA® global < 17
Dénutrition sévère (1 seul critère phénotypique suffit)		Perte de poids : ≥ 10 % en 1 mois ou ≥ 15 % en 6 mois IMC < 18 Albuminémie* < 30 g/L

IMC : indice de masse corporelle; IRM : imagerie par résonance magnétique; MNA® : *Mini Nutritional Assessement®*; SPPB : *short physical performance battery* qui est un score sur l'équilibre, la vitesse de marche et le lever de chaise; TDM : tomodensitométrie; TUG : *Get-up-and-Go test* qui un score sur le transfert assis-debout, la marche et le changement de direction.

* Qu'il existe ou non un syndrome inflammatoire.

- avec l'âge, la diminution des besoins énergétiques liée à la diminution de l'activité physique et de la masse musculaire reste physiologique tant que les sujets âgés ne perdent pas de poids. En cas de perte de poids, il faut en identifier la ou les étiologies responsables;
- appétit : les sujets âgés ont un défaut de la régulation de l'appétit (faim, rassasiement et satiété) qui menace leur stabilité pondérale en cas d'événement intercurrent. Ils présentent ainsi un risque de prise de poids et d'obésité, mais surtout un risque de perte de poids et de dénutrition au décours d'un épisode d'anorexie qui va se péreniser;
- il faut, au fur et à mesure que l'âge avance, davantage d'apports alimentaires à un sujet âgé pour fabriquer la même quantité de protéine qu'un adulte. Leurs besoins en énergie sont donc comparables et de l'ordre de 30 kcal/kg/jour;
- les besoins protéiques sont plus élevés chez les personnes âgées en bonne santé. Il leur est recommandé de consommer 1 à 1,2 g de protéines/kg de poids corporel pour limiter le risque de sarcopénie et de fragilité;
- d'autres processus liés au vieillissement sont susceptibles d'avoir un impact sur l'équilibre nutritionnel, tels que la diminution de la perception du goût et de l'odorat, la réduction de production de salive ou les troubles bucco-dentaires. La constipation atteint les deux tiers de la population âgée, mais seules les formes sévères peuvent avoir un retentissement sur la prise alimentaire.

II. Dénutrition du sujet âgé

A. Définition

Ⓐ Les critères diagnostiques de la dénutrition chez le sujet âgé sont en cours de réactualisation à la HAS. À ce jour, on utilise donc les critères HAS de 2007 pour le sujet âgé qui définissent la dénutrition par la présence d'au moins un des critères phénotypiques présentés dans le tableau 13.1 (pas de nécessiter de valider, comme chez l'adulte, un critère étiologique).

Les limites d'interprétation du poids et de l'albuminémie sont les mêmes que chez l'adulte (variations de l'état d'hydratation).

Un IMC ≥ 21 n'exclut pas le diagnostic de dénutrition (par exemple en cas d'obésité avec perte de poids).

Le *Mini Nutritional Assessment*® ou MNA® (fig. 13.1) est un outil destiné spécifiquement au dépistage et qui est parfois utilisé pour le diagnostic de la dénutrition chez les sujets âgés. Le MNA® global comporte 18 items et le score est calculé sur 30 points. Le MNA®-*Short Form* comporte 6 items et le score est calculé sur 14 points. Les deux formes du MNA® permettent de classer le sujet comme « non dénutri », « à risque de dénutrition » ou « dénutri ».

B. Épidémiologie

- Ⓒ La prévalence de la dénutrition est estimée à :
  - 4–10 % chez les sujets âgés vivant à domicile ;
  - 15–40 % en institution ;
  - 30–70 % à l'hôpital.
- Au domicile :
  - le plus grand nombre de personnes âgées dénutries vivent à domicile (400 000 personnes en France). La prévention, le dépistage et la prise en charge précoces représentent des enjeux majeurs en termes de prévention de la perte d'autonomie ;
  - la dénutrition est plus fréquente chez les patients qui requièrent des aides à domicile (25 à 30 %).

C. Complications de la dénutrition (fig. 13.2)

- Ⓐ Augmentation de la mortalité.
- Risque d'infections, troubles de la marche, chutes, fractures, escarres et institutionnalisation.
- Augmentation des coûts médicaux.
- Risque de dépendance, détérioration de la qualité de vie.

D. Dépistage de la dénutrition

Ⓑ Il repose sur :

- la recherche des facteurs de risque de dénutrition :
  - comme chez l'adulte jeune : cancers, insuffisances d'organe sévères (cardiaque, respiratoire, rénale et hépatique), pathologies digestives responsables de malabsorption ou de maldigestion et pathologies inflammatoires ou infectieuses chroniques (pathologie rhumatismale, tuberculose, etc.),
  - plus spécifiquement chez les personnes âgées : voir tableau 13.2 ;

Mini Nutritional Assessment
MNA®

Nestlé
NutritionInstitute

Nom : Prénom :

Sexe : Age : Poids, kg : Taille, cm : Date :

Répondez au questionnaire en indiquant le score approprié pour chaque question. Additionnez les points pour obtenir le score de dépistage.

Dépistage

A Le patient a-t-il moins mangé ces 3 derniers mois par manque d'appétit, problèmes digestifs, difficultés de mastication ou de déglutition ?
0 = baisse sévère des prises alimentaires
1 = légère baisse des prises alimentaires
2 = pas de baisse des prises alimentaires ☐

B Perte récente de poids (< 3 mois)
0 = perte de poids > 3 kg
1 = ne sait pas
2 = perte de poids entre 1 et 3 kg
3 = pas de perte de poids ☐

C Motricité
0 = au lit ou au fauteuil
1 = autonome à l'intérieur
2 = sort du domicile ☐

D Maladie aiguë ou stress psychologique au cours des 3 derniers mois ?
0 = oui 2 = non ☐

E Problèmes neuropsychologiques
0 = démence ou dépression sévère
1 = démence légère
2 = pas de problème psychologique ☐

F1 Indice de masse corporelle (IMC) = poids en kg / (taille en m)^2
0 = IMC < 19
1 = 19 ≤ IMC < 21
2 = 21 ≤ IMC < 23
3 = IMC ≥ 23 ☐

SI L'IMC N'EST PAS DISPONIBLE, REMPLACER LA QUESTION F1 PAR LA QUESTION F2.
MERCI DE NE PAS RÉPONDRE À LA QUESTION F2 SI LA QUESTION F1 A ÉTÉ COMPLÉTÉE.

F2 Circonférence du mollet (CM) en cm
0 = CM< 31
3 = CM≥ 31 ☐

Score de dépistage ☐☐
(max. 14 points)

12–14 points : état nutritionnel normal
8–11 points : à risque de dénutrition
0–7 points : dénutrition avérée

Fig. 13.1. Ⓐ *Mini Nutritional Assessment®*.

(Source : Vellas B, Villars H, Abellan G, *et al.* Overview of the MNA® - Its History and Challenges. *J Nutr Health Aging* 2006;10:456-65. Rubenstein LZ, Harker JO, Salva A, Guigoz Y, Vellas B. Screening for Undernutrition in Geriatric Practice : Developing the Short-Form Mini Nutritional Assessment (MNA-SF). *J Geront* 2001;56A:M366-77. Guigoz Y. The Mini-Nutritional Assessment (MNA®) Review of the Literature - What does it tell us? *J Nutr Health Aging* 2006;10:466-87. Kaiser MJ, Bauer JM, Ramsch C, *et al.* Validation of the Mini Nutritional Assessment Short-Form (MNA® -SF) : A practical tool for identification of nutritional status. *J Nutr Health Aging* 2009;13:782-8. ® Société des Produits Nestlé S.A., Vevey, Switzerland, Trademark Owners. © Nestlé, 1994, Revision 2009. N67200 12/99 10M. www.mna-elderly.com.)

- l'évaluation de l'appétit et des apports alimentaires ;
- la mesure du poids, le calcul de la perte de poids ;
- le calcul de l'IMC ;
- le questionnaire MNA®.

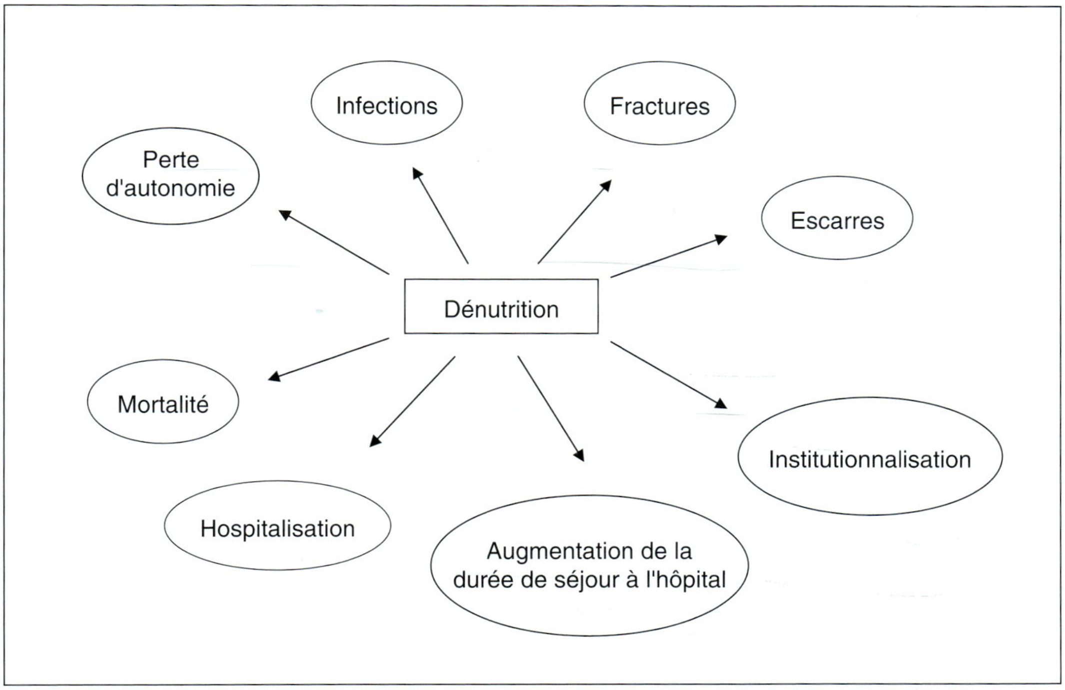

Fig. 13.2. Ⓐ **Complications de la dénutrition.**

Tableau 13.2 Ⓑ Facteurs de risque de dénutrition chez la personne âgée (HAS, 2007)

Psycho-socio-environnementaux	Toute affection aiguë ou décompensation d'une pathologie chronique	Traitements médicamenteux au long cours
– Isolement social – Deuil – Difficultés financières – Maltraitance – Hospitalisation – Changement des habitudes de vie : entrée en institution	– Douleur – Pathologie infectieuse – Fracture entraînant une impotence fonctionnelle – Intervention chirurgicale – Constipation sévère – Escarres	– Polymédication – Médicaments entraînant une sécheresse de la bouche, une dysgueusie, des troubles digestifs, une anorexie, une somnolence, etc. – Corticoïdes au long cours
Troubles bucco-dentaires	Régimes restrictifs	Syndromes démentiels et autres troubles neurologiques
– Troubles de la mastication – Mauvais état dentaire – Appareillage mal adapté – Sécheresse de la bouche – Candidose oropharyngée – Dysgueusie	– Sans sel – Amaigrissant – Diabétique – Hypocholestérolémiant – Sans résidu au long cours	– Maladie d'Alzheimer – Autres démences – Syndrome confusionnel – Troubles de la vigilance – Syndrome parkinsonien
Troubles de la déglutition	Dépendance pour les actes de la vie quotidienne	Troubles psychiatriques
– Pathologie ORL – Pathologie neurologique dégénérative ou vasculaire	– Dépendance pour l'alimentation – Dépendance pour la mobilité	– Syndrome dépressif – Troubles du comportement

(Source : HAS, 2007.)

E. Prise en charge de la dénutrition

- Évaluation clinique globale pour :
  - identifier et prendre en charge les facteurs étiologiques de la dénutrition ;
  - le cas échéant, avoir une réflexion éthique et poser les limites de la prise en charge nutritionnelle : si une ou plusieurs des causes de la dénutrition sont inaccessibles au traitement (pathologie chronique au stade terminal), les objectifs de la prise en charge nutritionnelle peuvent être recentrés sur le plaisir, le confort et/ou l'aspect relationnel des repas.
- Objectifs protéino-énergétiques :
  - apports énergétiques de 30 à 40 kcal/kg/jour ;
  - apports protidiques de 1,5 g de protéines/kg/jour.
- Si quantifier précisément les apports protéino-énergétiques s'avère difficile à réaliser, les repères alimentaires de l'Agence nationale de sécurité sanitaire de l'alimentation, de l'environnement et du travail (ANSES) permettent de structurer la prise en charge nutritionnelle (tableau 13.3).
- La prise de poids est le meilleur signe de renutrition. L'arrêt de l'amaigrissement peut parfois représenter un premier objectif. Ensuite, viser une prise du poids en ciblant un poids proche du poids de forme.

1. Différents modes de prise en charge nutritionnelle

- La prise en charge nutritionnelle orale doit être privilégiée. Elle est le plus souvent utile et suffisante. Elle comporte :
  - des conseils nutritionnels ;
  - une aide à la prise alimentaire ;
  - une alimentation enrichie ;
  - des compléments nutritionnels oraux (CNO) pris en charge dans le cadre de la liste des produits et prestations remboursables (LPPR).
- La nutrition entérale est envisagée dans les situations où l'alimentation orale s'avère impossible ou insuffisante.
- La nutrition parentérale est réservée aux situations d'occlusion, de malabsorption ou d'échec d'une nutrition entérale bien conduite.

Tableau 13.3 Ⓐ **Repères alimentaires pour le sujet âgé fragile**

Consommation d'aliments et activité physique	Fréquence
Fruits et légumes	Au moins 5 par jour
Pains et autres aliments céréaliers, pommes de terre et légumes secs	À chaque repas selon l'appétit
Lait et produits laitiers	3 ou 4 par jour
Viandes Poissons et produits de la pêche Œufs	2 fois par jour
Matières grasses ajoutées	Sans en abuser
Produits sucrés	Sans en abuser
Eau de boisson	1 L à 1,5 L jour
Sel	Pas de conseil spécifique
Activité physique	Bouger chaque jour, le plus possible

2. Choix des modalités de prise en charge nutritionnelle

- Les techniques de prise en charge et leurs indications théoriques sont les mêmes quel que soit l'âge (voir chapitre 12). Mais le choix est aussi fortement influencé par le contexte clinique. Le recours à une assistance nutritive doit toujours être pondéré par le projet thérapeutique global.
- La dénutrition favorisant d'autant plus la perte d'appétit que le sujet est âgé, il est très important d'évaluer l'efficacité de la prise en charge nutritionnelle orale (enrichissement de l'alimentation, prescription des CNO, etc.) dans la semaine qui suit son instauration. S'il s'avère que les prises alimentaires évaluées par l'échelle visuelle ou verbale analogique (EVA < 7/10) demeurent insuffisances, il faut, en l'absence de contre-indication, recourir à la nutrition entérale.
- Un sujet âgé accepte d'autant plus facilement une nutrition entérale qu'il a constaté et compris que la prise en charge nutritionnelle orale et les CNO s'avèrent inefficaces.

3. Prise en charge nutritionnelle orale

- Il est recommandé de :
  - interrompre les régimes restrictifs injustifiés, tel le **régime désodé** qui s'avère très anorexiant ;
  - suivre les repères nutritionnels pour les sujets âgés (voir tableau 13.3) ;
  - augmenter la fréquence des prises alimentaires dans la journée (repas + collations) ;
  - enrichir l'alimentation (tableau 13.4) ;
  - éviter une période de jeûne nocturne trop longue (> 12 heures) ;
  - privilégier des produits riches en énergie et/ou en protéines ;
  - adapter les menus aux goûts de la personne et adapter la texture des aliments à ses capacités de mastication et de déglutition ;
  - organiser une aide technique et/ou humaine au repas en fonction du handicap de la personne ;
  - proposer les repas dans un environnement agréable.
- L'adaptation des conseils alimentaires aux besoins du patient sera au mieux faite par un diététicien.
- Il n'existe pas de CNO spécifiquement élaboré pour les sujets âgés. Prescrire les produits :
  - hyperénergétiques (≥ 1,5 kcal/mL ou g) ;
  - hyperprotidiques (protéines ≥ 7,0 g/100 mL ou 100 g, ou protéines ≥ 20 % de l'apport énergétique du produit).
- Les CNO prescrits doivent atteindre au moins 400 kcal/jour et 30 g/jour de protéines.

Tableau 13.4 B Modalités d'enrichissement des repas

Enrichissement	Apport correspondant
Poudre de lait Lait concentré entier	3 cuillères à soupe (environ 20 g) apportent environ 8 g de protéines
Poudre de protéines (1 à 3 cuillères à soupe/jour)	1 cuillère à soupe (environ 5 g) apporte environ 5 g de protéines
Fromage râpé/fromage fondu type crème de gruyère	20 g de gruyère = environ 5 g de protéines 1 crème de gruyère de 30 g = environ 4 g de protéines
Œufs	1 jaune d'œuf = environ 3 g de protéines
Crème fraîche épaisse	1 cuillère à soupe (environ 25 g) = environ 80 kcal
Beurre fondu/huile	1 cuillère à soupe (environ 10 g) = environ 75 à 90 kcal

- La prescription des CNO est efficace pour améliorer le statut nutritionnel des sujets âgés, et, à l'hôpital, pour réduire les complications et la mortalité. Lorsqu'ils sont prescrits à la sortie de l'hospitalisation, pour une période de 2 à 4 mois, ils participent à stabiliser ou améliorer le poids, sous réserve, qu'ils soient bien entendu consommés.

4. Activité physique

L'activité physique est indispensable à la récupération de la force et de la performance musculaire. Les prescriptions nutritionnelles doivent systématiquement s'accompagner d'une prescription d'activité physique, adaptée aux capacités physiques du patient, éventuellement encadrée par un kinésithérapeute et/ou un **éducateur d'activité physique adaptée**. Cette activité physique permettra à la fois de potentialiser l'efficacité du programme de renutrition et d'améliorer l'autonomie.

5. Micronutriments

Les sujets âgés, en particulier les personnes institutionnalisées et/ou dénutries, représentent une population à risque de carences en micronutriments.

Hormis des travaux sur la vitamine D (voir plus loin) ou sur des cas de carences profondes, aucune étude de supplémentation n'a pour l'instant montré de bénéfice clinique à une supplémentation en micronutriments.

Il reste néanmoins nécessaire de prévenir la survenue d'un syndrome de renutrition inappropriée (SRI) en cas de dénutrition sévère (voir chapitre 12).

6. Surveillance nutritionnelle

- Poids +++, mesuré 1 fois par semaine en cours de renutrition.
- Évaluation semi-quantitative des prises alimentaires (ingesta oraux) +++ (voir chapitre 11) au minimum 1 fois par semaine.
- Mobilité et capacité à pratiquer de l'activité physique.
- Albumine : le dosage de l'albuminémie est recommandé pour évaluer l'efficacité de la prise en charge globale, sauf si l'albuminémie initiale est normale. Cependant, il n'est pas nécessaire de le répéter plus de 1 fois par mois, en dehors de situations particulières.

7. Aides à domicile

- L'aide ménagère et/ou l'auxiliaire de vie peuvent faire les courses, préparer les repas, aider à la prise des repas.
- Le portage des repas est organisé par certaines mairies, associations ou entreprises commerciales.
- Pour la prise en charge financière de ces aides, interviennent l'allocation personnalisée d'autonomie (APA), l'aide sociale départementale et, éventuellement, les caisses de retraite et certaines mutuelles.
- À l'hôpital, le comité de liaison alimentation et nutrition (CLAN) et les unités transversales diététique et nutrition (UTDN) ont pour mission de participer à l'amélioration de la prise en charge nutritionnelle des malades et à la qualité de l'ensemble de la prestation alimentation–nutrition.

III. Obésité du sujet âgé

A. Définition

A L'obésité se définit par un IMC ≥ 30 chez le sujet âgé, comme chez l'adulte.

L'IMC moyen des sujets âgés est de 26,5 environ. La notion de « surcharge pondérale », lorsque l'IMC est compris entre 25 et 29,9, est discutée à cet âge.

B. Épidémiologie

La prévalence de l'obésité augmente avec l'âge avec un pic de 20–23 % à 55–65 ans, puis elle diminue progressivement. Après 80 ans, la prévalence est de l'ordre de 16 %.

C. Conséquences

B Chez le sujet âgé, l'obésité représente à la fois un facteur de risque et un facteur protecteur en fonction des situations et des pathologies.

- Obésité = facteur de risque de :
  - diabète, hypertension artérielle (HTA), dyslipidémie, pathologies cardiovasculaires, insuffisance respiratoire, insuffisance veineuse, arthrose, etc., comme chez le sujet plus jeune. Après 80 ans, le diabète atteint une personne sur cinq et l'HTA une personne sur quatre ;
  - cependant, l'association entre obésité et mortalité (toutes causes ou cause cardiovasculaire) apparaît comme beaucoup moins forte que chez les adultes jeunes. La morbimortalité semble surtout liée à l'obésité massive (IMC ≥ 40) ;
  - troubles de la mobilité et dépendance, surtout si une sarcopénie lui est associée (déséquilibre mécanique entre l'excès de poids et une masse musculaire devenue insuffisante).
- Obésité = facteur protecteur ?
  - diminution du risque de fracture : rôle mécanique protecteur du tissu adipeux en cas de traumatisme, pression stimulante du poids sur la structure osseuse et effet hormonal lié à la transformation des androgènes surrénaliens en estrogènes par le tissu adipeux ;
  - augmentation de la survie dans des pathologies chroniques avec risque de dénutrition comme l'insuffisance rénale sévère, la bronchopneumopathie chronique obstructive, l'insuffisance cardiaque ou les rhumatismes inflammatoires. Augmentation de la survie aussi dans certaines pathologies aiguës comme la fracture de l'extrémité supérieure du fémur.
- En cas d'hospitalisation, la mortalité des patients âgés décrit une courbe en U dont le nadir correspond à un IMC à 30–32.

N.B. : certains obèses perdent du poids en vieillissant, en rapport avec diverses pathologies (dont certaines liées aux complications de l'obésité). Ils présentent alors au grand âge un poids « normal », des glycémies, une tension artérielle et un bilan lipidique normalisés. Ainsi, plus d'un patient diabétique âgé de plus de 80 ans sur trois est à risque de dénutrition. La diminution ou l'interruption des traitements hypoglycémiants et/ou antihypertenseurs peut s'avérer nécessaire et certains patients peuvent devenir dénutris **(obèse dénutri)**.

D. Prise en charge

- C La question est celle du rapport bénéfice/risque d'une perte de poids chez les sujets âgés obèses. Il faudra tenir compte :

- de l'ancienneté de l'excès pondéral ;
- du poids actuel par rapport au poids maximum atteint au cours de la vie ;
- du retentissement de cette obésité ;
- des comorbidités, de l'autonomie, de la qualité de vie et de l'espérance de vie ;
- des capacités du sujet âgé à modifier ses habitudes alimentaires.

- Ainsi, il est possible qu'en cas d'obésité récemment constituée, avec un important retentissement métabolique et/ou sur la mobilité, chez une personne de moins de 80 ans, sans comorbidité sévère, dont l'espérance de vie n'est pas particulièrement limitée, une perte de poids modeste (de l'ordre de 3–5 %) puisse améliorer le contrôle du diabète, par exemple, ou la symptomatologie douloureuse d'une gonarthrose (l'effet à long terme d'une perte de poids sur la mortalité globale reste indéterminé).
- S'il est prescrit, le programme diététique doit impérativement s'accompagner d'un programme d'activité physique pour limiter la perte de masse musculaire. La forme d'exercice physique la plus efficace pour augmenter la force musculaire est l'exercice contre résistance. Il faut aussi prévenir et traiter une éventuelle ostéoporose.
- Le plus souvent, l'objectif le plus raisonnable est celui d'une stabilité pondérale associée à une activité physique modérée. Il a été montré qu'une activité physique, même modérée, même commencée après l'âge de 75 ans, continue à avoir un effet favorable sur la survie et le maintien de l'autonomie.
- Dans la situation particulière d'une chirurgie orthopédique programmée chez un sujet âgé (remplacement articulaire du genou ou de la hanche), la réduction pondérale « préopératoire » n'est plus recommandée ; il n'y a pas de bénéfice en matière de risque opératoire et la rééducation postopératoire peut être compromise par une perte musculaire préalable.

IV. Activité physique chez la personne âgée

- **B** Certaines personnes restent physiquement actives jusqu'à un âge avancé. Cependant, en moyenne, l'activité physique diminue et la sédentarité augmente avec l'âge.
- Que le sujet âgé soit en bonne santé, fragile, sarcopénique, obèse ou dénutri, il doit être encouragé à pratiquer une activité physique régulière, adaptée à ses capacités.
- Chez les sujets âgés sarcopéniques, l'exercice physique en résistance, d'intensité croissante, au rythme de deux à trois séances par semaine, améliore la force et la performance musculaire.
- L'activité physique adaptée est conseillée pour les personnes vieillissantes vivant à domicile, dans un objectif de prévention de la dépendance. Elle peut aussi être proposée aux sujets âgés dénutris ou à risque de dénutrition, pendant une hospitalisation et/ou après une hospitalisation, pour limiter la perte d'autonomie et améliorer la convalescence. Elle peut être prescrite par un médecin chez les patients atteints d'une affection de longue durée (décret n° 2016-1990 du 30 décembre 2016).

V. Vitamine D

- La carence en vitamine D est très fréquente chez le sujet âgé, quelle que soit sa situation clinique (robuste, fragile, dépendant, dénutri ou obèse).
- La supplémentation en vitamine D est efficace pour prévenir le risque de fracture et le risque de chute chez les sujets âgés (la carence en vitamine D entraîne une faiblesse musculaire qui favorise les chutes).

- Une supplémentation à la dose de 800 à 1000 UI/jour (ou 50000 UI tous les mois, ou 100000 UI tous les 2 à 3 mois) est conseillée pour tous les sujets âgés de plus de 65 ans, sans dosage préalable. Des posologies plus élevées pourraient être néfastes.

Points clés

- Le vieillissement fragilise l'équilibre nutritionnel : il y a un risque important de sarcopénie, de fragilité, de dénutrition et d'obésité.
- Les besoins protéiques sont plus élevés chez le sujet âgé en bonne santé que chez l'adulte jeune : 1 à 1,2 g de protéines/kg/jour.
- L'obésité se définit par un IMC $\geq$ 30 chez la personne âgée, comme chez l'adulte.
- En cas d'obésité, le maintien d'un poids stable et l'augmentation de l'activité physique sont souvent les objectifs les plus raisonnables. En effet, la perte de poids réduit la masse et la force musculaires, entraînant un risque de sarcopénie et de troubles de la mobilité.
- Le dépistage et la prise en charge de la dénutrition concernent les personnes âgées vivant à domicile (5–10 %), en EHPAD (15–40 %) ou en cas d'hospitalisation (30–70 %). Les conséquences de la dénutrition sont particulièrement sévères chez les personnes âgées.
- En cas de dénutrition, les apports recommandés sont de 1,5 g de protéines/kg/jour et de 30 à 40 kcal/kg/jour.
- Toutes les personnes âgées doivent être encouragées à pratiquer une activité physique régulière, selon leurs capacités.
- Il est conseillé de supplémenter toutes les personnes âgées en vitamine D.

Pour en savoir plus

HAS. Comment prendre en charge les personnes âgées fragiles en ambulatoire ? 2013. https://www.has-sante.fr/upload/docs/application/pdf/2014-01/fps_prise_en_charge_paf_ambulatoire.pdf

CHAPITRE

14

Troubles des conduites alimentaires chez l'adolescent et l'adulte

Situations de départ

- **1** Constipation
- **4** Douleur abdominale
- **15** Anomalies de couleur des extrémités
- **17** Amaigrissement
- **21** Asthénie
- **26** Anomalies de la croissance staturo-pondérale
- **30** Dénutrition/malnutrition
- **33** Difficulté à procréer
- **35** Douleur chronique
- **45** Hypothermie
- **63** Troubles sexuels et troubles de l'érection
- **74** Faiblesse musculaire
- **80** Alopécie et chute des cheveux
- **81** Anomalie des ongles
- **94** Troubles du cycle menstruel
- **113** Puberté précoce ou retardée
- **125** Idées ou conduites suicidaires/lésions auto-infligées
- **132** Troubles des conduites alimentaires (anorexie ou boulimie)
- **159** Bradycardie
- **201** Dyskaliémie
- **202** Dysnatrémie
- **209** Hypoglycémie
- **215** Anomalie des plaquettes
- **216** Anomalie des leucocytes
- **240** Expliquer une hospitalisation en soins psychiatriques à la demande d'un tiers
- **246** Prescription d'un soin ambulatoire
- **270** Demande d'amaigrissement
- **292** Première consultation d'addictologie
- **293** Consultation de suivi addictologie
- **306** Dépistage et prévention ostéoporose

- **335** Évaluation de l'aptitude au sport et rédaction d'un certificat de non-contre-indication
- **354** Évaluation de l'observance thérapeutique
- **355** Organisation de la sortie d'hospitalisation

Items, objectifs pédagogiques, hiérarchisation des connaissances

ITEM 71 – Troubles des conduites alimentaires chez l'adolescent et l'adulte (voir item 251)

Rang	Rubrique	Intitulé	Descriptif
A	Définition	Définition et étiopathogénie des troubles des conduites alimentaires	Perturbations significatives et durables de la prise alimentaire Origine multifactorielle Facteurs de vulnérabilité, facteurs déclenchants et facteurs d'entretien
B	Définition	Psychopathologie des troubles des conduites alimentaires	Troubles des conduites alimentaires = mécanisme adaptatif à une situation de stress, initialement bénéfique, puis néfaste
B	Prévalence, épidémiologie	Données épidémiologiques	Prévalence sur la vie entière de l'anorexie mentale : 0,6 % en population adulte Sex-ratio : 1 H/8 F Âge de début de l'anorexie mentale : entre 15 et 25 ans dans la majorité des cas Mortalité associée : 1 % par an
A	Diagnostic positif	Démarche diagnostique	Connaître les critères diagnostiques du DSM-5 de l'anorexie mentale Connaître les deux types : anorexie mentale de type restrictif et anorexie mentale de type accès hyperphagique/purgatif
A	Diagnostic positif	Éléments cliniques associés	Connaître les populations à risque (adolescentes, sportives, mannequins, etc.) Connaître les modes d'entrée (transformation pubertaire, régime amaigrissant) Connaître les caractéristiques de la perte de poids Connaître les principales caractéristiques de la restriction alimentaire : quantitative et qualitative (= sélective) Connaître les autres stratégies de contrôle de poids et leurs complications Connaître les principales distorsions cognitives Savoir rechercher et caractériser l'aménorrhée : primaire ou secondaire Connaître les complications somatiques de l'anorexie mentale
A	Diagnostic positif	Diagnostics différentiels	Connaître les pathologies à éliminer
A	Diagnostic positif	Diagnostics associés	Savoir que l'anorexie mentale est fréquemment associée à des troubles psychiatriques et addictifs

Rang	Rubrique	Intitulé	Descriptif
A	Suivi et/ou pronostic	Évolution spontanée et sous traitement	Savoir que l'anorexie mentale est associée à une surmortalité (complications somatiques, suicide) Sans traitement, l'anorexie mentale risque de se chroniciser Avec traitement, l'évolution : > 50 % rémission, 30 % rémission partielle, 20–30 % chronicité ou décès Les rechutes sont fréquentes Le début chez l'enfant prépubère ou chez l'adulte est de mauvais pronostic
B	Examens complémentaires	Connaître le bilan clinique et paraclinique	Savoir diriger l'examen clinique et paraclinique visant à confirmer le diagnostic et évaluer sa gravité
A	Prise en charge	Connaître les grands principes de la prise en charge	Savoir qu'il faut repérer précocement le trouble Savoir qu'il faut traiter précocement le trouble Savoir que la prise en charge précoce vise à éviter la chronicité et les complications du trouble Savoir que la prise en charge doit être pluridisciplinaire, coordonnée, ininterrompue et prolongée Savoir que la prise en charge est ambulatoire, sauf facteurs de gravité nécessitant une hospitalisation Savoir que les objectifs thérapeutiques sont individuels, tenant compte de l'avis du patient, et contractualisés Savoir qu'il existe des associations de malades ou de familles de malades, des groupes de soutien
B	Prise en charge	Connaître les indications de l'hospitalisation	Connaître les critères de gravité justifiant d'hospitaliser
B	Prise en charge	Connaître les principes de la psychothérapie	Connaître les objectifs de la psychothérapie Connaître les types de psychothérapie recommandée dans l'anorexie mentale Savoir que la psychothérapie doit se prolonger au moins un an après la rémission du trouble
B	Prise en charge	Connaître les principes de la pharmacothérapie	Savoir qu'il n'existe pas de médicament ayant d'AMM pour l'indication anorexie mentale Savoir qu'il faut traiter les comorbidités psychiatriques Savoir que dans ce contexte, l'utilisation de certains médicaments doit être prudente en raison du risque d'allongement du QT
B	Prise en charge	Connaître les principes de la nutrition	Savoir que la renutrition doit être prudente en raison du risque de renutrition inappropriée Savoir qu'il peut être nécessaire de recourir à la nutrition entérale discontinue d'appoint par sonde nasogastrique
B	Prévalence, épidémiologie	Données épidémiologiques	Prévalence sur la vie entière de la boulimie : 1 % en population adulte Sex-ratio : 1 H/3 F
A	Diagnostic positif	Démarche diagnostique	Connaître les critères diagnostiques du DSM-5 de la boulimie

Rang	Rubrique	Intitulé	Descriptif
A	Diagnostic positif	Éléments cliniques associés	Connaître les modes d'entrée (régime amaigrissant, vomissements, événement de vie) Savoir rechercher une éventuelle aménorrhée Connaître les traits associés (++ impulsivité) Connaître les complications somatiques de la boulimie
A	Diagnostic positif	Diagnostics différentiels	Connaître les pathologies à éliminer
A	Diagnostic positif	Diagnostics associés	Savoir que la boulimie est fréquemment associée à des troubles psychiatriques et addictifs
A	Suivi et/ou pronostic	Évolution spontanée et sous traitement	Savoir que la boulimie se résout plus rapidement que l'anorexie mentale Cependant, la mortalité associée est de 2 % par tranche de 10 ans
A	Prise en charge	Bilan clinique et paraclinique	Savoir diriger l'examen clinique et paraclinique visant à confirmer le diagnostic et évaluer sa gravité
A	Prise en charge	Connaître les grands principes de la prise en charge	Savoir que le trouble est souvent caché (honte), responsable d'un retard diagnostic Connaître les motifs de consultation qui doivent amener au dépistage de la boulimie Savoir que la prise en charge doit être pluridisciplinaire et prolongée Savoir que la prise en charge est ambulatoire, sauf facteurs de gravité nécessitant une hospitalisation Savoir que les objectifs thérapeutiques sont individuels, tenant compte de l'avis du patient, et contractualisés Savoir qu'il convient de prolonger le suivi, qui doit intégrer tous les domaines impactés par le trouble et ses complications
B	Prise en charge	Connaître les indications de l'hospitalisation	Connaître les critères de gravité justifiant d'hospitaliser
B	Prise en charge	Connaître les principes de la psychothérapie	Connaître les objectifs de la psychothérapie Connaître les types de psychothérapie recommandée dans l'anorexie mentale
B	Prise en charge	Connaître les principes de la pharmacothérapie	Savoir que la fluoxétine a l'AMM dans la boulimie (posologie plus élevée que pour traiter l'épisode dépressif caractérisé)
B	Prise en charge	Connaître les principes de la nutrition	Connaître l'objectif général de l'approche nutritionnelle
B	Prévalence, épidémiologie	Données épidémiologiques	Prévalence sur la vie entière de l'hyperphagie boulimique : 3–5 % en population adulte Sex-ratio : 1 H/2 F Concerne 30 à 50 % des sujets obèses
A	Diagnostic positif	Démarche diagnostique	Connaître les critères diagnostiques du DSM-5 de l'hyperphagie boulimique

Rang	Rubrique	Intitulé	Descriptif
A	Diagnostic positif	Éléments cliniques associés	Connaître les modes d'entrée (dans l'enfance, après un traumatisme, après un régime) Connaître les traits associés (++ impulsivité) Connaître les complications somatiques de l'hyperphagie boulimique
A	Diagnostic positif	Diagnostics différentiels	Connaître les pathologies à éliminer
A	Diagnostic positif	Diagnostics associés	Savoir que l'hyperphagie boulimique est fréquemment associée à des troubles psychiatriques et addictifs
A	Prise en charge	Connaître les grands principes de la prise en charge	Savoir penser à dépister l'hyperphagie boulimique chez un sujet obèse Savoir que les soins sont sensiblement les mêmes que dans la boulimie
A	Définition	Connaître la définition de la pica	
A	Définition	Connaître la définition du mérycisme	

I. Définition et généralités

A Les troubles des conduites alimentaires (TCA) représentent un large spectre de pathologies se définissant par des perturbations **significatives** et **durables** de la prise alimentaire ayant un retentissement psychique, social et somatique. Ils sont vécus douloureusement par le patient et son entourage proche. Des critères diagnostiques ont été établis selon la classification DSM-5 *(Diagnostic and Statistical Manual of Mental Disorders 5th edition)* pour chaque entité.

La prévalence de tous les TCA confondus est estimée à 2,2 % dans la population adulte européenne, avec une prédominance féminine, et un pic de survenue à l'adolescence. Leur pronostic peut être sévère et conduire au décès.

Les TCA ne sont pas spontanément évoqués par les patients (sentiment de honte ou déni du trouble). Il importe donc de les rechercher chez les sujets à risque ou en cas de signes évocateurs. L'intérêt d'un repérage précoce est de prévenir une évolution vers la chronicisation, l'enracinement symptomatique et les complications somatiques, psychiatriques et psychosociales qui accompagnent cette chronicisation.

Leur prise en charge doit être précoce, pluridisciplinaire, coordonnée, ininterrompue et prolongée. Elle doit intégrer les dimensions nutritionnelles, somatiques, psychiatriques, familiales et sociales. L'alliance thérapeutique est essentielle dans ces pathologies qui se caractérisent par un déni fréquent de la maladie, notamment au début dans l'anorexie mentale et la boulimie.

A. Classification des troubles des conduites alimentaires

Trois formes principales et une forme non spécifiée sont répertoriées dans cette classification : l'anorexie mentale (AM), la boulimie (*bulimia nervosa* ou BN), l'hyperphagie boulimique (HB) ou *binge eating disorder*, et les formes non spécifiées (*unspecified feeding or eating disorders* ou UFED).

Un même individu peut passer d'une catégorie diagnostique à une autre au cours de sa vie et plus de la moitié des sujets consultant pour TCA sont atteints de formes subsyndromiques (fig. 14.1).

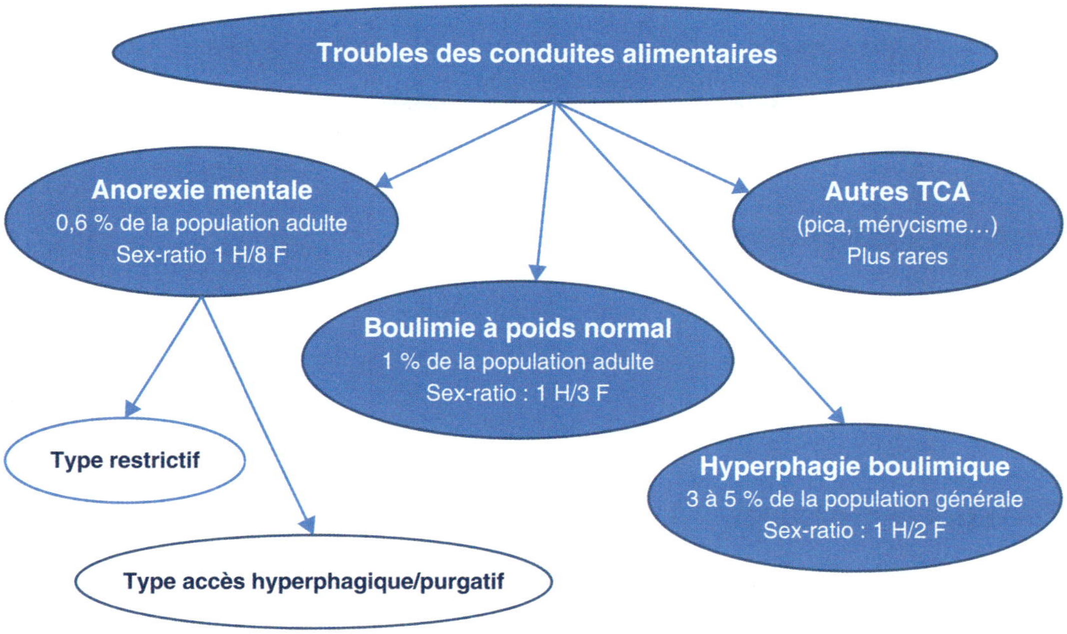

Fig. 14.1. Ⓐ **[A] Classification des troubles des conduites alimentaires.**

B. Étiopathogénie des troubles des conduites alimentaires

Elle reste mal connue et multifactorielle. Les TCA sont considérés comme des pathologies psychiatriques, survenant chez des sujets prédisposés (ou vulnérables), ayant été exposés à des facteurs déclenchants (des stress) qui se pérennisent à la faveur de facteurs de maintien (ou renforçants). Parmi les multiples hypothèses étiopathogéniques en cours d'investigation, le dérèglement de l'axe intestin–cerveau constitue une voie de recherche prometteuse.

1. Facteurs de vulnérabilité

- Familiaux :
  - la prévalence des TCA est beaucoup plus importante chez les apparentés de sujets atteints (risque multiplié entre 4 et 11) ;
  - il existe une forte héritabilité des TCA, plus importante dans l'AM que dans la boulimie et l'HB. Il s'agit d'une possible transmission complexe, concernant plusieurs gènes de susceptibilité situés sur des chromosomes différents ;
  - les sujets apparentés partagent le même environnement et éventuellement le même dysfonctionnement familial ;
- Socioculturels : valorisation sociétale de la maigreur (médias, réseaux sociaux).
- Complications obstétricales et petite enfance (grossesse à risque, accouchement compliqué, grossesse gémellaire, etc.).
- Certains traits de personnalité : rigidité intellectuelle, perfectionnisme, alexithymie, dépendance affective, faible estime de soi, impulsivité, manque de vision d'ensemble, besoin de contrôle.

2. Populations à risque

La vigilance doit avant tout concerner les populations où la prévalence est maximale :

- adolescentes et jeunes femmes ;
- mannequins ;

- danseurs et sportifs (disciplines esthétiques ou à catégories de poids : sports valorisant ou nécessitant le contrôle du poids; disciplines à faible poids corporel tels les sports d'endurance), notamment de niveau de compétition;
- sujets atteints de pathologies impliquant des régimes telles que le diabète de type 1, l'hypercholestérolémie familiale, certaines pathologies digestives, etc.

3. Facteurs déclenchants

- Puberté.
- Régime amaigrissant.
- Circonstances de séparation : éloignement du domicile familial, disparition d'un proche, rupture sentimentale.
- Événements de vie traumatiques (traumatisme sexuel en particulier).

4. Facteurs renforçants

- Gratification de l'entourage dans les premiers temps de l'installation de la restriction et de l'hyperactivité dans le cas de l'AM.
- Sensation de mieux-être accompagnant le début de l'amaigrissement. Le patient peut ressentir plus d'énergie, une meilleure estime de soi liée à ce sentiment de maîtrise de soi, de contrôle sur son propre corps.
- Nouvel équilibre psychique et familial secondaire à la maladie.

C. Comorbidités psychiatriques

L'examen psychiatrique recherche les antécédents psychiatriques et les éléments actuels, les traitements psychotropes reçus, des événements de vie potentiellement traumatiques. La présence d'autres troubles psychiatriques est fréquente dans les TCA.

On cherche en particulier :

- des **conduites addictives** : alcool, tabac, autres substances (notamment médicaments psychotropes), cyberaddiction. Elles sont plus fréquentes chez les patientes boulimiques et anorexiques avec crises de boulimie (CB) que chez les patients souffrant d'AM restrictive pure;
- un **trouble de l'humeur** dont la prévalence est de 40 à 70 %, sachant que la dénutrition peut être à l'origine de symptômes dépressifs qui disparaissent à la renutrition;
- un **trouble anxieux** (phobie sociale, trouble anxieux généralisé [TAG]), un trouble obsessionnel compulsif (TOC);
- des **idées suicidaires**, des antécédents de tentative de suicide, d'automutilations et d'autres comportements impulsifs (kleptomanie, toxicomanie);
- des **troubles de personnalité** associés : personnalité *borderline* fréquemment retrouvée chez les patientes souffrant de boulimie ou d'AM avec CB; trouble de la personnalité de type obsessionnel, anxieux-évitant ou dépendant chez les patientes avec AM restrictive pure.

II. Anorexie mentale

A. Prévalence, épidémiologie

- B Sa prévalence sur la vie entière est de 0,6 % en population adulte avec une forte prédominance féminine (sex-ratio : 1 H/8 F).

- Âge moyen d'apparition à 17 ans avec un âge de début entre 15 et 25 ans dans la majorité des cas. Toutefois, il existe des formes prépubères souvent plus sévères, et des formes tardives débutant à l'âge adulte.
- Mortalité associée : 1 % par an.

B. Critères diagnostiques du DSM-5 (encadré 14.1)

A Cette classification distingue deux grands types d'AM :

- **type restrictif** : lorsque le sujet n'a pas, de manière régulière, présenté de CB, ni eu recours aux vomissements provoqués, ni à la prise de purgatifs (types laxatifs, lavements ou diurétiques) ;
- **type avec CB** et/ou avec **vomissements** ou **prise de purgatifs** dans le cas contraire.

L'apparition secondaire de CB chez les formes initialement restrictives est fréquente (de l'ordre de la moitié des cas). Noter que ces formes subsyndromiques sont majoritaires, qu'elles ont une évolution également préoccupante et justifient un suivi identique aux formes syndromiques.

Encadré 14.1

DSM-5 : anorexie mentale

A. Restriction des apports énergétiques comparativement aux besoins, **conduisant à un poids significativement bas** pour l'âge, le sexe, les courbes anthropométriques. Un poids significativement bas est défini comme un poids inférieur à la norme basse ou, chez les enfants et les adolescents, plus bas que ce qui était normalement attendu.

B. Peur intense de prendre du poids ou de devenir gros, ou persistance des symptômes de contrôle du poids, **alors que le poids est inférieur à la normale**.

C. Altération de la perception du poids ou de la forme de son propre corps, influence excessive du poids ou de la forme corporelle sur l'estime de soi, ou déni de la gravité de la maigreur actuelle.

Spécifier le type :

- type restrictif *(restricting type)* : durant les trois derniers mois, le sujet n'a pas, de manière régulière, présenté des crises de boulimie ni recouru aux vomissements provoqués ou à la prise de purgatifs (laxatifs, diurétiques, lavements). La perte de poids est ici liée à la restriction alimentaire et/ou l'hyperactivité physique ;
- type avec crises de boulimie/vomissements ou prise de purgatifs *(binge eating/purging type)* : durant les trois derniers mois, le sujet a, de manière régulière, présenté des crises de boulimie et/ou recouru aux vomissements provoqués ou à la prise de purgatifs.

Préciser si :

- rémission partielle : disparition du critère A, mais critère B ou C toujours actuel ;
- rémission totale : aucun des trois critères sur une période de temps conséquente.

Préciser la sévérité :

- IMC ≥ 17 kg/m^2 : légère,
- $16 \leq$ IMC < 17 kg/m^2 : modérée,
- $15 \leq$ IMC < 16 kg/m^2 : sévère,
- IMC < 15 kg/m^2 : extrême.

IMC : indice de masse corporelle.

C. Clinique

1. Données à rechercher lors de l'interrogatoire

- **B** Antécédents personnels et familiaux de TCA, d'obésité, de maladie psychiatrique.
- Histoire pondérale et liens entre évolution du poids et événements de vie.

- Évaluation des prises alimentaires et de la perception de l'image corporelle, de la conscience des troubles ainsi que leur retentissement.
- Recherche de troubles psychiatriques associés.
- Évaluation du fonctionnement familial et social.
- Éléments évocateurs d'un diagnostic différentiel.

2. Symptômes

- Ⓐ Anorexie ou plus exactement lutte active contre la sensation de faim, car il ne s'agit pas, initialement, d'une perte d'appétit au sens étymologique du terme « anorexie ». Cependant, dans un deuxième temps et après plusieurs semaines de restriction active s'installe une perte de la perception de faim. Ce contrôle alimentaire peut débuter sous la forme d'un régime restrictif pour perdre un excès de poids (réel ou imaginaire), ou être rationalisé autour de plaintes digestives (gastralgies, troubles fonctionnels intestinaux, etc.). S'installent alors une **restriction quantitative** (saut de repas, diminution des portions, pesée des aliments, décompte des calories) et une **restriction qualitative** avec tri et éviction progressive des aliments jugés comme faisant prendre du poids (matières grasses, sucreries, viandes, féculents).
- Amaigrissement : la perte de poids (ou, chez les enfants et les adolescents, l'incapacité à prendre du poids) **aboutit à un poids inférieur à 15 % du poids normal** ou escompté, compte tenu de l'âge et de la taille, et donc à un tableau de dénutrition (indice de masse corporelle < 18,5 kg/m^2 chez l'adulte). Celle-ci s'accompagne d'une **peur intense de prendre du poids** ou de devenir gros, alors que le poids est inférieur à la normale.
- Préoccupations envahissantes autour de la nourriture, du poids et de l'image corporelle.
- **Trouble de l'image corporelle** : altération de la perception de son corps ou de la silhouette (dysmorphophobie) associée à une influence excessive du poids ou de la forme corporelle sur l'estime de soi, déni de la maigreur.
- Utilisation de stratégies de contrôle du poids (au-delà de la restriction) :
  - **hyperactivité physique** : marche, course à pied, gymnastique… Cette activité est poursuivie, voire intensifiée, malgré la perte de poids et la dénutrition. Elle est le plus souvent solitaire, ritualisée, automatisée, obligatoire (avec culpabilité en cas de non-réalisation) ;
  - **conduites purgatives** : **vomissements provoqués** ; prises de laxatifs et plus rarement de diurétiques ou d'autres traitements anorexigènes (hormones thyroïdiennes, inhibiteur de la lipase pancréatique…) ;
  - exposition au froid.
- Épisodes de perte de contrôle alimentaire : impulsivité alimentaire **(compulsions, CB)**.
- Potomanie ou, au contraire, restriction hydrique.
- L'aménorrhée primaire ou secondaire, présente dans les anciennes classifications, n'est plus un critère diagnostique de l'AM selon le DSM-5, étant donné la large prescription de traitements hormonaux substitutifs et de contraception estroprogestative chez les jeunes filles pouvant la masquer en maintenant un cycle menstruel artificiel. L'aménorrhée observée chez les patientes souffrant d'AM est l'expression clinique d'une insuffisance de l'axe hypothalamo-hypophyso-gonadique, elle doit tout de même être recherchée ainsi que la prise de contraception si le cycle menstruel est maintenu malgré la présence d'un état de dénutrition.
- Le déni de la maladie est fréquent, notamment au début de celle-ci. Le sujet peut ainsi contester ou rationaliser sa maigreur, sa restriction alimentaire ou les symptômes associés. La restriction alimentaire peut être mise sur le compte de plaintes somatiques (transit perturbé, douleurs abdominales) ; elle peut être rationalisée autour de considérations concernant une nourriture « saine » (sans matière grasse, ni sucre), « respectueuse de l'environnement » et certains régimes d'exclusion peuvent être observés (végétarisme, véganisme, régime sans gluten…). La maigreur peut être revendiquée comme « constitutionnelle ou familiale ».

3. Examen physique (tableau 14.1)

Tableau 14.1 B Étapes de l'examen clinique

Présentation générale	Indice de masse corporelle (IMC) < 18,5 pour l'adulte ayant terminé sa croissance Aspect « cachectique » pour les formes sévères (< 16 kg/m^2) : faciès émacié, os saillants, fonte du pannicule adipeux, amyotrophie ; disparition des caractères sexuels secondaires Pâleur cutanéomuqueuse Hypothermie Œdèmes déclives Hypertrophie parotidienne (signe de vomissements fréquents)
Troubles trophiques et cutanés	Peau sèche, ongles cassants Lanugo, hypertrichose Cheveux ternes, cassants, alopécie Acrocyanose, froideur des extrémités Traces d'automutilations
Examen cardiaque	Bradycardie (la tachycardie est un signe de gravité témoignant d'une agression métabolique surajoutée telle qu'une infection), hypotension artérielle, hypotension orthostatique
Examen de l'appareil digestif	Reflux gastro-œsophagien, gastroparésie Troubles fonctionnels intestinaux très fréquents (douleurs abdominales, ballonnement, constipation)
Troubles hormonaux	Aménorrhée, fertilité diminuée, perte de la libido Arrêt/retard de croissance, retard pubertaire (évaluation du stade pubertaire de Tanner)
Os et dents	Ostéopénie/ostéoporose (rechercher antécédents de fractures osseuses) Perte de l'émail dentaire (en cas de vomissements chroniques), caries, déchaussements dentaires
Uronéphrologie	Pollakiurie, incontinence urinaire, infections urinaires

D. Diagnostics différentiels

Toute jeune fille ayant perdu du poids ne souffre pas forcément d'AM ; les affections médicales et psychiatriques s'accompagnant d'une anorexie, d'un amaigrissement, voire d'une aménorrhée, sont fréquentes. Elles doivent être exclues par l'examen clinique. Le recours aux examens complémentaires n'est nécessaire qu'en cas de point d'appel ou de doute diagnostique. Le diagnostic d'AM est en général facile. La question du diagnostic différentiel se pose moins que la question d'une autre pathologie associée dont la symptomatologie s'intrique et peut de ce fait passer inaperçu.

- Affections médicales :
  - maladie digestive organique : maladie de Crohn, maladie cœliaque ;
  - trouble endocrinien : diabète, hyperthyroïdie, insuffisance hypophysaire ;
  - cancer, maladie de système, tuberculose ;
  - maladies métaboliques rares comme une mitochondriopathie ;
  - certaines tumeurs (craniopharyngiomes ou tumeur du tronc cérébral).
- Affections psychiatriques :
  - syndrome dépressif ;
  - toxicomanie ;
  - schizophrénie avec idées délirantes autour de la nourriture et des transformations corporelles.

Dans le cas de ces diagnostics différentiels, l'anorexie sera alors une véritable perte d'appétit ; l'amaigrissement ne s'accompagnera pas d'une peur intense de prendre du poids ou d'une perturbation majeure de l'image corporelle; les conduites purgatives seront typiquement absentes, de même que l'hyperactivité physique ou intellectuelle.

Dans de rares cas, une AM peut s'installer secondairement à une perte de poids liée à une pathologie somatique ou une dépression.

E. Examens complémentaires

B Le diagnostic d'AM est essentiellement clinique.

Toutefois, un certain nombre d'examens complémentaires sont à prescrire dans le bilan de l'AM et permettent l'évaluation de sa gravité.

1. Bilan biologique

- Numération formule sanguine (NFS).
- Ionogramme sanguin (sodium, potassium, magnésium, phosphore), créatininémie.
- Calcémie, vitamine D (25-hydroxyvitamine D).
- Bilan hépatique : aspartate aminotransférase (ASAT), alanine aminotransférase (ALAT), gamma-glutamyltranspeptidase (γ-GT), phosphatase alcaline (PAL), taux de prothrombine (TP).
- Marqueurs nutritionnels usuels (des taux faussement rassurants traduisent un marasme chez un sujet non décompensé, alors que des taux bas traduisent un état d'agression surajouté entraînant un hypercatabolisme protéique) : albuminémie, transthyrétinémie (préalbumine) (voir chapitre 12).
- *C-reactive protein* (CRP).
- *thyroid-stimulating hormone* (TSH).
- Dosage des micronutriments au cas par cas en fonction de la symptomatologie.

2. Électrocardiogramme

Recherche d'un QT long, de signes d'hypokaliémie, d'une bradycardie jonctionnelle.

3. Ostéodensitométrie

Si évolution des troubles > 6 mois, recherche d'une ostéopénie, voire d'une ostéoporose. À répéter tous les 2 ans si persistance de la dénutrition.

F. Complications et pronostic

A L'AM se caractérise par la gravité potentielle de son pronostic avec deux dangers majeurs, le décès et la chronicisation :

- le **décès** : l'AM est la maladie psychiatrique qui engendre le taux de mortalité le plus élevé. Les causes de décès sont le suicide et les complications somatiques secondaires à la dénutrition (cardiaques, métaboliques et infectieuses) et/ou aux troubles hydroélectrolytiques associés (essentiellement l'hypokaliémie en cas de vomissements);
- la **chronicisation** : elle concerne 20 à 30 % des patients. Elle s'accompagne de complications somatiques et psychiatriques, d'un enracinement des symptômes alimentaires avec ritualisations, rigidité des attitudes. À terme, s'installent un appauvrissement de la vie relationnelle, affective et sexuelle, un isolement social avec un retentissement sur la vie professionnelle.

La rémission complète est observée chez plus de 50 % des patients ; 30 % vont présenter une rémission partielle.

La principale complication somatique au long cours de l'anorexie mentale (en dehors de la dénutrition sévère) est l'**ostéoporose**.

1. Complications somatiques

- Complications par appareil (tableau 14.2).
- Complications liées aux vomissements :
  - perte de l'émail dentaire avec carries multiples et hypersensibilité ;
  - hypertrophie parotidienne ;
  - œsophagite, syndrome de Mallory-Weiss, cancérisation de l'œsophage en cas de vomissements chroniques ;
  - achalasie, rupture œsophagienne avec médiastinite (syndrome de Boerhaave) ;
  - **hypokaliémie** ;
  - alcalose métabolique.

Tableau 14.2 Ⓐ Complications somatiques par appareil

Appareil	Complications
Digestives et hépatiques	– **Hypertransaminasémie** : c'est un signe de gravité lié à la dénutrition, mais peut également survenir lors d'une renutrition trop rapide. Elle est dans la plupart des cas modérée avec ALAT et/ou ASAT < 10 fois la normale, mais peut être sévère avec ASAT et/ou ALAT > 10 fois la normale associée à une insuffisance hépatocellulaire – Syndrome de la pince aortomésentérique (complication rare qui se voit lorsque la perte de poids est rapide) – Dilatation aiguë de l'estomac (si CB) – Prolapsus rectal – Bactériémie sur translocation bactérienne en cas de fécalome secondaire à la constipation
Hémodynamiques et cardiaques	– Hypotension artérielle sévère – Bradycardie avec allongement de l'espace QT avec risque de torsade de pointes (aggravée par la prise de neuroleptiques)/tachycardie (signe de gravité) – **Arrêt cardiaque** – Anomalies cardiovasculaires échographiques : prolapsus de la valve mitrale, diminution de la masse cardiaque, insuffisance cardiaque et épanchement péricardique
Neurologiques	– Ralentissement psychomoteur (si dénutrition sévère) – Élargissement des espaces cérébrospinaux externes – Dilatation des ventricules latéraux – Atrophie cérébrale (substances blanche et grise)
Rénales, hydroélectrolytiques, métaboliques	– **Insuffisance rénale fonctionnelle** – **Hypokaliémie** : liée aux vomissements, à la prise de laxatifs ou de diurétiques (exceptionnellement par carence d'apport) ; associée à la bradycardie et à l'allongement du QT, elle fait courir un risque de trouble du rythme et de mort subite – **Hyponatrémie** (potomanie, parfois par abus de laxatifs ou de diurétiques), pouvant s'accompagner de trouble de la conscience, voire de coma, de crise convulsive – Déshydratation, hypernatrémie – **Hypophosphorémie** (notamment lors de la renutrition) – Hypoglycémie – Alcalose hypochlorémique (quasi pathognomonique de vomissements chroniques) – Hypomagnésémie (à l'origine d'hypocalcémie) – Cholestérol total et LDL-C inversement corrélés à l'IMC – Carence en **zinc**, en sélénium et en **cuivre**

(Suite)

Tableau 14.2 **Suite**

Appareil	Complications
Gynéco-obstétricales	– Aménorrhée primaire ou secondaire – Fertilité diminuée – Augmentation des taux de prématurité et de la mortalité périnatale
Osseuses et de retard de croissance	– Ostéopénie, **ostéoporose** et fractures osseuses – Retard de croissance et retard pubertaire (si début précoce)
Hématologiques et immunologiques	– **Leucopénie**, thrombopénie, anémie normocytaire arégénérative (par carence ou sur hypoplasie médullaire, voire transformation gélatineuse de la moelle) – Perturbations de l'immunité cellulaire, baisse du complément sérique

ALAT : alanine aminotransférase ; ASAT : aspartate aminotransférase ; CB : crise de boulimie ; IMC : indice de masse corporelle ; LDL-C : *low-density lipoprotein cholesterol.*

- Syndrome de renutrition inappropriée (voir chapitre 12) : cette complication métabolique peut survenir lors de la réintroduction de la nutrition chez des patients sévèrement dénutris. Fréquent sous sa forme biologique, il peut au maximum entraîner un syndrome de défaillance multiviscérale conduisant au décès. Biologiquement, il est caractérisé par un **déficit aigu en phosphore**, auquel peut s'associer un déficit en potassium, en magnésium et en thiamine (vitamine B1). Il doit être systématiquement prévenu en cas de renutrition chez un patient atteint d'AM.

2. Complications psychiatriques

- Majoration des symptômes anxieux et dépressifs.
- Insomnie.
- Phobies diverses, obsessions.
- Conduites addictives : alcoolisme, toxiques, psychotropes.
- Passage à l'acte auto- ou hétéro-agressif, **tentative de suicide**.

G. Prise en charge

Selon les moments et la gravité, les prises en charge peuvent se dérouler au travers de soins ambulatoires plus ou moins intensifs et/ou en hospitalisation. Il est recommandé que toute prise en charge soit initialement ambulatoire, sauf facteurs de gravité somatiques ou psychiatriques.

L'objectif de la prise en charge doit être la rémission totale, voire la guérison, car celle-ci reste possible même après plusieurs années d'évolution.

La prise en charge doit s'adapter à la situation somatique, psychique et environnementale du patient. Du fait de l'étiologie multifactorielle du trouble et de ses conséquences multiples, des soins multidisciplinaires sont recommandés pour une prise en charge optimale de l'AM. Les objectifs thérapeutiques sont individuels, tenant compte de l'avis du patient avec qui ils sont contractualisés. L'instauration d'une véritable **alliance thérapeutique** avec le patient est un enjeu majeur de la prise en charge.

1. Prise en charge ambulatoire

Elle doit être **pluridisciplinaire** et **coordonnée**, au minimum bifocale avec :

- un somaticien (médecin généraliste, pédiatre, médecin nutritionniste) ;
- un psychiatre (ou psychologue).

Elle comporte une surveillance somatique, une prise en charge nutritionnelle et une prise en charge psychologique.

a. Surveillance somatique (clinique et paraclinique)

B Les conduites de purge et le risque de syndrome de renutrition inappropriée impliquent une vigilance particulière quant aux troubles hydroélectrolytiques.

b. Prise en charge nutritionnelle

L'objectif nutritionnel est d'obtenir une alimentation spontanée, régulière, avec des apports quantitatifs comme qualitatifs suffisants, et la capacité de s'alimenter en société. L'objectif pondéral est d'atteindre et de maintenir un poids et un statut nutritionnel adaptés pour les adultes, permettant un retour des menstruations. Pour les enfants et les adolescents, c'est d'atteindre et de maintenir une croissance staturo-pondérale adéquate.

La renutrition et la prise de poids doivent être progressives (généralement 1 kg/mois en ambulatoire, 500 g à 1 kg/semaine en hospitalisation).

Dans tous les cas, quelle que soit l'approche nutritionnelle indispensable, et quelle que soit son efficacité, elle ne doit pas entretenir l'illusion qu'une reprise de poids seule résoudrait la problématique de l'AM qui se situe à un autre niveau.

c. Approche psychiatrique

L'abord relationnel doit être empathique et témoigner au patient un intérêt fiable tout au long du soin. L'objectif de la prise en charge est de modifier les attitudes dysfonctionnelles liées au trouble alimentaire, de traiter les éventuelles comorbidités psychiatriques, d'améliorer les relations familiales, sociales et interpersonnelles. Les formes de psychothérapie (individuelle, familiale ou de groupe) les plus usuelles sont : les thérapies de soutien, les psychothérapies psychodynamiques ou d'inspiration analytique, les thérapies cognitivo-comportementales (TCC), les thérapies familiales (en particulier systémiques). La psychothérapie doit se prolonger au moins un an après la rémission du trouble.

Chez les enfants et adolescents notamment, le travail avec les familles est primordial (entretiens familiaux, voire thérapie familiale, thérapies de groupe lorsqu'elles sont disponibles). Ce travail permet de soutenir l'investissement des parents dans la durée, d'apaiser les souffrances induites par la maladie (parents mais aussi fratrie) et d'accompagner à leur rythme les remaniements qui participeront au processus de rétablissement. Il existe également des associations de malades ou de familles de malades, des groupes de soutien.

Les approches corporelles (relaxation, massages, enveloppements, socio-esthétiques, balnéothérapie, danse-thérapie) et les thérapies à médiation artistique (théâtre, art-thérapie) sont particulièrement bénéfiques, notamment à l'adolescence. Ces techniques mobilisent des ressources sensorimotrices voilées par l'automatisme et la répétition comportementale.

La prise en charge en psychothérapie doit souvent se prolonger après rémission des troubles.

2. Hospitalisation

Une hospitalisation se décide au cas par cas, par association et évolution de critères médicaux, psychiatriques et environnementaux (encadré 14.2). Cette décision doit intégrer le patient, sa famille et les structures de soins disponibles.

L'hospitalisation sous contrainte peut être nécessaire en cas de pronostic vital engagé à court terme alors que les soins consentis sont impossibles.

En cas de dénutrition sévère (indice de masse corporelle [IMC] < 13 kg/m^2), ou de blocage alimentaire avec incapacité à s'alimenter et de reprendre du poids, une hospitalisation et une renutrition par voie entérale doivent être proposées. La renutrition doit être débutée de façon progressive, à l'aide d'une sonde nasogastrique, en complément d'une alimentation orale qui doit être maintenue et encouragée.

La nutrition parentérale n'a aucune place dans la prise en charge des TCA, même en cas de vomissements.

Encadré 14.2

B Critères d'hospitalisation à temps plein (HAS, 2010)

Critères somatiques

- B Anamnestiques :
  - perte de poids ≥ 20 % en 3 mois ;
  - malaises, chutes ou pertes de connaissance ;
  - vomissements incoercibles ;
  - échec de la renutrition ambulatoire ;
  - restriction extrême (refus de manger et/ou de boire).
- Cliniques :
  - idéation obsédante, intrusives et permanentes ;
  - incapacité à contrôler les comportements compensatoires ;
  - nécessité d'une assistance nutritionnelle (sonde nasogastrique) ;
  - amyotrophie importante avec hypotonie axiale ;
  - déshydratation, hypothermie, hypotension artérielle ou bradycardie.
- Paracliniques :
  - anomalies de l'ECG ;
  - hypoglycémie ;
  - ASAT ou ALT > 10 N ;
  - troubles hydroélectriques ou métaboliques sévères ;
  - insuffisance rénale ;
  - leucopénie.
- Risque suicidaire :
  - tentative de suicide ou projet suicidaire précis ;
  - automutilations répétées.
- Comorbidités, pouvant à elles seules justifier l'hospitalisation si sévères :
  - dépression ;
  - abus de substances ;
  - anxiété sévère ;
  - symptômes psychotiques ;
  - TOC.
- Motivation, coopération :
  - échec de la prise en charge ambulatoire ;
  - patient peu coopérant aux soins ambulatoires.

Critères environnementaux et sociaux

- Disponibilité de l'entourage :
  - problèmes familiaux ou absence de famille ;
  - épuisement de l'entourage.
- Stress environnemental :
  - critiques environnementales élevées ;
  - isolement social sévère.
- Disponibilité des soins : pas de traitement ambulatoire possible (manque de structure).

ALAT : alanine aminotransférase ; ASAT : aspartate aminotransférase ; ECG : électrocardiogramme ; TOC : trouble obsessionnel compulsif.

a. Prise en charge hospitalière

- Traitement de l'urgence somatique : correction des troubles hydroélectrolytiques et d'éventuelles complications mettant en jeu le pronostic vital.

- **Initiation de la renutrition** : par voie orale en première intention.
- La nutrition entérale (par sonde nasogastrique) peut être nécessaire en cas de :
  - dénutrition extrême mettant en jeu le pronostic vital;
  - dénutrition sévère associée à une stagnation pondérale;
  - en cas de vomissements incoercibles.
- La **prévention du syndrome de renutrition inappropriée** (et ses complications cardiaques, respiratoires, hépatiques, métaboliques), pouvant engager le pronostic vital, passe par :
  - une augmentation progressive de l'apport énergétique;
  - une supplémentation systématique en phosphore, associée à une supplémentation en vitamines et oligoéléments par voie intraveineuse, ou orale si la dénutrition n'est pas sévère.
- Outre la surveillance clinique pluriquotidienne, un bilan biologique (comprenant phosphorémie, kaliémie, magnésémie et transaminases, TP) sera réalisé à une fréquence adaptée à l'évolution du patient.
- Sevrage des vomissements provoqués (qui nécessite une nutrition entérale continue exclusive de 2 ou 3 semaines), de la consommation de laxatifs, diurétiques, psychotropes.

b. Programmes de soins

Les programmes de soins hospitaliers spécialisés, pluridisciplinaires, doivent intégrer les objectifs thérapeutiques (en particulier pondéraux) et les modalités de soins. Selon les établissements de soins, ces programmes sont parfois déclinés dans un contrat de soins oral, voire écrit, intégrant ou non une période de séparation du patient de sa famille.

3. Prescription de traitements médicamenteux

a. Traitement somatique

- Supplémentation en vitamines et oligoéléments : elle doit être systématique avant le début de la renutrition par des solutés multivitaminés par voie orale ou parentérale en fonction de la sévérité de la dénutrition.
- Traitement des troubles ioniques : les vomissements chroniques doivent être traités par un apport systématique de chlorure de potassium, la prescription d'un inhibiteur de la pompe à protons (prévention œsophagite, mais également limitation des pertes de chlore et de potassium) ainsi que d'une supplémentation en magnésium et en vitamine B1.
- Phosphore dans le cadre de la prévention du syndrome de renutrition inappropriée.
- Il n'est pas recommandé de traiter spécifiquement l'ostéopénie ou l'ostéoporose non compliquée chez les patients souffrant d'AM. Les traitements estroprogestatifs en particulier n'ont pas montré la preuve de leur efficacité. Un avis spécialisé est indiqué en fonction de la sévérité de l'ostéoporose et du risque fracturaire.

b. Traitements psychotropes

Aucun traitement médicamenteux spécifique n'a fait la preuve de son efficacité dans le traitement de l'AM. Traitements neuroleptiques, traitements antidépresseurs tricycliques (et même certains inhibiteurs sélectifs de la recapture de la sérotonine [ISRS]) sont à utiliser avec une grande précaution étant donné leurs effets indésirables sur ces terrains dénutris (allongement du QT).

Cependant certains antidépresseurs peuvent être mis en place en cas de comorbidité psychiatrique (syndrome dépressif caractérisé, symptômes anxieux, troubles obsessionnels compulsifs) persistant malgré la reprise pondérale. On attend généralement la reprise pondérale avant toute prescription, en conservant une vigilance particulière quant au risque suicidaire et au risque d'addiction à certains psychotropes.

H. Modalité de repérage

Il passe par un suivi des paramètres anthropométriques : suivi des courbes de croissance (taille, poids, corpulence) chez l'enfant et l'adolescent; calcul et suivi de l'IMC chez l'adulte. Les situations suivantes doivent attirer l'attention :

- chez l'enfant : changement de couloir vers le bas sur la courbe de croissance staturale ou la courbe de corpulence. Nausées ou douleurs abdominales répétées;
- chez l'adolescent : consultation à la demande des parents pour « problème de poids ou d'alimentation ». Changement de couloir sur la courbe de croissance staturale ou la courbe de corpulence. Retard pubertaire. Aménorrhée (primaire ou secondaire). Hyperactivité physique, hyperinvestissement intellectuel;
- chez l'adulte : perte de poids (conduisant à un poids inférieur à au moins 15 % du poids normal), IMC $< 18,5$ kg/m^2. Aménorrhée secondaire, spanioménorrhée, infertilité. Baisse de la libido et trouble de l'érection. Hyperactivité physique, hyperinvestissement intellectuel.

Des questions ciblées sont posées aux populations à risque telles que « Avez-vous ou avez-vous eu un problème avec votre poids ou votre alimentation ? » ou « Quelqu'un de votre entourage pense-t-il que vous avez un problème avec l'alimentation ? ». Le score SCOFF *(Sick, Control, One stone, Fat, Food)* est utilisé (encadré 14.3).

Encadré 14.3

B Score SCOFF

1. Vous faites-vous vomir parce que vous vous sentez mal d'avoir trop mangé ?
2. Vous inquiétez-vous d'avoir perdu le contrôle de ce que vous mangez ?
3. Avez-vous récemment perdu plus de 6 kg en 3 mois ?
4. Pensez-vous que vous êtes gros(se) alors que d'autres vous trouvent trop mince ?
5. Diriez-vous que la nourriture domine votre vie ?

Au moins deux réponses positives orientent vers une probabilité forte de trouble du comportement alimentaire.

III. Boulimie

A. Prévalence, épidémiologie

- A Prévalence sur la vie entière de boulimie (*bulimia nervosa* ou BN) : 1 % en population adulte. Sex-ratio : 1 H/3 F. L'augmentation de son incidence est nette sur ces dernières décennies.
- Pic de survenue à l'adolescence et au début de l'âge adulte. L'âge de début est légèrement plus tardif que celui de l'AM. Un début prépubertaire ou tardif est rare.
- Taux de mortalité associé : 2 % par décennie d'évolution.
- Un continuum existe entre l'AM et la boulimie, et un même patient peut passer d'une pathologie à une autre au cours de sa vie.

B. Critères diagnostiques du DSM-5

Le diagnostic de boulimie repose sur les critères du DSM-5 présentés dans l'encadré 14.4.

Encadré 14.4

Ⓐ DSM-5 : boulimie *(bulimia nervosa)*

A. **Survenue récurrente de crises de boulimie** *(binge eating)*.

Une crise de boulimie répond aux deux caractéristiques suivantes :

- absorption, en une période de temps limitée (par exemple moins de 2 h), d'une quantité de nourriture nettement supérieure à ce que la plupart des gens absorberaient en une période de temps similaire et dans les mêmes circonstances ;
- sentiment d'une perte de contrôle sur le comportement alimentaire pendant la crise (par exemple, sentiment de ne pas pouvoir s'arrêter de manger ou de ne pas pouvoir contrôler ce que l'on mange ou la quantité que l'on mange).

B. **Comportements compensatoires inappropriés et récurrents visant à prévenir la prise de poids**, tels que : vomissements provoqués, emploi abusif de laxatifs, diurétiques, lavements ou autres médicaments, jeûne, exercice physique excessif.

C. Les crises de boulimie et les comportements compensatoires inappropriés surviennent tous deux, en moyenne, **au moins une fois par semaine pendant 3 mois**.

D. L'estime de soi est influencée de manière excessive par le poids et la forme corporelle.

E. Le trouble ne survient pas exclusivement pendant les épisodes d'anorexie mentale *(anorexia nervosa)*.

Préciser si :

- en rémission partielle : alors que tous les critères étaient antérieurement remplis, disparition de certains critères sur une période de temps conséquente ;
- en rémission totale : alors que tous les critères étaient antérieurement remplis, disparition de la totalité des critères.

Préciser la sévérité, elle est fonction de la fréquence des comportements compensatoires inappropriés :

- légère : 1 à 3 comportements compensatoires inappropriés par semaine ;
- modérée : 4 à 7 ;
- sévère : 8 à 13 ;
- extrême : au-delà de 14.

C. Clinique

1. Crise de boulimie

Elle s'accompagne des caractéristiques suivantes :

- sur une **période de temps limitée** (typiquement moins de 2 h), **absorption rapide**, voire frénétique, d'une quantité de nourriture nettement supérieure à ce que la plupart des gens absorberaient en une période de temps similaire ;
- les aliments concernés sont classiquement ceux que le sujet s'interdit dans son régime ordinaire (produits gras, sucrés, à forte teneur calorique) ;
- **sentiment de perte de contrôle** sur le comportement alimentaire.

Certaines circonstances peuvent favoriser, déclencher les crises boulimiques :

- émotion négative (ennui, sentiment de solitude ou d'abandon, angoisse, affects dépressifs, frustration, colère) ;
- exposition à un aliment considéré comme « interdit » car « trop gras, trop sucré, trop calorique ».

Avant la crise, le sujet décrit classiquement une tension, avec une lutte éventuelle contre l'envie de crise. La crise s'accompagne d'un soulagement de cet état de tension et, lorsqu'elle commence, d'une sensation de plaisir, voire d'euphorie. Pendant la crise, les patients peuvent décrire un état de dissolution partielle de la conscience, une anesthésie affective avec suspension des émotions pénibles, des pensées douloureuses. Le malaise physique (tension gastrique, nausées) et l'angoisse des conséquences de la crise induisent l'arrêt de celle-ci. Honte, culpabilité, dégoût de soi, autoreproches accompagnent la fin de la crise. Le sujet peut alors avoir recours à des stratégies de compensation.

2. Comportements compensatoires

Les plus immédiats sont les conduites de purge (vomissements, usage de laxatifs), viennent ensuite le jeûne ou la restriction alimentaire drastique dans les jours qui suivent. Cela va favoriser l'installation d'un cercle vicieux de restriction puis de crises. L'exercice physique intensif est fréquent (course à pied, gymnastique, sport en salle, etc.). Ces différents comportements compensatoires ont à la fois une fonction de contrôle du poids et de punition auto-infligée après s'être laissé aller à manger.

On distingue deux grands types de comportement compensatoire :

- type **avec** vomissements ou prise de purgatifs *(purging type)* : pendant l'épisode de boulimie, le sujet a recours aux vomissements provoqués ou à l'emploi abusif de laxatifs, diurétiques, lavements ;
- type **sans** vomissements ni prise de purgatifs *(non-purging type)* : pendant l'épisode de boulimie, le sujet présente d'autres comportements compensatoires inappropriés, tels que le jeûne ou l'exercice physique excessif, mais n'a pas régulièrement recours aux vomissements provoqués ou à l'emploi abusif de laxatifs, diurétiques, lavements.

3. Éléments cliniques associés

Les modes d'entrée dans la maladie peuvent être un régime amaigrissant quel que soit l'IMC, un événement de vie ou somatique (gastroentérite, appendicectomie, vomissements, etc.).

Noter que la boulimie est fréquemment associée à des symptômes psychiatriques et à des addictions diverses sur fond d'impulsivité.

4. Formes masculines

B Elles sont plus rares ; leur présentation clinique ne diffère pas des formes féminines. Mais la majorité échappe au soin. La honte de souffrir d'une maladie étiquetée féminine semble s'ajouter à celle liée au comportement alimentaire. Les antécédents de surpoids et comorbidités sont plus fréquents (troubles de l'humeur, prise de toxiques, troubles de la personnalité du cluster B).

D. Diagnostic différentiel

- A Le principal diagnostic différentiel à évoquer est l'hyperphagie boulimique (voir plus loin).
- Anorexie mentale de type accès hyperphagique purgatif.
- Tumeurs cérébrales.
- Certaines formes d'épilepsie.
- Troubles de la personnalité de type *borderline* (fréquemment comorbide).

E. Examens complémentaires

- Pas d'examen pour le diagnostic positif.
- Le bilan biologique cherchera des désordres hydroélectrolytiques, en premier lieu l'hypokaliémie. L'électrocardiogramme (ECG) est réalisé à la recherche de signes d'hypokaliémie.

F. Complications somatiques

Les complications somatiques sont essentiellement liées aux conduites de purge (vomissements, usages de laxatifs et de diurétiques) (encadré 14.5).

Encadré 14.5

Ⓐ Complications des conduites de purge

- Érosion de l'émail dentaire. Le brossage de dents après vomissement est déconseillé car il accentue l'attaque acide de l'émail.
- Déshydratation extracellulaire.
- Parotidomégalie.
- Œsophagite, saignements lors des vomissements (syndrome de Mallory-Weiss); rarement ulcérations, exceptionnellement perforations de l'œsophage ou de l'estomac.
- Paralysie du côlon, mélanose (secondaires à l'abus de laxatifs).
- Hypokaliémie et ses complications (cardiaques en particulier).
- Hyponatrémie.
- Alcalose métabolique.
- Insuffisance rénale fonctionnelle.
- Lithiases rénales.
- Néphropathie tubulo-interstitielle en cas d'hypokaliémie prolongée, voire insuffisance rénale terminale chez des patients adultes présentant des vomissements chroniques prolongés.
- Hyperamylasémie (associée aux vomissements).
- Carence en vitamine B1 (risque d'encéphalopathie de type Gayet-Wernicke).

G. Prise en charge

Elle est essentiellement **ambulatoire**. Les grands principes de la prise en charge ne diffèrent pas de ceux de l'AM, avec une prise en charge multidisciplinaire somatique, nutritionnelle et psychothérapeutique. Là aussi, les objectifs thérapeutiques sont individuels, tenant compte de l'avis du patient avec qui ils sont contractualisés. Le suivi prolongé doit intégrer tous les domaines impactés par le trouble et ses complications.

1. Surveillance somatique (clinique et paraclinique)

Ⓑ Les conduites de purge impliquent une vigilance particulière quant à la kaliémie et autres troubles hydroélectrolytiques.

2. Prise en charge nutritionnelle et diététique

Il s'agit ici d'une rééducation nutritionnelle afin d'obtenir une alimentation spontanée, régulière, via un réapprentissage alimentaire (horaires, quantité, diversification), une reprise d'un plaisir à s'alimenter et la capacité à s'alimenter en société. Des techniques de TCC, en individuel ou en groupe, sont bénéfiques dans certains cas pour renforcer ce travail : restructuration cognitive, programmes comportementaux améliorés et techniques de relaxation. Des manuels, livres d'auto-assistance (*self-help*) peuvent être proposés aux patients.

3. Prise en charge psychiatrique et psychothérapeutique

Différentes orientations psychothérapeutiques peuvent être proposées avec, au premier plan, l'importance d'un **soutien fiable** et **bienveillant** permettant aux patients de faire face à la honte et au dégoût de soi : thérapie de soutien, TCC, psychothérapie d'inspiration analytique, thérapies de groupe, thérapies familiales.

De plus en plus, émerge l'intérêt de médiations **corporelles** (telles que le yoga, la relaxation, etc.).

Rappelons que les comorbidités psychiatriques (trouble de l'humeur, coaddiction, trouble de la personnalité invalidant) sont fréquentes et doivent également être traitées.

Le soutien et l'étayage de la famille, particulièrement pour les adolescents, sont importants comme dans l'anorexie. Ils permetttent un investissement dans la durée et portent les germes des remaniements qui soutiendront le dégagement des symptômes alimentaires.

4. Prise en charge médicamenteuse

Certains **antidépresseurs** (ISRS, dont la fluoxétine en particulier) à forte dose ont montré une efficacité modérée dans la diminution de la fréquence des CB. La fluoxétine a l'autorisation de mise sur le marché (AMM) dans cette indication, à posologie plus élevée que pour traiter un épisode dépressif caractérisé. La prescription des antidépresseurs n'est cependant pas systématique.

La correction de l'hypokaliémie peut nécessiter la prescription prolongée de suppléments potassiques.

5. Prise en charge en hospitalisation temps plein

Les indications d'une hospitalisation sont limitées :

- trouble psychiatrique associé dont l'intensité nécessiterait une hospitalisation (dépression sévère, risque suicidaire en particulier) ;
- complication somatique grave (hypokaliémie en premier lieu) ;
- boulimie d'intensité sévère (état de mal boulimique), nécessitant un sevrage boulimique et/ou des conduites de purge, après échec de la prise en charge ambulatoire. Cette hospitalisation doit s'intégrer dans le cadre d'un programme de soins qui devra se poursuivre au décours.

La boulimie se résout généralement plus rapidement que l'AM. Cependant, sa mortalité associée est de 2 % par tranche de 10 ans.

IV. Hyperphagie boulimique ou *binge eating disorder*

A. Prévalence, épidémiologie

- Prévalence de l'ordre de 3 à 5 % de la population générale avec un sex-ratio : 1 H/2 F. Elle concerne 30 à 50 % des sujets en obésité massive,
- L'hyperphagie boulimique (HB) commence plus tardivement, le plus souvent après 20 ans, cependant il existe des formes plus précoces qui sont plus sévères.

B. Critères diagnostiques du DSM-5

Ⓐ Le diagnostic de boulimie repose sur les critères du DSM-5 présentés dans l'encadré 14.6.

Encadré 14.6

Ⓐ DSM-5 : accès hyperphagiques *(binge eating disorder)*

A. **Survenue récurrente d'accès hyperphagiques (crises de gloutonnerie :** *binge eating*). Un accès hyperphagique répond aux deux caractéristiques suivantes :

- absorption, en une période de temps limitée (par ex. moins de 2 h), d'une quantité de nourriture largement supérieure à ce que la plupart des gens absorberaient en une période de temps similaire et dans les mêmes circonstances ;
- sentiment d'une perte de contrôle sur le comportement alimentaire pendant la crise (par ex. sentiment de ne pas pouvoir s'arrêter de manger ou de ne pas pouvoir contrôler ce que l'on mange ou la quantité que l'on mange).

B. Les accès hyperphagiques (de gloutonnerie) sont associés à au moins trois des caractéristiques suivantes :

- manger beaucoup plus rapidement que la normale ;
- manger jusqu'à éprouver une sensation pénible de distension abdominale ;
- manger de grandes quantités de nourriture en l'absence d'une sensation physique de faim ;
- manger seul parce que l'on est gêné de la quantité de nourriture que l'on absorbe ;
- se sentir dégoûté de soi-même, déprimé ou très coupable après avoir mangé.

C. Les accès hyperphagiques (de gloutonnerie) entraînent une détresse marquée.

D. Les accès hyperphagiques (de gloutonnerie) surviennent, en moyenne, au moins une fois par semaine pendant 3 mois.

E. Les accès hyperphagiques (de gloutonnerie) ne sont pas associés au recours régulier à des comportements compensatoires inappropriés comme dans la boulimie et ne surviennent pas exclusivement au cours de la boulimie ou de l'anorexie mentale.

Spécifier si :

- en rémission partielle : après avoir précédemment rempli tous les critères de ce trouble, les accès hyperphagiques surviennent à une fréquence moyenne de moins d'un épisode par semaine pendant une période prolongée ;
- en rémission complète : alors que tous les critères de ce trouble ont été précédemment remplis, aucun ne l'est plus depuis une période prolongée.

Spécifier la sévérité actuelle : le seuil de sévérité est établi selon la fréquence des accès hyperphagiques (voir ci-dessous). Le niveau de gravité peut être majoré afin de refléter les autres symptômes et le degré d'incapacité fonctionnelle :

- légère : une moyenne de 1 à 3 épisodes de comportements compensatoires inappropriés par semaine ;
- moyenne : une moyenne de 4 à 7 épisodes de comportements compensatoires inappropriés par semaine ;
- grave : une moyenne de 8 à 13 épisodes de comportements compensatoires inappropriés par semaine ;
- extrême : une moyenne d'au moins 14 épisodes de comportements compensatoires inappropriés par semaine.

C. Clinique

Ce trouble se distingue de la boulimie par l'absence de stratégies de compensation destinées à un contrôle du poids. Les sujets atteints sont donc généralement en **surpoids** ou **obèses**.

L'HB se caractérise par :

- la **récurrence** (au-delà d'une fois par semaine, pendant au moins 3 mois) de **CB** ne s'accompagnant **pas de comportements compensatoires** réguliers visant à contrôler la prise de poids ;
- une souffrance marquée liée à ce comportement boulimique.

Lors des CB, le sujet mange :

- en l'absence de sensation physique de faim ;
- généralement seul (du fait d'un sentiment de culpabilité) ;
- plus rapidement qu'à son habitude ;

- et/ou de grandes quantités de nourriture (jusqu'à une sensation pénible de distension abdominale) ;
- et/ou des aliments non plaisants (ce qui lui tombe sous la main).

Il se sent dégoûté de lui-même, déprimé ou très coupable après avoir mangé.

Contrairement à la boulimie, l'apparition des accès boulimiques précède les tentatives de régimes amincissants le plus souvent infructueux.

L'HB peut induire une prise de poids de plusieurs dizaines de kilogrammes en quelques mois. Il faut savoir la dépister chez les sujets en surpoids ou obèses.

Les conduites de restriction alimentaire (« régimes ») ne font qu'accentuer le problème, même s'il peut exister une phase d'amélioration transitoire en début de restriction du fait de la dynamique de changement et la satisfaction induites.

Dépression d'intensité sévère, anxiété chronique, alcoolisme et abus de substances ou toxiques ont une probabilité de survenue élevée. Un trouble de personnalité *borderline* et d'autres traits psychopathologiques sont plus fréquemment retrouvés.

D. Prise en charge

Une évaluation et une prise en charge globale de la personne malade sont indispensables comme pour les autres TCA. Les soins sont sensiblement les mêmes que dans la BN.

Le programme de soins proposés doit être adapté à chaque patient en tenant compte de son avis et le cas échéant celui de sa famille, adapté à son âge, et gradué en intensité en fonction de la gravité de la situation. Les objectifs du traitement nutritionnel sont la restauration d'habitudes alimentaires quantitativement et qualitativement adaptées aux besoins des sujets.

Comme dans la boulimie, la fluoxétine peut également être indiquée dans l'HB.

V. Autres troubles alimentaires

A. Pica

Il s'agit d'une ingestion répétée (sur plus d'un mois) de substances non alimentaires (terre, objets métalliques, craies, cailloux, etc.). Ce trouble survient principalement chez des enfants atteints de trouble envahissant du développement ou d'arriération mentale.

B. Mérycisme

Le mérycisme est un symptôme se caractérisant par la régurgitation d'une partie du bol alimentaire, peu après le repas, suivi d'une remastication, puis d'une nouvelle ingurgitation (ou d'un recrachage). Le va-et-vient alimentaire peut ainsi durer plusieurs minutes. Cette régurgitation ne s'accompagne pas de nausées et n'est pas expliquée par une affection somatique (reflux gastro-œsophagien ou sténose du pylore). Les sujets peuvent rapporter une sensation de plaisir ou d'apaisement liée à cette conduite le plus souvent cachée.

VI. Conclusion

Les TCA sont des maladies complexes, leur étiopathogénie est multifactorielle et leurs conséquences sont potentiellement sévères. Le taux de mortalité, notamment de l'AM, est élevé. La chronicisation de ces troubles est fréquente et s'accompagne de complications somatiques, psychiatriques et sociales importantes.

La prise en charge doit passer par un repérage aussi précoce que possible via une sensibilisation des professionnels de santé. L'objectif de la prise en charge est d'obtenir une rémission totale et durable des symptômes psychiatriques et un retour à un poids normal pour l'âge et le sexe. L'approche du TCA doit être pluridisciplinaire, intégrant les dimensions nutritionnelle, somatique, psychologique, familiale et sociale. L'alliance thérapeutique est un enjeu majeur de cette prise en charge complexe et au long cours, ambulatoire en première intention. L'hospitalisation peut être nécessaire en cas d'urgence somatique ou psychiatrique, ainsi qu'en cas d'échec d'une prise en charge ambulatoire appropriée.

Points clés

- Trois TCA typiques : anorexie, boulimie, hyperphagie boulimique.
- Devant tout TCA :
  - éliminer les causes médicales non psychiatriques ;
  - évaluer les répercussions ;
  - rechercher des comorbidités (fréquence +++) ;
  - évaluer le risque suicidaire.
- Critères d'hospitalisation à connaître (surtout pour l'anorexie mentale).
- Devant une obésité : évoquer l'hyperphagie boulimique.

Pour en savoir plus

	HAS. Recommandation de bonne pratique. Anorexie mentale : prise en charge. 2010. https://www.has-sante.fr/upload/docs/application/pdf/2010-09/reco_anorexie_mentale.pdf
	HAS. Recommandation de bonne pratique. Boulimie et hyperphagie boulimique – Repérage et éléments généraux de prise en charge. 2019. https://www.has-sante.fr/upload/docs/application/pdf/2019-09/boulimie_et_hyperphagie_boulimique_-_recommandations.pdf

II

Entraînement

CHAPITRE
15

Dossiers progressifs et key-features problems

Énoncés et questions

Dossier progressif 1

Vous recevez en consultation un patient âgé de 46 ans. Il n'a pas d'antécédent personnel particulier mais son père a un diabète de type 2. Il est inquiet pour son état de santé, en particulier car il a pris beaucoup de poids durant les dix dernières années. Lors de sa dernière visite de médecine du travail, sa pression artérielle était trop élevée. Il pèse actuellement 100 kg pour 1,76 m, son tour de taille est de 110 cm. Il ne fume pas.

A Question 1

Quelle(s) information(s) importante(s) pour la prise en charge nutritionnelle recherchez-vous à l'interrogatoire (une ou plusieurs réponses exactes) ?

A. Situation professionnelle du patient
B. Niveau d'activité physique
C. Évaluation du comportement alimentaire
D. Histoire pondérale
E. Situation familiale

A Question 2

Le patient est marié et a trois enfants, il est employé de bureau dans une banque. Il est ancien footballeur licencié et a stoppé la pratique d'une activité sportive depuis environ 10 ans par manque de temps lors de la naissance de son troisième enfant. Il pesait environ 80 kg avant l'arrêt du football et a progressivement pris du poids depuis. Il souhaite reprendre la pratique d'une activité physique et sportive mais il se demande si cela aura un impact sur son état de santé à son âge. Quelle(s) est (sont) la (les) informations juste(s) concernant les bénéfices que procure la pratique de l'activité physique chez l'adulte que vous donnez au patient (une ou plusieurs réponses exactes) ?

A. Diminution du risque de tous les types de cancer
B. Limitation de la prise de poids excessive
C. Prévention de la survenue de maladies cardiovasculaires
D. Prévention de la survenue d'un diabète de type 2
E. Diminution du risque de mortalité prématurée

B Question 3

L'évaluation de son niveau actuel d'activité physique révèle qu'il est assis au moins 6 h par jour lors de son travail, ses déplacements pour se rendre sur son lieu de travail se font en voiture (45 min par jour aller-retour), il ne pratique pas d'activité physique de loisirs à part, environ 2 fois par mois, une balade en forêt d'environ 45 min durant le week-end.
Parmi les propositions suivantes concernant la reprise d'une activité physique chez ce patient, laquelle (lesquelles) est (sont) exacte(s) ?

A. Un ECG de repos est indiqué avant la reprise du sport
B. Une épreuve d'effort est indiquée avant la reprise du sport
C. La reprise du sport devra être progressive
D. Une augmentation même modérée du niveau d'activité physique aura un impact bénéfique sur l'état de santé
E. Le type d'activité physique doit être expliqué et négocié avec le patient en fonction de ses possibilités et de sa motivation

A Question 4

L'enquête alimentaire lors de la consultation objective : au petit déjeuner, un bol de café, une demi-baguette avec beurre et confiture et un jus d'orange pressée. Environ 2 fois par semaine, il consomme une viennoiserie avec le café sucré lors de sa pause avec les collègues à 10 h. Le déjeuner est pris au restaurant de son entreprise et comprend : une entrée de type charcuterie, un plat principal avec féculents et viande, une portion de fromage et un fruit. Le dîner pris en famille comprend une entrée de type salade, une viande ou de la charcuterie, deux à trois portions de fromage et un fruit. Il resale systématiquement les plats. La consommation d'alcool est d'environ un ou deux verres uniquement durant les week-ends chez des amis. Le soir devant la télévision, il reconnaît grignoter du chocolat et a essayé de le remplacer par un fruit récemment.
Parmi les propositions suivantes, lesquelles correspondent à l'alimentation du patient ?

A. Inférieure aux besoins énergétiques
B. Carencée en calcium
C. Excès d'apport en matières grasses
D. Hypersodée
E. Rythme alimentaire régulier

Ⓐ Question 5

Votre examen clinique met en évidence un acanthosis nigricans, le reste de l'examen clinique est sans particularité et le patient n'a pas de plainte fonctionnelle. La pression artérielle au repos est de 150/90 mmHg, mesurée à deux reprises.
Quel(s) est (sont) l'(les) examen(s) biologiques que vous prescrivez en première intention ?

A. Kaliémie
B. Glycémie à jeun
C. Exploration des anomalies lipidiques
D. Cortisol libre urinaire des 24 h
E. Créatininémie et bandelette urinaire

Ⓐ Question 6

Les résultats du bilan biologique sont les suivants :

- glycémie à jeun : 1,30 g/L (antériorité : 1,35 g/L) ;
- exploration des anomalies lipidiques :
  - aspect du sérum clair,
  - cholestérol total : 2,7 (N < 2 g/L),
  - triglycérides : 1,75 (N < 1,50 g/L),
  - HDL-cholestérol : 0,35 (N : 0,40–0,60 g/L),
  - LDL-cholestérol calculé : 2 g/L ;
- créatinine : 60 μmol/L ;
- kaliémie : 4 (3,5–4,8 mmol/L) ;
- bandelette urinaire normale.

Quelle(s) est (sont) la (les) complication(s) de l'obésité chez ce patient ?

A. Diabète
B. Hypertension artérielle
C. Hypertriglycéridémie isolée
D. Hypercholestérolémie isolée
E. Dyslipidémie mixte

Ⓐ Question 7

Vous annoncez au patient qu'il a un diabète de type 2. Quel est (sont) le (les) facteurs associés au risque de développement d'un diabète de type 2 chez ce patient ?

A. Acanthosis nigricans
B. Antécédent familial de diabète de type 2 au premier degré
C. Obésité androïde
D. HTA
E. Dyslipidémie

Ⓐ Question 8

Vous expliquez au patient que les anomalies métaboliques mises en évidence peuvent être améliorées en modifiant son alimentation et en majorant son activité physique.
Quelle(s) est (sont) le(s) conseil(s) nutritionnel(s) que vous donnez au patient ?

A. Réduction des apports caloriques de 50 %
B. Majoration de la consommation de légumes
C. Interdiction de la consommation de chocolat
D. Réduction des apports en sel
E. Limitation des prises alimentaires extraprandiales

Ⓐ Question 9

Quelle est votre prise en charge thérapeutique de la dyslipidémie en première intention (une seule réponse exacte) ?

A. Modifications thérapeutiques du mode de vie uniquement
B. Modifications thérapeutiques du mode de vie associées à une statine à faible dose
C. Modifications thérapeutiques du mode de vie associées à une statine à forte dose
D. Modifications thérapeutiques du mode de vie associées à un fibrate
E. Modifications thérapeutiques du mode de vie associées à une statine et un fibrate

Ⓑ Question 10

Vous revoyez le patient 6 mois plus tard. Il a suivi vos conseils de modifications de son mode de vie, a réduit la taille des portions et les apports lipidiques et supprimé les prises alimentaires extraprandiales. Après avoir consulté un cardiologue, il a repris une activité sportive, pratique 1 fois par semaine un jogging de 45 minutes et fréquente une salle de sport 2 fois par semaine Son poids actuel est de 85 kg, la tension artérielle est de 135/85 mmHg. Le bilan sanguin sous atorvastatine (10 mg/j) est le suivant :

- HbA1c : 7 % ;
- triglycérides : 1,35 (N < 1,50 g/L) ;
- HDL-cholestérol : 0,47 (N : 0,40–0,60 g/L) ;
- LDL-cholestérol : 1 g/L ;

Quelle(s) intensification(s) thérapeutique(s) est (sont) indiquée(s) ?

A. Traitement par biguanide
B. Traitement par analogue du GLP-1
C. Traitement par un sulfamide hypoglycémiant
D. Majoration de la posologie d'atorvastatine
E. Ajout d'un traitement par fibrates

Ⓐ Question 11

Il prévoit de participer à une course de 5 km organisée par une association de patients diabétiques. L'examen clinique est normal. Le patient a également consulté sur vos conseils un cardiologue et a réalisé une épreuve d'effort cardiologique, qui était maximale négative avant la reprise de son activité sportive, et vous transmet son compte rendu. Le patient vous demande d'établir un certificat pour pouvoir s'inscrire à la course.
Quel(s) est (sont) l'(les) information(s) exacte(s) concernant ce certificat médical (une ou plusieurs réponses exactes) ?

A. Il doit préciser la pratique du sport pour lequel il est établi
B. Il engage la responsabilité du médecin qui le rédige
C. Il s'agit d'un certificat de non-contre-indication apparente à la pratique du sport
D. Il doit être remis en main propre au patient
E. Il doit être établi par le cardiologue du patient

A Question 12

Le patient est inquiet pour ses enfants âgés de 8, 10 et 14 ans, et souhaite qu'ils ne deviennent pas diabétiques à l'âge adulte. Il les encourage à pratiquer des activités sportives mais cela est parfois difficile car ils préfèrent regarder la télévision et jouer à des jeux vidéo. Il vous demande conseil concernant les objectifs d'activité physique pour ses enfants.
Quelle(s) est (sont) la (les) proposition(s) correcte(s) concernant les recommandations d'activité physique chez l'enfant que vous indiquez au patient ?

A. Pratiquer au moins 60 min par jour d'activité physique d'intensité modérée à élevée, essentiellement en endurance
B. Pratiquer au moins 60 min par semaine d'activité physique d'intensité modérée à élevée, essentiellement en endurance
C. Pratiquer au moins 150 min par semaine d'activité physique d'intensité modérée à élevée, essentiellement en endurance
D. Intégrer la pratique d'activités intenses et des activités qui renforcent les muscles au moins 20 min 3 fois par semaine
E. Limiter le temps passé assis dans la vie quotidienne

Dossier progressif 2

Mme Y., 58 ans vient consulter pour avis nutritionnel. Le poids de cette patiente était normal dans l'enfance et dans l'adolescence. À l'âge de 25 ans, son poids était de 60 kg pour une taille de 1,68 m. Son poids après sa première grossesse à l'âge de 27 ans était de 70 kg. Son poids après sa seconde grossesse à l'âge de 29 ans était de 76 kg. À l'âge de 30 ans, elle a arrêté la pratique du jogging. À 31 ans, son poids était de 84 kg. Elle a arrêté de fumer à 50 ans. Sa consommation était de 25 cigarettes par jour depuis l'âge de 35 ans. Elle a perdu son travail il y a 1 an. Son poids avant son licenciement était de 92 kg. Son poids à votre consultation est de 101 kg. Elle dit mal dormir et ronfler la nuit. Elle se plaint d'une douleur des deux hanches à la marche. Sa pression artérielle est de 170/100 mmHg. Antérieurement, sa dernière mesure de pression artérielle était de 165/105 mmHg. Son tour de taille est de 100 cm. L'enquête alimentaire montre un apport énergétique de 2950 kcal, avec un apport de 130 g de lipides et de 220 g de glucides. Elle adore la charcuterie et la viande rouge, ne consomme jamais de poisson, cuisine et assaisonne exclusivement à l'huile de tournesol.
Sur le plan biologique, glycémie à jeun : 1,50 g/L ; une glycémie dosée il y a 1 mois était de 1,41 g/L ; cholestérolémie : 2,55 g/L ; HDL-cholestérol : 0,35 g/L ; triglycéridémie : 2,54 g/L.

A Question 1

Après calcul de l'IMC, vous concluez que la patiente a :

A. Un surpoids
B. Une obésité de grade I
C. Une obésité de grade II
D. Une obésité de grade III
E. Une obésité génétique

A Question 2

Quels sont les facteurs qui ont favorisé la prise de poids de cette patiente ?

A. Arrêt du sport
B. Arrêt du tabac
C. Licenciement
D. Grossesses
E. Coxarthrose

A Question 3

Quel(s) est (sont) le(s) mécanisme(s) physiopathologique(s) de la prise de poids chez cette patiente ?

A. Diminution de la dépense énergétique liée à l'activité physique
B. Sédentarité
C. Apports alimentaires excessifs
D. Trouble du comportement alimentaire
E. Diabète

A Question 4

Le ronflement nocturne vous fait craindre en priorité dans le contexte (une seule réponse exacte) :

A. Une malformation de la cloison nasale
B. Une luette hypertrophique
C. Un syndrome d'apnées du sommeil
D. Une insuffisance cardiaque gauche
E. Une bronchite asthmatiforme

A Question 5

Quelle(s) complication(s) liée(s) à l'excès de poids de cette patiente est (sont) présente(s) ou suspectée(s) dans cette présentation ?

A. Syndrome d'apnée du sommeil
B. Coxarthrose
C. Dyslipidémie
D. Diabète de type 1
E. HTA

A Question 6

Au vu de la biologie et du contexte clinique, vous concluez que cette patiente a :

A. Un diabète de type 2
B. Une intolérance au glucose
C. Un syndrome métabolique
D. Une dyslipidémie mixte
E. Une hyperchylomicronémie de type 1

A Question 7

En analysant son enquête alimentaire, vous concluez à :

A. Des apports énergétiques excessifs
B. Des apports lipidiques normaux
C. Des apports glucidiques excessifs
D. Un rapport acides gras ω-6/ω-3 adéquat
E. Un excès d'acide gras saturés

A Question 8

Quels conseils diététiques donnez-vous à cette patiente ?

A. Supprimer la viande rouge
B. Diminuer ses apports énergétiques totaux
C. Diminuer les apports en glucides à 160 g/j
D. Avoir des apports lipidiques totaux équivalents à 30–35 % de l'apport énergétique total
E. Aucun de ces conseils

Ⓐ Question 9

Concernant les apports lipidiques, vous lui proposez de :
A. Privilégier l'huile d'olive à l'huile de tournesol pour la cuisson
B. Privilégier l'huile de colza à l'huile de tournesol pour l'assaisonnement
C. Augmenter les apports en acides gras ω-3 en consommant deux fois par semaine du poisson dont un gras
D. Consommer du lait entier plutôt que du lait demi-écrémé
E. Arrêter de consommer du fromage

Ⓐ Question 10

Quel(s) autre(s) conseil(s) donnez-vous ?
A. Reprendre le jogging de manière intensive
B. Éviter de trop accentuer l'activité physique à cause du problème de hanche
C. S'efforcer de faire 10 min/jour d'activité physique intense
D. S'efforcer de faire 5 fois/semaine 1 heure d'activité physique d'intensité modérée
E. Privilégier la natation

Ⓑ Question 11

Après 6 mois de traitement la patiente a perdu au total 11 kg ; elle réclame une chirurgie de l'obésité de peur de ne pouvoir rester à ce poids. Quelle(s) proposition(s) faites-vous ?
A. Vous l'adressez à un chirurgien spécialisé
B. Vous l'adressez à un psychologue spécialisé dans l'obésité pour la préparer à cette chirurgie
C. Vous lui expliquez que ce n'est pas une bonne indication parce qu'elle n'entre pas dans les critères de la HAS
D. Vous lui expliquez que le diabète contre-indique ce type de chirurgie
E. Vous l'encouragez à persévérer dans ses efforts

Dossier progressif 3

Vous voyez en consultation M. X., 65 ans. Il présente un diabète de type 2 et une HTA traitée depuis environ 5 ans. Il a présenté un infarctus du myocarde à 61 ans avec mise en place d'un stent actif sur l'artère interventriculaire antérieure sans insuffisance cardiaque séquellaire. Il était fumeur, estimé à 25 paquets-années, et est sevré depuis son infarctus.
M. X. pratique peu d'activité physique en dehors du jardinage.
Son traitement comporte actuellement :

- metformine (Glucophage®) 1000 mg : 1 cp matin et soir ;
- sitagliptine (Januvia®) 100 mg : 1 cp le matin ;
- aspirine (Kardégic®) 75 mg : 1 sachet/jour ;
- atorvastatine (Tahor®) 20 mg : 1 cp le soir ;
- périndopril (Coversyl®) 8 mg : 1 cp le soir.

L'examen clinique du patient montre un poids à 115 kg pour 1,85 m soit un IMC à 33,6 avec un tour de taille à 115 cm. TA 155/90 mmHg mesurée après repos. Les pouls périphériques sont mal perçus sans souffle vasculaire fémoral. L'examen cardiologique et pulmonaire est normal.
La biologie trouve : HbA1c à 7,8 %, créatinine à 98 μmol/L, DFG : 58 mL/min, bilan hépatique normal, NFS normale, TG : 2,45 g/L, HDL : 0,35 g/L, LDL : 1,95 g/L (statine peu prise…).

Ⓐ Question 1

Quelle est la cible d'hémoglobine glyquée chez ce patient (une seule réponse exacte) ?
A. < 6,5 %
B. < 7 %
C. < 7,5 %
D. < 8 %
E. < 9 %

Ⓐ Question 2

Compte tenu de l'insuffisance rénale, vous devez réduire la posologie de metformine à 500 mg matin, midi et soir, et la sitagliptine à 50 mg/jour.
En dehors des conseils diététiques et d'activité physique, que proposez-vous sur le plan thérapeutique pour améliorer son équilibre glycémique en souhaitant privilégier un traitement neutre ou favorable sur le poids (une seule réponse exacte) ?
A. Introduction d'une faible dose d'insuline lente le soir
B. Introduction d'un sulfamide hypoglycémiant
C. Remplacement de la sitagliptine par un analogue du GLP-1
D. Introduction d'une insulinothérapie multi-injection
E. Introduction d'un glinide

Ⓐ Question 3

L'enquête alimentaire du patient met en évidence des apports caloriques autour de 2500 kcal/jour. Il consomme deux portions de fromage/jour, de la viande rouge 1 fois/jour, utilise le beurre comme matière grasse de cuisson. Il consomme également un fruit à chaque repas, plus un dans la matinée et un dans l'après-midi, et boit deux verres de vin rouge à chaque repas avec des apéritifs en plus le week-end.
Quel(s) conseil(s) diététique(s) parmi les suivants proposez-vous pour améliorer sa triglycéridémie ?
A. Réduire la consommation de viande rouge
B. Consommer du poisson 2 fois/semaine
C. Réduire la consommation de fruits
D. Réduire la consommation de vin à un verre/jour avec des jours sans consommation
E. Remplacer le beurre par de l'huile d'olive

Ⓐ Question 4

Quelle est votre attitude vis-à-vis du traitement hypolipémiant (une seule réponse exacte) ?
A. Maintien de la dose actuelle d'atorvastatine
B. Majoration de la dose d'atorvastatine

C. Ajout d'ézétimibe
D. Ajout de résine (colestyramine : Questran®)
E. Remplacer l'atorvastatine par du fénofibrate

B Question 5
Quel(s) examen(s) complémentaire(s) réalisez-vous parmi les suivants compte tenu de l'insuffisance rénale débutante ?
A. NFS
B. Calcémie
C. Phosphorémie
D. Vitamine D (25-hydroxyvitamine D)
E. Parathormone

A Question 6
Vous traitez le diabète par metformine 500 mg matin, midi et soir et une injection sous-cutanée hebdomadaire de GLP-1, et vous majorez la dose d'atorvastatine à 80 mg/jour en association avec de l'ézétimibe. Le patient a fait des efforts alimentaires et réduit sa consommation d'alcool. Il a perdu 5 kg. Il n'a pas de douleurs musculaires. Le contrôle du bilan 3 mois après est le suivant :
- Hba1c 7,2 % ;
- TG : 1,6 g/L, HDL-C : 0,39 g/L, LDL-C : 0,78 g/L ;
- ASAT : 40 U/L (9–40), ALAT : 35 U/L (59–50), GGT : 70 U/L (9–36) ;
- CPK : 150 U/L (30–168).

Quelle est maintenant votre attitude vis-à-vis de l'HbA1c ?
A. Arrêt du GLP-1
B. Baisse de la metformine
C. Aucun changement
D. Introduction d'une faible dose de répaglinique, car l'objectif n'est pas atteint
E. Remplacement du GLP-1 par un sulfamide hypoglycémiant à libération prolongée

B Question 7
Le patient se plaint de douleurs permanentes au niveau des deux pieds à type de brûlures.
Vous suspectez une neuropathie périphérique des membres inférieurs.
Quel(s) élément(s) clinique(s) parmi les suivants sont en faveur de ce diagnostic ?
A. Réflexes achilléens vifs
B. Hypoesthésie au tact
C. Déformation de la voûte plantaire
D. Douleurs majorées par le frottement
E. Douleurs majorées en position assise jambe pendante

Dossier progressif 4

Un homme de 60 ans présente depuis 15 jours des douleurs abdominales de la fosse iliaque droite avec quelques épisodes diarrhéiques. Il est hospitalisé au pavillon des urgences car, depuis 24 h, il vomit et se sent asthénique. Son poids et de 85 kg, sa taille de 1,80 m.
En attente de la TDM, le patient est mis à jeun. Vous devez prescrire le programme de perfusion pour les 24 prochaines heures sachant que l'ionogramme sanguin est normal.

A Question 1
Quel produit prescrivez-vous (une seule réponse exacte) ?
A. Du sérum salé isotonique (9 g/L)
B. Du sérum glucosé à 5 %
C. Du sérum glucosé à 5 % supplémenté avec du NaCl et du KCl
D. Du Ringer
E. De l'eau pour préparation injectable

A Question 2
Quel volume de perfusion prescrivez-vous (une seule réponse exacte) ?
A. 500 mL/24 h
B. 1 L/24 h
C. 2 L/24 h
D. 3 L/24 h
E. 4 L/24 h

A Question 3
L'IMC de ce patient est de 26,2. Son poids habituel est de 90 kg. Qu'en concluez-vous ?
A. Le patient est sévèrement dénutri
B. Le patient est dénutri
C. Le patient a un IMC normal
D. Le patient est en surpoids
E. Le patient est obèse

A Question 4
Le bilan découvre une tumeur du côlon droit responsable de ce syndrome occlusif. Le patient est rapidement opéré. Compte tenu d'adhérences complexes, le chirurgien effectue une colectomie droite et une résection de la dernière anse iléale avec un rétablissement de la continuité (anastomose iléotransverse). Compte tenu de ce montage, le patient est à risque de développer une carence en :
A. Vitamine B1
B. Vitamine B6
C. Vitamine B9
D. Vitamine B12
E. Toutes les propositions sont fausses

A Question 5
Les suites opératoires sont compliquées sans reprise du transit avec apparition d'une fistule digestive par lâchage de sutures. Le patient est réopéré et le chirurgien est contraint de faire une double stomie (iléostomie terminale et colostomie dans l'attente d'un éventuel rétablissement de la continuité).
Quelques jours après, alors que le patient est autorisé à boire et à manger, le débit de l'iléostomie est de 4 L par jour.
En plus des besoins hydriques moyens, quel(s) est (sont) le(s) paramètre(s) clinique(s) à prendre en compte afin d'ajuster les apports hydriques chez ce patient en particulier ?
A. Sa diurèse
B. Le volume de ses selles
C. Son âge

D. Sa taille
E. Aucun de ces paramètres

A Question 6

Le patient est remis à jeun, un traitement par ralentisseur du transit est prescrit. Dans l'attente de l'efficacité de ce traitement, quel volume de perfusion prescrivez-vous ?

A. 2 L/24 h
B. 3 L/24 h
C. 4 L/24 h
D. 5 L/24 h
E. 6 L/24 h

A Question 7

Vous prescrivez un apport hydrique total de 6 L/24 h. Quel(s) examen(s) clinique(s) et paraclinique(s) de routine vous permet(tent) d'évaluer la justesse de votre prescription ?

A. La diurèse
B. L'auscultation pulmonaire
C. L'ionogramme sanguin
D. La CRP
E. Une radiographie de l'abdomen sans préparation

B Question 8

Six mois plus tard, alors qu'il bénéficie d'une chimiothérapie, pour laquelle a été posé un cathéter à chambre implantable, le patient présente de nouveau un amaigrissement et des vomissements. Le diagnostic d'envahissement locorégional par carcinose péritonéale est constaté responsable d'une occlusion digestive non opérable.

Vous décidez de lui proposer une nutrition artificielle sous la forme (une seule réponse exacte) :

A. D'une nutrition parentérale sur voie veineuse périphérique
B. D'une nutrition parentérale sur voie veineuse centrale
C. D'une nutrition entérale par sonde nasogastrique
D. D'une nutrition entérale par gastrostomie percutanée
E. Aucune de ces propositions

B Question 9

Une nutrition parentérale est décidée. En première approximation, vous estimez que ses besoins en énergie sont compris entre (une seule réponse exacte) :

A. 10 et 15 kcal/kg/j
B. 20 et 25 kcal/kg/j
C. 30 et 35 kcal/kg/j
D. 40 et 45 kcal/kg/j
E. 50 et 55 kcal/kg/j

B Question 10

La nutrition parentérale est effectuée à l'aide d'une poche industrielle tricompartimentée dans laquelle vous faites ajouter systématiquement :

A. Du chlorure de magnésium
B. Un mélange polyvitaminique
C. Un mélange d'oligoéléments
D. Du chlorure de calcium
E. Rien, car il ne faut jamais ajouter de produit dans une poche de nutrition parentérale

B Question 11

Le patient est rentré à son domicile avec de la nutrition parentérale nocturne. Un soir, il présente des frissons et de la température à 38,7 °C au moment de la mise en route de la perfusion. Quels examens faites-vous effectuer en urgence ?

A. Une radiographie pulmonaire
B. Une hémoculture sur voie veineuse centrale
C. Une hémoculture sur voie veineuse périphérique
D. Un ECBU
E. Une échographie cardiaque

B Question 12

Les hémocultures centrales et périphériques reviennent positives à *Staphylococcus aureus*. Que prescrivez-vous ?

A. Un verrou antibiotique
B. Une antibiothérapie systémique par voie orale
C. Une antibiothérapie systémique par voie intraveineuse
D. L'ablation du cathéter central en urgence
E. L'ablation du cathéter central seulement en cas d'échec du traitement médical

A Question 13

D'une manière générale (en dehors du cas présent), l'apport nutritionnel conseillé d'un nutriment donné (une seule réponse exacte) :

A. Correspond à ce que chaque individu doit obligatoirement recevoir pour prévenir une carence de ce nutriment
B. Correspond au besoin moyen de chaque individu
C. Correspond à la moyenne des besoins d'une population d'individus
D. Correspond à la moyenne + 2 écarts types des besoins d'une population d'individus
E. Aucune réponse n'est juste

Dossier progressif 5

Mlle D., 19 ans, consulte aux urgences le 15 octobre, elle est amenée par son père pour malaise à type de lipothymie avec crampes musculaires.

La recherche d'antécédents familiaux retrouve une thyroïdite chez la mère, un infarctus du myocarde chez son père à l'âge de 65 ans.

Personnellement, elle n'a pas eu de problèmes de santé particuliers, mais son père vous explique qu'elle a tendance à se plaindre souvent de douleurs abdominales surtout au moment des repas avec besoin impérieux de se rendre aux toilettes. Son carnet de santé montre une courbe de croissance sur la médiane jusqu'à l'âge de 16 ans où elle pesait 52 kg, mais il n'y a pas eu de suivi médical depuis. Cependant, le père vous explique qu'elle a commencé un régime le jour de son anniversaire le 15 juin dernier car elle se trouvait trop grosse pour les vacances d'été qui approchaient.

L'examen clinique constate un poids de 38 kg et une taille de 158 cm soit un IMC à 15,2 kg/m^2. Elle n'a pas de fièvre, la température étant de 35,4 °C. L'auscultation pulmonaire est symétrique et normale, l'auscultation cardiaque est très difficile, vous entendez faiblement les bruits du cœur. La TA est à 70/40 mmHg, mais l'infirmière doit arrêter sa mesure un peu rapidement car les crampes musculaires réapparaissent pendant la prise tensionnelle. L'abdomen est souple, il existe une hépatomégalie modérée à 5 cm sans splénomégalie.

A Question 1
Quelle(s) est (sont) la (les) proposition(s) exacte(s) concernant l'état nutritionnel de cette jeune femme ?
A. Normal
B. Dénutrition modérée
C. Dénutrition sévère
D. En ne prenant en compte que son IMC, elle serait classée en dénutrition modérée
E. Il impose une hospitalisation

A Question 2
Quels critères cliniques sont discriminants pour différencier une hyperthyroïdie d'une dénutrition sur anorexie mentale chez cette patiente ?
A. Fréquence cardiaque
B. Amyotrophie
C. Température
D. Transit intestinal
E. Aménorrhée

A Question 3
Parmi les causes de dénutrition suivantes, laquelle ou lesquelles se présentent classiquement avec une conservation de l'appétit ?
A. Hyperthyroïdie
B. Parasitose digestive
C. Maladie de Crohn
D. Syndrome du grêle court
E. Anorexie mentale

B Question 4
Vous faites préciser le malaise initial qui est décrit de la manière suivante : alors qu'elle était en train de faire son jogging quotidien, elle a présenté un épisode aigu de crampes dans les deux mains ce qui l'a obligée à s'arrêter. Comme la douleur augmentait, elle a téléphoné à son père qui est venu la chercher et l'a amenée directement aux urgences devant cette paralysie douloureuse des deux mains.
Quelle(s) hypothèse(s) étiologique(s) pourrai(en)t expliquer le premier malaise survenu lors de son jogging ?
A. Accident ischémique cérébral transitoire
B. Hypocalcémie
C. Hypoglycémie
D. Hyperkaliémie
E. Hyponatrémie

B Question 5
À son arrivée aux urgences, les symptômes ont disparu. Par contre, elle présente un second malaise avec des vertiges, elle est couverte de sueurs mais reste bien consciente et orientée. Elle vous rassure en vous expliquant que ce n'est qu'un peu de fatigue, que cela lui arrive assez souvent mais qu'elle va très bien sinon.
Pour expliquer le second malaise en cours aux urgences, quelle(s) hypothèse(s) étiologique(s) évoquez-vous ?
A. Hypokaliémie
B. Hypocalcémie
C. Insuffisance rénale
D. Hypotension artérielle
E. Hypoglycémie

B Question 6
Quel(s) examen(s) demandez-vous en urgence ?
A. Bandelette urinaire
B. Ionogramme sanguin
C. Glycémie capillaire
D. ECG
E. Scanner cérébral

B Question 7
Un ECG est réalisé aux urgences (fig. 15.1).
Concernant l'ECG quelle(s) est (sont) la (les) anomalies(s) présente(s) ?
A. Bradycardie
B. Onde U
C. Allongement du PR
D. Infarctus inférieur
E. Arythmie cardiaque

B Question 8
L'examen clinique ne retrouve pas d'ictère conjonctival mais l'aspect cutané présenté sur la figure 15.2.

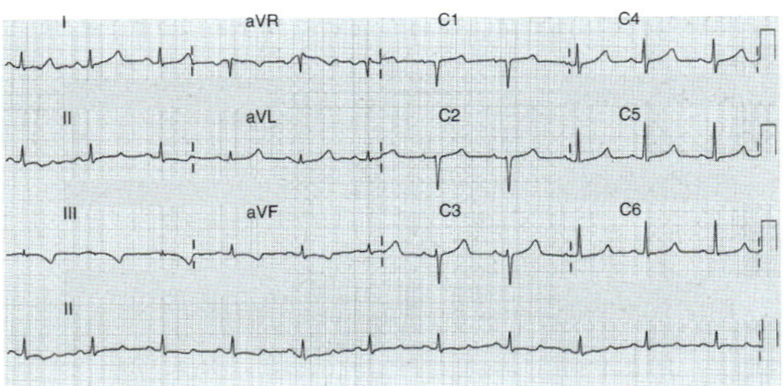

Fig. 15.1. Électrocardiogramme.

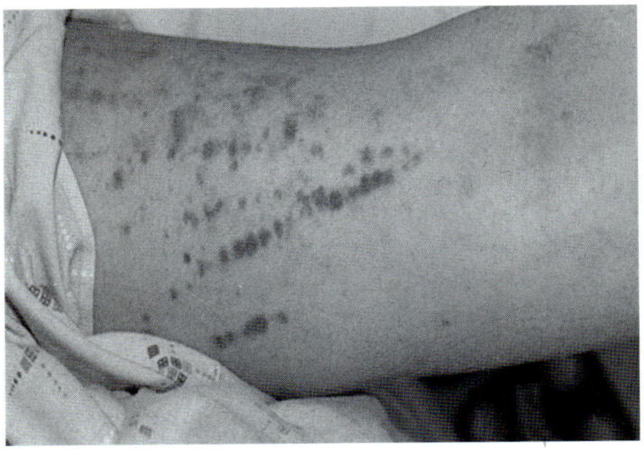

Fig. 15.2. Examen clinique : aspect cutané.

Dans le contexte de la maladie de cette patiente, comment peut s'expliquer cet aspect cutané ?

A. Carence en vitamine K
B. Vergetures
C. Thrombopénie
D. Insuffisance médullaire
E. Insuffisance hépatique

B Question 9

Quel(s) examen(s) complémentaire(s) prescrivez-vous en première intention ?

A. Taux de prothrombine
B. Biopsie cutanée
C. Biopsie médullaire
D. Bilan hépatique
E. Facteur III de coagulation

B Question 10

Une hospitalisation est décidée en accord avec la famille malgré l'opposition initiale de la patiente.

Compte tenu de son état clinique et notamment nutritionnel, quelle(s) attitude(s) vous semble(nt) la (les) plus adaptée(s) ?

A. Nutrition orale
B. Nutrition entérale
C. Nutrition parentérale
D. Apport énergétiques initiaux à 500 kcal/j
E. Apport énergétiques initiaux à 1500 kcal/j

B Question 11

À quel(s) déficit(s) en électrolyte(s) la patiente est-elle particulièrement exposée dans ce contexte de renutrition ?

A. Sodium
B. Potassium
C. Bicarbonate
D. Magnésium
E. Phosphore

B Question 12

À quelle(s) carence(s) en micronutriment(s) faut-il être particulièrement vigilant dans ce contexte de dénutrition ?

A. Fer
B. Cuivre
C. Vitamine B12
D. Vitamine B1
E. Vitamine E

Dossier progressif 6

Une jeune femme de 22 ans, porteuse d'une mucoviscidose, vous consulte pour amaigrissement. Le jour de la consultation, elle mesure 1,68 m et pèse 47 kg. Il y a 1 mois, elle avait son poids habituel de 50 kg. Cet amaigrissement fait suite à une surinfection bronchique traitée efficacement par 3 semaines d'antibiotiques. Contrairement aux épisodes précédents, l'amaigrissement ne s'est pas corrigé spontanément après traitement de l'infection.

Dans le cadre de sa maladie, elle présente une insuffisance pancréatique externe traitée par extrait pancréatique (Créon® 25 000 U : 1 gél. à chaque repas) et une intolérance au glucose traitée par biguanide (metformine 500 mg : 1 cp matin et soir).

A Question 1

Quelle est la définition de l'IMC (une seule réponse exacte) ?

A. IMC = poids (kg)/taille^2 (cm)
B. IMC = poids (kg)/taille^2 (m)
C. IMC = taille (m)/poids^2 (kg)
D. IMC = taille (cm)/poids^2 (kg)
E. Toutes les définitions sont fausses

A Question 2

L'IMC de cette patiente est de 16,6. Qu'en concluez-vous ?

A. La patiente est sévèrement dénutrie
B. La patiente est dénutrie
C. La patiente a un IMC normal
D. La patiente est en surpoids
E. La patiente est obèse

A Question 3

Afin de préciser le ou les mécanismes physiopathologiques à l'origine de cet amaigrissement et de cette absence de reprise de poids, quelle(s) question(s) posez-vous à cette patiente ?

A. Mangez-vous moins que d'habitude ?
B. Décrivez-moi vos selles (couleur, consistance)
C. Comment sont vos glycémies ?
D. Êtes-vous fatiguée ?
E. Avez-vous des troubles de la vision ?

B Question 4

Malgré l'optimisation des traitements pharmacologiques et une prise en charge diététique correcte, la patiente ne reprend pas de poids. Vous décidez de lui proposer une nutrition artificielle de complément durant 4 semaines sous la forme :

A. D'une nutrition parentérale sur voie veineuse périphérique
B. D'une nutrition parentérale sur voie veineuse centrale
C. D'une nutrition entérale par sonde nasogastrique
D. D'une nutrition entérale par gastrostomie percutanée
E. Aucune de ces propositions

A Question 5

Après un mois de ce traitement, la patiente a repris les 3 kg perdus (elle pèse 50 kg, IMC : 17,7). Qu'en concluez-vous ?

A. Le traitement est inefficace
B. La patiente est encore dénutrie
C. Le traitement est efficace
D. La patiente n'est plus dénutrie
E. La prise de poids est négligeable pour pouvoir conclure

A Question 6
Six mois plus tard, cette patiente se présente au pavillon des urgences pour un syndrome infectieux, une exacerbation des expectorations et une dyspnée majeure. Le diagnostic de pneumopathie est confirmé par la radiographie. La patiente reçoit une nutrition entérale continue à l'aide d'une pompe péristaltique à la dose de 2000 kcal par jour. Par ailleurs, la patiente reçoit pour sa décompensation respiratoire des corticoïdes injectables. Elle n'était pas diabétique connue, mais ses glycémies sont maintenant comprises entre 10 et 12 mmol/L. Que faites-vous (une seule réponse exacte) ?
A. Vous ne changez pas votre attitude
B. Vous diminuez la nutrition entérale à 1500 kcal/24 h
C. Vous utilisez un produit spécifique pour les patients diabétiques
D. Vous instaurez une insulinothérapie
E. Vous augmentez la nutrition entérale à 2500 kcal/24 h

A Question 7
Six mois après cet épisode, elle constate une nouvelle aggravation de la dyspnée. En conséquence, elle a diminué son activité physique et présente une prise de poids récente de 3 kg en 15 jours. Quel(s) signe(s) clinique(s) recherchez-vous pour préciser l'origine de cette prise de poids ?
A. Des sibilants à l'auscultation
B. Un souffle cardiaque
C. Des œdèmes des membres inférieurs
D. La mesure du pli tricipital
E. Un goitre

Dossier progressif 7

Vous recevez en consultation une patiente de 83 ans adressée pour chute. Elle a pour antécédents une hypertension artérielle sous amlodipine (inhibiteur calcique) et ramipril (inhibiteur de l'enzyme de conversion), un diabète de type 2 sous metformine et gliclazide (sulfamide hypoglycémiant), une gonarthrose soulagée par la prise de paracétamol et de tramadol, un ulcère du bulbe duodénal et un reflux gastro-œsophagien traité par oméprazole (inhibiteur de la pompe à protons) et une ostéoporose non traitée.
Elle n'a pas d'enfant et vit seule dans un appartement au 2e étage sans ascenseur. Elle rapporte être autonome pour la toilette et l'habillage mais doit utiliser une canne pour marcher dans la rue désormais.

A Question 1
Quel(s) élément(s) pouvant favoriser une dénutrition identifiez-vous à ce stade ?
A. Ostéoporose
B. Gliclazide
C. Tramadol
D. Troubles de la marche
E. Diabète

A Question 2
Comment pouvez-vous évaluer simplement l'état nutritionnel de cette patiente ?
A. Recherche d'un amaigrissement récent
B. Calcul de l'IMC
C. Mesure de la composition corporelle par absorptiométrie biphotonique
D. Mesure de la force de préhension
E. Échelle de Braden

A Question 3
Vous réalisez un *Mini Nutritional Assessment®* (MNA®) avec un score à 19. La patiente pèse 63 kg (IMC : 22). Elle pesait 66 kg il y a 1 an. Elle ne rapporte pas d'événement aigu récent et dit avoir un appétit correct. Quelle(s) proposition(s) est (sont) exacte(s) ?
A. La patiente est dénutrie
B. Le MNA® permet de diagnostiquer la dénutrition
C. La perte de poids est expliquée par l'âge de la patiente
D. La perte de poids est bénéfique pour la gonarthrose de cette patiente
E. Des conseils nutritionnels sont nécessaires

A Question 4
Quel(s) objectif(s) nutritionnel(s) est (sont) adapté(s) pour cette patiente ?
A. Limiter la consommation de viande, poisson ou œufs à 2 fois par semaine
B. Limiter la consommation de sel à 4 g/j
C. Apports protéiques journaliers entre 1 et 1,2 g/kg de poids corporel
D. Apports en vitamine D de 400 UI/j
E. Apports glucidiques représentant 35 % des apports énergétiques totaux

A Question 5
Un bilan récent retrouve une HbA1c à 7,8 %. La créatininémie est à 110 μmol/L (DFG à 43 mL/min), la microalbuminurie est positive.
Concernant le diabète de la patiente, quelle(s) proposition(s) est (sont) exacte(s) ?
A. Les objectifs glycémiques sont atteints
B. La metformine est contre-indiquée
C. Un traitement préventif par aspirine est recommandé
D. Il existe un risque d'hypoglycémie
E. Elle doit limiter sa consommation de protéines

B Question 6
Six mois plus tard, la patiente est adressée aux urgences pour chute dans un contexte de malaise. Elle présente une douleur à l'aine droite et n'a pas pu se relever depuis la chute.
La radiographie suivante (fig. 15.3) est réalisée et soumise à votre interprétation (une ou plusieurs réponses exactes).
A. Coxarthrose bilatérale
B. Fracture iliopubienne droite
C. Fécalome
D. Fracture du col fémoral droit
E. Niveaux hydroaériques coliques

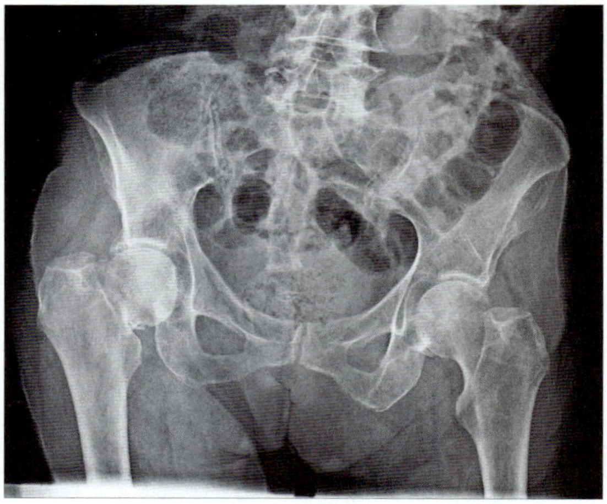

Fig. 15.3. Radiographie du bassin.

B **Question 7**

La patiente est hospitalisée en orthopédie pour une prise en charge chirurgicale en urgence avec pose de prothèse de hanche.

Parmi les propositions suivantes concernant votre prise en charge pendant les 24 premières heures postopératoires, laquelle (lesquelles) est (sont) exacte(s) ?

A. Laisser à jeun jusqu'à 12 h après l'opération
B. Lever précoce
C. Prescription de compléments nutritionnels
D. Kinésithérapie motrice
E. Perfusion de bisphosphonates

B **Question 8**

L'équipe infirmière vous alerte sur une toux survenant lors des repas. Vous suspectez des troubles de déglutition jusqu'alors non connus.

Quelle(s) exploration(s) clinique(s) et paraclinique(s) vous semble(nt) adaptée(s) en première intention ?

A. Test de déglutition d'un verre d'eau
B. Nasofibroscopie
C. Scanner cérébral
D. Électromyogramme
E. Vidéocapsule endoscopique

B **Question 9**

Vous diagnostiquez un accident vasculaire ischémique constitué récent. Les troubles de la déglutition modérés persistent et portent principalement sur les liquides.

Quelle(s) stratégie(s) concernant la prise en charge nutritionnelle et globale pouvez-vous mettre en place à ce stade ?

A. Enrichissement protéinoénergétique de l'alimentation
B. Adaptation de la texture de l'alimentation
C. Pose d'une gastrostomie
D. Séances d'orthophonie
E. Kinésithérapie motrice

B **Question 10**

La patiente est transférée en soins de suite et de réadaptation. Elle pèse maintenant 53 kg (-15,8 % en 6 mois ; IMC : 19). L'albuminémie est à 31 g/L. Elle mange toujours en texture adaptée aux troubles de la déglutition avec des ingesta moyens estimés à 1000 kcal/j et 40 g/j de protéines.

Parmi les propositions suivantes, laquelle (lesquelles) est (sont) exacte(s) ?

A. La patiente présente une dénutrition sévère
B. Les apports énergétiques sont suffisants
C. Les apports protéiques sont suffisants
D. Prescription de compléments nutritionnels oraux
E. Prescription d'une nutrition parentérale

A **Question 11**

Vous introduisez une nutrition entérale cyclique nocturne en complément de son alimentation orale insuffisante.

Quel(s) élément(s) allez-vous surveiller pour juger de l'efficacité de votre prise en charge nutritionnelle au bout d'une semaine ?

A. Albuminémie
B. Poids
C. Ingesta
D. Transthyrétinémie
E. Tour de taille

B **Question 12**

La patiente poursuit sa rééducation pendant 1 mois supplémentaire et reprend 3 kg avec votre prise en charge. Les troubles de la déglutition ont régressé. Ses ingesta oraux sont satisfaisants d'autant qu'elle accepte la prise de compléments nutritionnels oraux (CNO). La nutrition entérale est arrêtée. Elle remarche seule avec une canne sur de courtes distances et est autonome pour la toilette et l'habillage. Vous organisez son retour à domicile.

Que pouvez-vous proposer pour les prochains mois ?

A. Arrêt de la surveillance
B. Objectif de stabilisation du poids
C. Mise en place d'un portage de repas
D. Mise en place d'une aide ménagère
E. Poursuivre la prescription de CNO

Dossier progressif 8

Une jeune femme de 20 ans, étudiante, présente un amaigrissement de 5 kg qui l'amène à vous consulter à la demande de sa mère. Celle-ci est présente et dit que sa fille n'a pas changé ses habitudes alimentaires. La patiente ne se sent pas fatiguée et a développé depuis peu une activité physique régulière sous forme de running qu'elle pratique 3 à 4 fois par semaine pendant environ trois quarts d'heure. Son IMC se situe actuellement à 17,4 (il était auparavant à 19 avec un poids à 54 kg). Sa tension artérielle est à 10/6 mmHg et sa fréquence cardiaque à 60 battements par minute. Elle dit être satisfaite de son évolution pondérale et trouve même qu'elle a des cuisses encore un peu trop grosses. Elle n'a pas de troubles des règles sous pilule estroprogestative. Son transit intestinal est *a priori* normal avec une tendance à la constipation.

A Question 1

Quel est le seuil inférieur de normalité de l'IMC chez la femme (une seule réponse exacte) ?

A. 17
B. 17,5
C. 18,0
D. 18,5
E. 19,0

A Question 2

Quel(s) signe(s) recherchez-vous à l'examen clinique ?

A. Parotidomégalie
B. Déshydratation
C. Adénopathies diffuses
D. Troubles du rythme cardiaque
E. Stéatorrhée

A Question 3

Quel(s) élément(s) fourni(s) dans l'énoncé est (sont) en faveur d'un trouble du comportement alimentaire ?

A. Caractère récent de l'amaigrissement
B. Niveau d'activité physique
C. Souhait de perdre encore du poids
D. Fréquence cardiaque normale
E. Maintien des règles

B Question 4

Quel dosage biologique sanguin effectuez-vous pour dépister des conduites purgatives (une seule réponse exacte) ?

A. Calcium
B. Magnésium
C. Phosphore
D. Potassium
E. Vitamine B1

A Question 5

Au cours des mois qui suivent, la patiente continue à perdre du poids rapidement pour atteindre un IMC à 12,5. Quelle est votre attitude (une seule réponse exacte) ?

A. Conseil de fractionnement et d'enrichissement des repas
B. Prescription de compléments nutritionnels oraux
C. Mise en place d'une nutrition entérale à domicile
D. Augmentation de la fréquence du suivi en consultation externe
E. Hospitalisation

B Question 6

Dans le cadre de votre prise en charge, quel(s) support(s) nutritionnel(s) initial(aux) est (sont) indiqué(s) ?

A. Compléments nutritionnels oraux
B. Nutrition artificielle à doses progressives
C. Nutrition artificielle à doses pleines d'emblée
D. Nutrition entérale
E. Nutrition parentérale

B Question 7

Quel(s) est (sont) le(s) risque(s) spécifique(s) de l'utilisation de la nutrition entérale ?

A. Pneumopathie
B. Pancréatite aiguë
C. Hémorragie duodénale
D. Diarrhée
E. Hypophosphorémie

B Question 8

Parmi les situations suivantes, laquelle (lesquelles) est (sont) à risque de syndrome de renutrition inappropriée ?

A. IMC inférieur à 15
B. Perte de poids supérieure à 25 %
C. Jeûne de 24 h
D. Insuffisance rénale
E. Hypothyroïdie

B Question 9

Qu'apportez-vous systématiquement chez un patient à risque de syndrome de renutrition inappropriée ?

A. Insuline
B. Phosphore
C. Sodium
D. Carnitine
E. Manganèse

A Question 10

Quel est le principal risque de la perte de poids prolongée dans l'anorexie mentale (une seule réponse exacte) ?

A. Sarcopénie
B. Aménorrhée
C. Infertilité
D. Ostéoporose
E. Rachitisme

B Question 11

Quelle(s) mesure(s) de précaution prenez-vous en présence d'une nutrition entérale nocturne par sonde nasogastrique ?

A. Perfusion en position allongée stricte
B. Perfusion en position semi-assise
C. Perfusion en position assise
D. Perfusion par régulateur de débit
E. Désinfection systématique de la sonde

A Question 12

Quelle(s) est (sont) l'(les) avantages(s) de la nutrition entérale sur la nutrition parentérale ?

A. Stimulation de la trophicité digestive
B. Moindre risque de pneumopathie
C. Moindre risque de troubles hydroélectrolytiques
D. Moindre fréquence des diarrhées
E. Respect du microbiote

B Question 13

À la lecture de la radiographie de contrôle (fig. 15.4), vous considérez que l'extrémité de cette sonde nasogastrique est (une seule réponse exacte) :

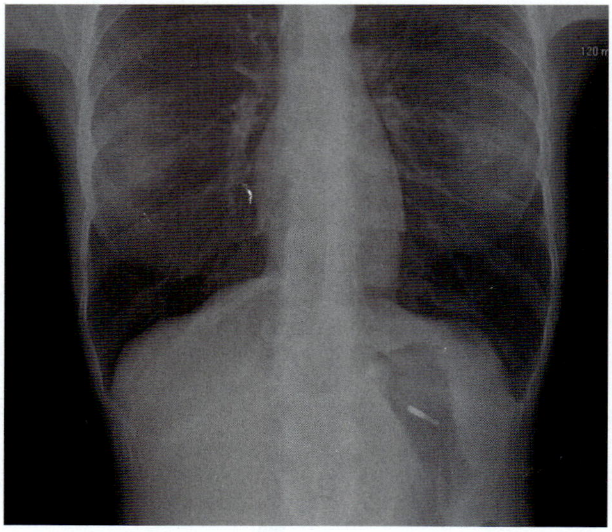

Fig. 15.4. Radiographie centrée sur les coupoles.

A. Intrapulmonaire
B. Intraœsophagienne
C. Trop proche du cardia
D. Correcte
E. Intraduodénale

Dossier progressif 9

Vous êtes médecin généraliste en cabinet, et vous accueillez Cléa, jeune fille de 16 ans, pour une perte de poids de 10 kg dans les trois derniers mois. Vous suspectez une anorexie mentale.

A Question 1

Quels sont les signes cliniques en faveur de ce diagnostic ?
A. Potomanie
B. Vomissements provoqués
C. Fatigue
D. Exposition accrue au froid
E. Euphorie

A Question 2

Votre diagnostic est confirmé. Quels sont les éléments pouvant être induits par la perte de poids ?
A. Atteinte cardiovasculaire
B. Anémie
C. Hypoglycémie
D. Hypokaliémie
E. Leucopénie

A Question 3

Avant de procéder au bilan, vous recherchez des comorbidités psychiatriques. Lesquelles ?
A. Épisode dépressif caractérisé
B. Des idées suicidaires
C. Schizophrénie
D. Troubles obsessionnels compulsifs
E. Troubles addictifs

B Question 4

Vous êtes maître de stage. L'interne présent(e) au cabinet au moment de l'accueil de Cléa vous questionne sur le taux de mortalité à 10 ans de l'anorexie mentale. Que lui répondez-vous (une seule réponse exacte) ?
A. 0 %
B. 1 à 2 %
C. 5 à 10 %
D. 10 à 20 %
E. 20 à 30 %

B Question 5

Quels sont les examens paracliniques que vous prescrivez à titre systématique face à une anorexie mentale ?
A. Ionogramme sanguin
B. Cortisol sanguin
C. Électrocardiogramme
D. Imagerie cérébrale
E. Ostéodensitométrie

B Question 6

Vous décidez d'hospitaliser Cléa. Quels sont les critères environnementaux et sociaux que vous prenez en compte ?
A. Épuisement de l'entourage
B. Stigmatisation sociale
C. Isolement social sévère
D. Critiques environnementales élevées
E. Chute des résultats scolaires

B Question 7

La prise en charge psychothérapeutique vise à :
A. Améliorer les relations interpersonnelles
B. Prévenir la chute des résultats scolaires
C. Réintroduire la notion de plaisir dans l'alimentation
D. Renforcer le « moi »
E. Corriger les distorsions cognitives

B Question 8

Les approches psychothérapeutiques envisageables sont :

A. La thérapie familiale
B. Les médiations corporelles
C. La psychothérapie d'inspiration analytique
D. Les entretiens motivationnels
E. La psychothérapie de soutien

B Question 9

La durée minimale de la psychothérapie, après amélioration significative, est de au moins (une seule réponse exacte) :

A. 1 semaine
B. 1 mois
C. 6 mois
D. 1 an
E. 2 ans

A Question 10

L'évolution de Cléa est favorable. Les symptômes s'amendent et la reprise de poids atteint le seuil fixé. Deux ans après la rémission symptomatique, vous suspectez un virage boulimique. Parmi les symptômes suivants, lesquels participent au diagnostic de boulimie ?

A. Survenue au cours d'un épisode d'anorexie mentale
B. Épisodes récurrents d'hyperphagie incontrôlée
C. Estime de soi stable
D. Épisodes au moins une fois par mois
E. Comportements compensatoires

Key feature problems

Une femme de 68 ans se présente aux urgences. Il y a 3 mois, elle a justifié une gastrectomie totale pour un cancer de bon pronostic dont les suites opératoires ont été simples. Passée la porte du cabinet, elle met 6 secondes pour atteindre la chaise qui lui est réservée à 4 mètres de là. À l'interrogatoire, elle vous apparaît très déprimée : « Je me traîne depuis l'intervention, Docteur ! Moi qui étais si gourmande, je n'ai plus aucun appétit et ne prend plus qu'une petite collation le midi. Je suis fatiguée, je n'ai de goût à rien… » Aucune douleur, pas de signe de sepsis ou d'inflation hydrosodée. Son poids de forme est de 56 kg pour 165 cm.

A Question 1

À partir de ces informations, quel est le diagnostic le plus probable ?

A Question 2

Quelle(s) investigation(s) complémentaire(s) recommandez-vous dans l'immédiat ? Sélectionnez jusqu'à 3 propositions.

A. B12
B. Coloscopie
C. Enquête diététique rétrospective sur 3 jours
D. Évaluation semi-quantitative des ingesta (SEFI)
E. Force de préhension de main
F. Pesée
G. Réassurance et suivi dans 1 mois
H. Scanner abdominal
I. Tour de taille
J. TSH

B Question 3

Quelle prise en charge devez-vous proposer à cette patiente dans l'immédiat ? Sélectionnez jusqu'à 3 propositions ou sélectionnez le numéro 1 si aucune n'est indiquée.

A. Aucune prise en charge
B. Débuter une nutrition parentérale
C. Débuter une psychothérapie de soutien
D. Enrichir son alimentation
E. Fractionner son alimentation
F. Prendre un complément nutritionnel oral (CNO) après le dernier repas du soir
G. Prescrire un antidépresseur
H. Se limiter à 3 repas par jour
I. Se raisonner et se forcer à manger

Réponses

Dossier progressif 1

Question 1

Réponse : A, B, C, D, E.

L'ensemble de ces éléments sont nécessaires pour la prise en charge de l'obésité du patient.

Question 2

Réponse : B, C, D, E.

La pratique d'une activité physique est associée à une diminution du risque des cancers du côlon, du sein et de l'endomètre ; son bénéfice pour la prévention des autres cancers n'a pas été démontré. Quel que soit l'âge, la reprise ou la majoration de son niveau d'activité physique a un impact positif sur l'état de santé.

Question 3

Réponse : B, C, D, E.

Après 35 ans, l'ECG de repos n'est pas assez contributif et doit être remplacé par une épreuve d'effort chez ce patient inactif ayant un risque cardiovasculaire (HAS, 2019). Un bénéfice de l'état de santé est démontré en cas d'augmentation de l'activité physique même si les objectifs des recommandations ne sont pas atteints.

Question 4

Réponse : C, D, E.

Les apports recommandés en calcium correspondent à deux à trois produits laitiers et sont donc couverts.

Question 5

Réponse : A, B, C, E.

Dans le cadre du bilan initial d'excès de poids, il est recommandé de réaliser un bilan lipidique et une glycémie à jeun chez les patients d'âge ≥ 45 ans avec IMC ≥ 28 kg/m². La kaliémie, créatinine et bandelette urinaire font partie du bilan initial d'HTA. La recherche d'un syndrome de Cushing par le dosage du cortisol libre urinaire n'est indiquée qu'en cas de signes cliniques évocateurs.

Question 6
Réponse : A, B, E.
Le diagnostic de diabète peut être retenu car deux glycémies à jeun ≥ 1,26 g/L ont été mises en évidence. La tension artérielle est élevée > 140/90 mmHg avec notion d'HTA lors d'un bilan médical précédent. La dyslipidémie est mixte car elle met en évidence une élévation du LDL et des triglycérides et le rapport cholestérol total/triglycérides est < 2,5.

Question 7
Réponse : A, B, C, D, E.
L'acanthosis nigricans est un signe d'insulinorésistance. L'obésité androïde, l'HTA et la dyslipidémie sont des éléments d'un syndrome métabolique. Un antécédent familial au premier degré de diabète de type 2 est également un élément associé au diabète de type 2.

Question 8
Réponse : B, D, E.
D'une façon générale, aucun aliment ne doit être interdit (sauf exception médicale absolue, comme une allergie ou une interaction médicamenteuse par exemple).

Question 9
Réponse : B.
D'après les recommandations, il convient d'associer des modifications thérapeutiques du mode de vie et un traitement par hypolipémiant en première intention, car le patient est considéré à risque cardiovasculaire très élevé. Il convient de cibler la diminution du LDL cholestérol et donc une statine à faible dose est indiquée.

Question 10
Réponse : A, D.
Une intensification par un traitement antidiabétique de type biguanide car insulinosensibilisateur est indiquée en première intention après 6 mois de modifications thérapeutiques du mode de vie bien conduites. La cible de LDL-cholestérol n'est pas atteinte : il convient donc d'augmenter la posologie de l'atorvastatine. L'association metformine + agoniste du GLP-1 aurait pu être utilisée en cas d'IMC > 30.

Question 11
Réponse : A, B, C, D.
Il s'agit d'un certificat médical de non-contre-indication à la pratique d'un sport qui doit être précisé. Comme tout certificat médical, il engage la responsabilité du médecin qui le rédige. Il n'est pas nécessaire qu'il soit rempli par le cardiologue. Il peut être rempli par tout médecin.

Question 12
Réponse : A, D, E.
Les recommandations ANSES 2016 chez l'enfant de 6 à 17 ans sont la pratique d'une activité physique d'intensité modérée à élevée d'au moins 60 min par jour, intégrant au moins 3 fois au moins 20 min d'activité intense et des activités qui renforcent les muscles (exercices contre résistance), la santé osseuse (activité avec impact et induisant une contrainte physique forte) et la souplesse. Comme chez l'adulte, il est recommandé de limiter le temps passé assis.

Dossier progressif 2

Question 1
Réponse : C.

Question 2
Réponse : A, B, C, D.

Question 3
Réponse : A, B, C.

Question 4
Réponse : C.

Question 5
Réponse : A, B, C, E.

Question 6
Réponse : A, C, D.

Question 7
Réponse : A, E.

Question 8
Réponse : B, D.

Question 9
Réponse : A, B, C.

Question 10
Réponse : D, E.

Question 11
Réponse : C, E.

Dossier progressif 3

Question 1
Réponse : B.
Objectif classique de 7 %, car le sujet n'est pas à risque (comorbidités maîtrisées, âge non avancé, tabac sevré et pas de signe d'insuffisance cardiaque, IRC de stade 3a).

Question 2
Réponse : C.
Il est maintenant bien établi qu'un traitement ayant démontré la preuve d'une baisse du risque cardiovasculaire est à préconiser chez les diabétiques à très

haut risque cardiovasculaire (en prévention secondaire ici) : GLP-1.

Question 3
Réponse : A, B, C, D.
L'hypertriglycéridémie est surtout favorisée par l'excès de consommation de sucres simples et d'alcool. L'hypercholestérolémie sera à traiter médicalement, car son LDL n'est pas à l'objectif. Le beurre peut être gardé s'il est consommé en petite quantité.

Question 4
Réponse : B, C.
L'hypertriglycéridémie va probablement passer en dessous de 2 g/L avec les mesures diététiques. Le LDL-C est à un seuil faisant évoquer une hypercholestérolémie familiale et donc nécessite un traitement puissant (et pris régulièrement !) : statine très dosée et ézétimibe.

Question 5
Réponse : A, B, C, D, E.
Faire le bilan standard d'une IRC qui servira de référence si aggravation.

Question 6
Réponse : C.
Le patient est à l'objectif (7,2 % c'est proche de 7 % ; tolérance de ± 0,3 %).

Question 7
Réponse : B, C, D.
Réflexes abolis. Douleurs majorées en position assise jambes pendantes : signe d'artériopathie sévère.

Dossier progressif 4

Question 1
Réponse : C.
Les vomissements entraînent une perte de sodium et de potassium et le patient est à jeun.

Question 2
Réponse : C.
Besoins de base autour de 25–30 mL/kg/j.

Question 3
Réponse : B, D.
Perte de poids ≥ 5 en moins de 1 mois ; il existe un critère étiologique (pathologie aiguë) ; IMC > 25.

Question 4
Réponse : D.
Absorption iléale de la vitamine B12.

Question 5
Réponse : A, B.
L'objectif est d'obtenir une diurèse de 1 L/jour.

Question 6
Réponse : E.
Besoins de bases + volume des selles.

Question 7
Réponse : A, B, C.
En cas de déshydratation extracellulaire, la diurèse diminue. Attention au risque de surcharge cardiaque avec de tels volumes. L'ionogramme sanguin est sensible aux troubles de l'hydratation.

Question 8
Réponse : B.
La nutrition parentérale devient incontournable, la voie veineuse périphérique n'est pas suffisante et son utilisation est limitée à quelques jours.

Question 9
Réponse : C.

Question 10
Réponse : B, C.
Les poches industrielles en sont dépourvues.

Question 11
Réponse : B, C.
Afin de réaliser des hémocultures différentielles.

Question 12
Réponse : C, D.
Nécessité d'ablation du cathéter en urgence en cas d'infection de celui-ci à *Staphylococcus aureus*, *Pseudomonas* ou levure.

Question 13
Réponse : C.

Dossier progressif 5

Question 1
Réponse : C, E.

Question 2
Réponse : A, C, D.

Question 3
Réponse : A, B, D.

Question 4
Réponse : B, C.

Question 5
Réponse : B, D, E.

Question 6
Réponse : B, C, D.

Question 7
Réponse : C.

Question 8
Réponse : A, C, D, E.

Question 9
Réponse : A, D.

Question 10
Réponse : B, D.

Question 11
Réponse : B, D, E.

Question 12
Réponse : D.

Dossier progressif 6

Question 1
Réponse : B.

Question 2
Réponse : A.

Question 3
Réponse : A, B, C.

Question 4
Réponse : C.

Question 5
Réponse : B, C.

Question 6
Réponse : D.

Question 7
Réponse : C.

Dossier progressif 7

Question 1
Réponse : C, D, E.
Les sulfamides hypoglycémiants sont responsables d'un hyperinsulinisme et plutôt d'une prise de poids, ils ne sont pas associés au risque de dénutrition. Le tramadol, comme tous les antalgiques de palier 2 ou 3, peut s'accompagner d'effets indésirables digestifs et d'une baisse de l'appétit. Le diabète de type 2 est associé à un risque de dénutrition multifactoriel y compris chez l'obèse (insulinorésistance puis insulinopénie favorisant la sarcopénie, mauvais état buccodentaire, retentissement des complications, etc.). Les troubles de la marche favorisent la sédentarité. L'ostéoporose est plutôt aggravée par un mauvais état nutritionnel.

Question 2
Réponse : A, B.
Le poids, le calcul de l'IMC ainsi que la quantification d'un amaigrissement récent sont des critères de dénutrition pouvant être évalués en consultation. La mesure de la force de préhension de la main est désormais un critère à évaluer chez l'adulte < 70 ans (HAS, 2019). Mais pour le sujet âgé, en attendant les nouvelles recommandations qui devraient paraître prochainement, ce sont toujours celles de la HAS, 2007 qui prévalent. L'échelle de Braden informe sur le risque d'escarre. La mesure de la dépense énergétique n'est pas réalisée en routine, et n'est pas utilisée pour définir l'état nutritionnel. L'absorptiométrie biphotonique ne peut pas être réalisée en routine en consultation.

Question 3
Réponse : E.
La patiente est à risque de dénutrition (MNA® entre 17 et 23,5), avec une perte de poids et un IMC restant au-dessus des critères de dénutrition selon la HAS, 2007. Des conseils diététiques sont donc nécessaires pour prévenir la perte de poids et la dénutrition avérée. La perte de poids n'est pas physiologiquement liée à l'âge et doit toujours alerter chez la personne âgée. La gonarthrose n'est pas une indication à la perte de poids chez le sujet âgé. La perte de poids peut au contraire l'aggraver en favorisant l'amyotrophie quadricipitale.

Question 4
Réponse : C.
Les régimes contrôlés en glucides, en sodium sont à risque d'aggraver le statut nutritionnel de la patiente. Des apports en vitamine D de 800 à 1000 UI/j sont recommandés. Préserver les apports protéiques entre 1 et 1,2 g/kg/j permet de limiter le risque de sarcopénie chez les patients âgés non dénutris, une consommation de viande, poisson ou œufs 2 fois par jour est recommandée par le Programme national nutrition santé (PNNS).

Question 5
Réponse : A, D.
La patiente peut être considérée comme « fragile » (polypathologie, polymédication, chute) et des objectifs d'HbA1C < 8,5 % sont recommandés. La metformine n'est pas contre-indiquée si le DFG reste > 60 mL/min, mais la posologie doit éventuellement être diminuée de moitié. Le traitement préventif par aspirine n'est pas recommandé et est à risque compte tenu de l'antécédent d'ulcère. Le risque d'hypoglycémie est lié au sulfamide hypoglycémiant mais pas à la metformine. La limitation des apports protéiques n'est discutable qu'en cas d'insuffisance rénale préterminale et expose au risque de dénutrition.

Question 6
Réponse : A, C, D.
En plus d'une fracture du col fémoral droit, la radiographie retrouve une stase stercorale importante et un fécalome, sans niveaux hydroaériques (d'autant que le cliché est réalisé en position couchée). Il n'y a pas de rupture de corticale sur la branche iliopubienne.

Question 7
Réponse : B, C, D.
Le jeûne prolongé doit être évité en périopératoire et une reprise d'alimentation rapide est généralement possible d'autant plus que la chirurgie est extradigestive. La perfusion de bisphosphonates doit être différée de la chirurgie d'autant qu'il existe un risque d'aggravation de l'insuffisance rénale chez cette patiente. La prescription de compléments nutritionnels oraux (CNO) est possible même en l'absence de dénutrition établie compte tenu du risque nutritionnel et d'une baisse probable de l'appétit en postopératoire.

Question 8
Réponse : A, B, C.
Le test au verre d'eau (ou simple observation des prises alimentaires) est un examen simple au lit du

malade pour évaluer la déglutition. La nasofibroscopie ORL permet une analyse morphologique et dynamique. Dans un contexte de malaise récent inexpliqué et compte tenu des facteurs de risque vasculaire, une imagerie cérébrale doit rechercher un accident vasculaire cérébral récent. L'électromyogramme n'est utile dans un second temps qu'en cas de suspicion de maladie neurodégénérative par exemple. La vidéocapsule est contre-indiquée en cas de troubles de la déglutition.

Question 9
Réponse : A, B, D, E.
La pose d'une gastrostomie d'emblée serait envisagée uniquement en cas de troubles de la déglutition sévères ne permettant pas une alimentation orale suffisante de manière prolongée et malgré une adaptation des textures et une prise en charge orthophonique.

Question 10
Réponse : A.
Les apports recommandés en cas de dénutrition sévère (ici -15 % du poids en 6 mois) sont au minimum de 30 kcal/kg/j (minimum : 1600 kcal pour cette patiente) et de 1,2 g/kg de protéines (64 g/j dans ce cas). Les ingesta sont < 2/3 des besoins (< 7/10), on doit proposer une nutrition entérale. La nutrition parentérale n'est pas indiquée (tube digestif fonctionnel).

Question 11
Réponse : B, C, D.
Il n'est pas utile de doser l'albuminémie plus de 1 fois par mois en dehors de situations particulières (demi-vie de 21 jours). En revanche, le dosage de la transthyrétine (demi-vie de 3 jours) peut être utile ici. La surveillance du poids (stabilisation ou reprise pondérale) et l'amélioration des ingesta sont adaptées pour une réévaluation précoce à 1 semaine. Le tour de taille est utile dans le suivi de l'obésité et du syndrome métabolique mais pas d'une renutrition.

Question 12
Réponse : C, D, E.
L'adaptation, l'enrichissement, le fractionnement de l'alimentation orale et les CNO doivent être poursuivis au domicile. La patiente doit impérativement être réévaluée dans le mois qui suit sa sortie. L'objectif est une récupération du poids de forme.

Dossier progressif 8

Question 1
Réponse : D.

Question 2
Réponse : A, D.

Question 3
Réponse : B, C.

Question 4
Réponse : D.

Question 5
Réponse : E.

Question 6
Réponse : B, D.

Question 7
Réponse : A, D.
L'hypophosphorémie peut survenir avec l'alimentation orale, la nutrition entérale ou la nutrition parentérale.

Question 8
Réponse : A, B.

Question 9
Réponse : B.

Question 10
Réponse : D.

Question 11
Réponse : B, D.

Question 12
Réponse : A, C, E.

Question 13
Réponse : D.

Dossier progressif 9

Question 1
Réponse : A, B, D, E.
Les vomissements provoqués sont la stratégie de contrôle la plus fréquente. La potomanie, ou consommation excessive et souvent compulsive d'eau, est une autre stratégie. Elle risque d'aboutir à des hyponatrémies avec risque de convulsion et coma. Contrairement à ce que pourrait laisser penser le processus de dénutrition, le sujet souffrant d'anorexie mentale ne ressent pas la fatigue, il est ancré dans un processus volontaire de maîtrise et de lutte. À l'inverse, sa perte de poids est banalisée, associée à un vécu d'euphorie, voire de toute-puissance. L'exposition accrue au froid est une des stratégies trouvées pour accroître la perte calorique, dans la même dynamique que l'hyperactivité physique.

Question 2
Réponse : A, B, C, D, E.
Les troubles du rythme cardiaque sont à rechercher en priorité, ils sont à l'origine de surmortalité et d'hypotension. L'anémie est liée à des carences nutritionnelles spécifiques (en fer, vitamine B9, vitamine B12) et survient dans 15 % des cas. L'hypoglycémie conduit à des malaises et pertes de connaissance. L'hypokaliémie est due à des conduites purgatives associées. La leucopénie peut accroître le risque infectieux.

Question 3

Réponse : A, B, D, E.

Les dépressions sont fréquentes dans l'anorexie et surviennent lors du parcours. Elles accroissent le risque suicidaire. Les troubles obsessionnels compulsifs portent surtout sur des rituels de vérification, de lavage et de rangement. La schizophrénie n'est pas une comorbidité classiquement retrouvée dans l'anorexie mentale. Les troubles addictifs portent surtout sur l'abus ou la dépendance aux psychotropes, plutôt de type psychostimulant.

Question 4

Réponse : C.

Le décès est le plus souvent lié à un arrêt cardiaque par troubles de la conduction, un déséquilibre métabolique, des complications infectieuses, pulmonaires ou septicémiques, ou un suicide.

Question 5

Réponse : A, C, E.

L'ionogramme sanguin sert à détecter des troubles ioniques et notamment une hypokaliémie (expliquée par des conduites purgatives). L'ECG indique les troubles du rythme, l'hypokaliémie sévère et le risque de QT long. Le dosage de la TSH plutôt que celui du cortisol est justifié. L'imagerie cérébrale est à discuter en fonction des éléments cliniques. L'ostéodensitométrie effectue un premier bilan et constituera une base pour les évaluations ultérieures.

Question 6

Réponse : A, C, D.

La chute des résultats scolaires dans un contexte qui valorise la réussite doit alerter, mais n'est pas en soi un critère d'hospitalisation, il en va de même pour la stigmatisation sociale. Il arrive qu'un environnement trop critique entrave les possibilités de rétablissement.

Question 7

Réponse : A, C, D, E.

L'estime de soi dans l'anorexie est très dévalorisée. Elle implique un étayage soutenu et dans la durée. La notion de plaisir est mise à distance et ne permet pas d'alimenter la confiance en soi. Les relations interpersonnelles lorsqu'elles s'améliorent sont un des principaux soutiens du processus de rétablissement. Les distorsions cognitives sont une des pistes de travail importantes, une fois la reprise de poids suffisamment amorcée pour dégager un peu de champ aux processus cognitifs.

Question 8

Réponse : A, B, C, D, E.

La thérapie familiale est la seule validée dans l'anorexie mentale. Les médiations corporelles aident souvent le sujet à se réapproprier son expérience corporelle différemment. Une psychothérapie d'inspiration analytique peut également être proposée. Les entretiens motivationnels sont particulièrement intéressants en début de prise en charge. La psychothérapie de soutien doit être présente dès le début et tout au long de la prise en charge, de façon fiable et continue.

Question 9

Réponse : D.

Question 10

Réponse : B, E.

La survenue d'épisodes de boulimie au cours d'un épisode d'anorexie mentale invalide le diagnostic (il s'agirait alors d'une anorexie-boulimie). La fréquence des épisodes est fixée par le DSM-5 à un par semaine pendant au moins 3 mois. L'estime de soi est généralement très mauvaise chez ces patientes, elle est conditionnée par la forme du corps et par le poids.

Key feature problems

Question 1

Réponse	Synonyme	Point
Dénutrition	Marasme	1
Plus d'une réponse		0

La dénutrition est définie par la présence d'un critère phénotypique (réduction de la fonction musculaire : vitesse de marche sur 4 mètres > 0,8 m/s) et d'un critère étiologique (réduction des ingesta oraux ≥ 50 % pendant plus de 1 semaine). Pas de lésion cancéreuse évolutive, de complication postopératoire, de signe d'infection, d'inflammation ou d'inflation hydrosodée. Il s'agit d'une dénutrition par restriction pure des ingesta oraux (marasme) secondaire à la gastrectomie (HAS, 2019).

Question 2

Réponse	Point
Pesée	0,4
SEFI	0,3
Force de préhension	0,3
Plus de 3 réponses	0
Réassurance	0 (killer)

Il faut confirmer le diagnostic de dénutrition. Critère phénotypique de dénutrition si perte de poids ≥ 5 % en 1 mois ou ≥ 10 % en 6 mois ou ≥ 10 % par rapport au poids habituel ou test de préhension < 16 kg. Critère étiologique si SEFI < 5.

Question 3

Réponse	Point
Enrichir	0,4
Fractionner	0,4
1 CNO le soir	0,2
Plus de 3 réponses	0
Parentérale	0 (killer)
Aucune	0 (killer)

Dans l'immédiat, il faut tenter d'augmenter les ingesta oraux en enrichissant et en fractionnant (6 petits repas par jour) et en tenant compte de la suppression de l'estomac qui favorise anorexie et satiété précoce.

CHAPITRE

16

Questions isolées

Questions

A QRM 1

La pratique régulière de l'activité physique chez l'adulte est un facteur de prévention des pathologies suivantes :

A. Ostéoporose
B. Diabète de type 1
C. Insuffisance coronaire
D. Dépression
E. Cancer du sein

A QRM 2

Pour prévenir les maladies chroniques chez l'adulte, il est recommandé de :

A. Pratiquer au moins 30 min d'activité physique d'intensité modérée à élevée, 5 jours ou plus par semaine
B. Ne pas pratiquer plus de 150 min d'activité d'endurance d'intensité élevée par semaine afin de limiter le risque d'infarctus
C. Réaliser l'activité d'endurance par périodes minimales de 30 min
D. Rester assis moins de 30 min d'affilée au quotidien
E. Réaliser des exercices de résistance au moins 2 jours par semaine

A QRM 3

Sur le plan qualitatif, le Programme national nutrition santé (PNNS) propose les repères alimentaires suivants :

A. Fruits et légumes : au moins cinq par jour
B. Produits laitiers : trois par jour
C. Féculents : pas plus d'une fois par jour
D. Viande, poisson, œufs : deux fois par jour
E. Matières grasses : privilégier l'huile de tournesol

B QRM 4

La néophobie alimentaire chez l'enfant est :

A. Considérée comme un processus physiologique
B. Favorisée par la saveur salée de certains aliments
C. Due à la découverte trop précoce de certains aliments
D. Un facteur limitant la diversité alimentaire du futur adulte
E. Accentuée par des émotions positives lors de la découverte de l'aliment

B QRM 5

Face à un enfant qui n'aime pas les légumes, il est conseillé de :

A. L'obliger à finir son assiette
B. Les lui présenter de façon répétée toujours sous la même forme
C. Le faire participer à leur préparation
D. Le faire jouer pour faire diversion en les mangeant
E. Lui faire consommer de façon conjointe à la prise d'une boisson sucrée

A QRM 6

Pour favoriser une bonne adéquation entre les apports et les besoins énergétiques d'une personne, il faut lui conseiller de :

A. Manger tranquillement dans une ambiance sereine
B. Définir au préalable la quantité d'aliments dont elle a besoin
C. Manger en regardant la télévision
D. Ne s'arrêter de manger que lorsqu'elle ressent une tension au niveau de son estomac
E. Prendre trois repas et trois collations à heures fixes

A QRM 7

La pratique de l'activité physique chez l'adulte procure les bénéfices suivants :

A. Diminution du risque de certains cancers
B. Diminution du risque de cancer du côlon
C. Prévention de la survenue de diabète de type 1
D. Amélioration des troubles anxieux
E. Maintien de l'autonomie chez la personne âgée

Nutrition

A QRM 8

La pratique sportive chez l'enfant procure le(s) bénéfice(s) suivant(s) :

A. Favorise la confiance en soi
B. Diminue le stress et l'anxiété
C. Favorise la concentration
D. Favorise le développement de la masse grasse
E. Prévient le surpoids et l'obésité

A QRM 9

Chez l'enfant, pour bénéficier des effets positifs de l'activité physique, il est recommandé de pratiquer une activité physique à raison de :

A. Au moins 60 min par jour d'activité physique d'intensité modérée à élevée, essentiellement en endurance
B. Au moins 3 fois par semaine d'activités d'intensité élevée ou de renforcement musculaire
C. Limitation du temps passé assis dans la vie quotidienne
D. Au moins 60 min par semaine d'activité physique d'intensité modérée à soutenue, essentiellement en endurance
E. Au moins 150 min par semaine d'activité physique d'intensité modérée à soutenue, essentiellement en endurance

A QRM 10

La pratique régulière d'une activité physique chez l'enfant peut présenter le(s) inconvénient(s) suivant(s) :

A. Une majoration du risque de blessure dans le cadre de la pratique d'une activité physique de loisirs
B. Un retard de croissance staturo-pondéral dans le cadre de la pratique d'une activité physique de loisirs
C. Un retard de croissance staturo-pondéral dans le cadre de la pratique d'une activité physique de compétition à haut niveau
D. Un retard pubertaire dans le cadre de la pratique d'une activité physique de compétition à haut niveau
E. Des troubles du comportement alimentaire dans le cadre de la pratique de disciplines sportives à critère de poids.

B QRM 11

La motivation d'un patient à changer son (ses) comportement(s) est renforcée quand :

A. Sa motivation est d'origine intrinsèque
B. Le projet de changement est décidé par son médecin
C. Il a déjà essayé sans succès de changer son (ses) comportement(s)
D. Le besoin de changement a du sens pour lui
E. Il est angoissé par le risque de survenue de complications

B QRM 12

Les « techniques » de communication favorisant des changements durables de comportement(s) chez un patient sont :

A. Respect des silences
B. Questions directives
C. Reformulation
D. Dramatisation
E. Banalisation

A QRM 13

Le certificat d'absence de contre-indication à la pratique sportive est :

A. Pris en charge par l'assurance maladie
B. Valide pour toutes les activités sportives
C. Inutile avant l'âge de 35 ans
D. Un moyen de prévenir le risque de mort subite
E. Un élément engageant la responsabilité du médecin

A QRM 14

Le certificat d'absence de contre-indication à la pratique sportive nécessite un médecin qualifié pour les sports suivants :

A. Football
B. Motocross
C. Plongée
D. Vol à voile
E. Handball

B QRM 15

Pour établir un premier certificat d'absence de contre-indication à la pratique sportive chez un adulte de 33 ans avec un IMC à 21, souhaitant reprendre une activité sportive type handball, vous réaliserez systématiquement :

A. Test de Ruffier-Dickson
B. Score SCOFF
C. ECG de repos
D. Épreuve d'effort
E. Questionnaire d'Epworth

B QRM 16

Quel(s) est (sont) l'(les) information(s) exacte(s) concernant l'examen d'aptitude au sport ?

A. Il s'agit d'une obligation légale uniquement dans le cadre de la pratique du sport en compétition licenciée
B. Il permet de dépister des pathologies pouvant induire un risque vital ou fonctionnel grave
C. Il est pris en charge par l'assurance maladie

D. Il nécessite la réalisation d'un examen clinique complet
E. Une épreuve d'effort doit systématiquement être réalisée

Ⓐ QRM 17

Quel(s) est (sont) l'(les) information(s) exacte(s) concernant le certificat médical d'absence de contre-indication à la pratique sportive ?
A. Il doit préciser la pratique du sport pour lequel il est établi
B. Il engage la responsabilité du médecin qui le rédige
C. Il s'agit d'un certificat d'aptitude à la pratique du sport
D. Il doit être remis en main propre au patient
E. Il nécessite un examen médical plus approfondi par un médecin qualifié pour la pratique des sports sous-marins

Ⓐ QRM 18

Dans le cadre de la prise en charge nutritionnelle du sportif, quel(s) est (sont) l'(les) élément(s) à prendre en compte :
A. La variabilité au cours de l'année en fonction des intersaisons
B. La durée et la fréquence de l'activité physique
C. La dépense énergétique totale
D. Au-delà de 3 h d'activité physique par semaine, une adaptation nutritionnelle est nécessaire
E. Les apports nutritionnels conseillés (ANC) sont différents de ceux de la population générale pour une pratique d'activité de loisirs < 3 h/semaine

Ⓑ QRU 19

Les besoins en macronutriments sont à adapter en fonction de l'activité physique. Parmi les propositions suivantes laquelle est exacte ?
A. Les réserves en glucides sous forme de glycogène hépatique constituent le principal déterminant de l'épuisement du sportif lors d'un exercice en endurance
B. Les aliments glucidiques à index glycémique élevé sont à privilégier à distance de l'exercice
C. Les aliments glucidiques à index glycémique faible sont à privilégier à proximité de l'exercice
D. Les lipides sont le substrat énergétique des exercices d'intensité élevée
E. Les besoins protidiques sont augmentés en cas de sport en endurance

Ⓐ QRM 20

Les adaptations nutritionnelles dans le cadre de l'activité physique chez l'enfant :
A. Des apports énergétiques insuffisants peuvent induire un déficit immunitaire
B. Les apports énergétiques sont à adapter individuellement en prenant en compte le sexe, quel que soit l'âge
C. Dans le cadre d'une activité physique modérée, les apports nutritionnels correspondent aux apports nutritionnels recommandés en fonction de la classe d'âge
D. Au-delà de 10 heures d'activité physique, une adaptation nutritionnelle est indispensable
E. La compensation hydrique doit tenir compte de l'âge de l'enfant

Ⓐ QRM 21

Les apports nutritionnels conseillés en calcium de la femme enceinte sont :
A. Identiques pour les trois trimestres de grossesse
B. < 1000 mg/j
C. de 1000 mg/j
D. > 1000 mg/j
E. Correspondent à une alimentation de deux produits laitiers/jour

Ⓐ QRM 22

Pour arriver à assurer, sans la dépasser, la couverture quotidienne en calcium de votre patiente de 30 ans, enceinte, vous lui conseillez par exemple l'association par jour de :
A. 100 g d'emmental
B. 10 g d'emmental
C. 1 bol de 250 mL de lait
D. 700 mL d'eau minérale Contrex®
E. 2 yaourts nature

Ⓐ QRM 23

Le test d'hyperglycémie provoquée par voir orale pratiqué chez les femmes enceintes est réalisé :
A. Par une glycémie 1 h après ingestion orale de 50 g de glucose
B. Par une glycémie 2 h après ingestion orale de 75 g de glucose
C. Entre la 12e et la 24e semaine de grossesse
D. Entre la 24e et la 28e semaine de grossesse
E. Entre la 28e et la 32e semaine de grossesse

Ⓐ QRM 24

La procédure de dépistage du diabète gestationnel :
A. A pour objectif de limiter ou éviter les complications obstétricales maternelles par une prise en charge précoce du diabète gestationnel identifié
B. A pour objectif d'éviter les complications fœtales secondaires à ce diabète gestationnel

C. A pour objectif d'éviter ou limiter les complications obstétricales pour l'enfant
D. Est débutée entre la 24e et 28e semaine de grossesse, si facteurs de risque de diabète gestationnel avant grossesse
E. Est débutée dès le 1er trimestre en cas de facteur de risque identifié de diabète gestationnel

Ⓐ QRM 25

Il est possible de diagnostiquer un diabète gestationnel lorsque, après une hyperglycémie provoquée orale à 75 g, un sur trois des seuils suivants est atteint ou dépassé :

A. Si la glycémie à jeun est ≥ 0,92 g/L
B. Si la glycémie à 1 h est ≥ 1,60 g/L
C. Si la glycémie à 1 h est ≥ 1,80 g/L
D. Si la glycémie à 2 h est ≥ 1,53 g/L
E. Si la glycémie à 2 h est ≥ 1,40 g/L

Ⓐ QRM 26

Quelles sont parmi toutes ces vitamines celle(s) qui est (sont) tératogène(s) pour le fœtus, si présentes en excès chez la femme enceinte :

A. Vitamine B1
B. Vitamine C
C. Vitamine B9
D. Vitamine B12
E. Vitamine A

B QRM 27

La restriction cognitive comporte les éléments suivants :

A. Limitation involontaire des ingesta
B. Exclusion des aliments « plaisir »
C. Perte d'appétit
D. Risque d'impulsivité alimentaire
E. Faible culture alimentaire

B QRM 28

Vous proposez à une patiente un traitement par metformine. Quelles sont les contre-indications ?

A. Insuffisance hépatique sévère
B. Insuffisance rénale sévère
C. Hypoglycémies sévères
D. Grossesse
E. Âge > 70 ans

Ⓐ QRU 29

Monsieur M., 55 ans, est adressé à votre consultation par son médecin traitant. On lui a découvert une glycémie à jeun à 2,2 g/L à la médecine du travail. Il se plaint d'avoir soif et d'uriner plus souvent qu'auparavant. Son poids est stable à 1 kg près.

Parmi les propositions suivantes, laquelle est exacte ?

A. Vous avez besoin d'une hyperglycémie provoquée par voie orale
B. Vous avez besoin d'un nouveau dosage de la glycémie à jeun
C. Vous pouvez poser le diagnostic de diabète de type 1 avec certitude
D. Vous pouvez porter le diagnostic de diabète sucré avec certitude
E. Toutes les propositions précédentes sont fausses

Ⓐ QRM 30

Devant un diabète, quels sont les éléments qui orientent vers le type 2 ?

A. Antécédent familial de diabète
B. Découverte fortuite
C. Pression artérielle à 150/85 mmHg
D. Présence de glycosurie à la bandelette urinaire
E. Obésité

B QRM 31

Quels sont les éléments physiopathologiques que l'on peut rencontrer au long de l'histoire naturelle d'un diabète de type 2 ?

A. Un déficit en glucagon
B. Une résistance à l'insuline
C. Une hypersécrétion d'insuline
D. Un déficit en insuline
E. Un déficit en acides gras libres circulants

Ⓐ QRM 32

L'exploration d'une anomalie lipidique (EAL) est recommandée :

A. Chez une femme à partir de 60 ans
B. Chez un homme à partir de 40 ans
C. Chez un patient obèse
D. Chez un patient hypertendu
E. Chez un patient présentant une polyarthrite rhumatoïde

Ⓐ QRM 33

L'exploration d'une anomalie lipidique (EAL) prescrite à jeun doit comprendre le(s) paramètre(s) lipidique(s) sérique(s) suivant(s) :

A. VLDL-cholestérol
B. Calcul du LDL-cholestérol selon la formule de Fredrickson
C. Triglycérides
D. Cholestérol total
E. HDL-cholestérol

A QRM 34

La (les) cause(s) secondaire(s) d'hypercholestérolémie est (sont) :

A. Hyperthyroïdie
B. Cholestase
C. Syndrome néphrotique
D. Alcoolisme
E. Diabète mal équilibré

A QRM 35

La (les) cause(s) secondaire(s) d'hypertriglycéridémie est (sont) :

A. Diabète mal équilibré
B. Hypercorticisme
C. Syndrome néphrotique
D. Alcoolisme
E. Insuffisance rénale chronique

A QRM 36

Quelle(s) mesure(s) diététique(s) peut (peuvent) améliorer une hypercholestérolémie ?

A. Diminuer les apports en acides gras saturés
B. Augmenter les apports en acides gras trans
C. Diminuer les apports en fibres
D. Augmenter les apports en glucides simples
E. Limiter la consommation de poisson

A QRM 37

Quelle(s) mesure(s) diététique(s) peut (peuvent) améliorer une hypertriglycéridémie ?

A. Diminuer les apports en glucides simples
B. Diminuer les apports caloriques en cas d'excès de poids abdominal
C. Limiter les aliments à index glycémique élevé
D. Diminuer, voire arrêter, la consommation d'alcool
E. Réduire la consommation de poissons gras

A QRM 38

La mise en route d'un traitement par statine justifie systématiquement :

A. Dosage de la TSH
B. Dosage des CPK
C. Dosage des transaminases (ALAT)
D. Aucun bilan biologique
E. Dosage des γ-GT

A QRM 39

Le dosage des enzymes musculaires (CPK) avant le début du traitement hypolipémiant doit être fait dans la (les) situation(s) à risque suivante(s) :

A. Insuffisance rénale modérée à sévère
B. Hypothyroïdie
C. Âge supérieur à 65 ans
D. Abus d'alcool
E. Ménopause

A QRM 40

La surveillance hépatique d'un traitement hypolipémiant nécessite un dosage systématique :

A. Des ALAT avant le début du traitement
B. Des γ-GT avant le début du traitement
C. Des ALAT 8 semaines après le début du traitement
D. Des ALAT tous les 6 mois
E. Des ALAT 8 semaines après toute augmentation de posologie

A QRM 41

Les préconisations alimentaires en présence d'une hypertriglycéridémie portent sur :

A. Le sucre
B. L'alcool
C. Le sel
D. Les féculents
E. Les jus de fruits

B QRM 42

L'évaluation du risque cardiovasculaire d'une personne par l'outil SCORE *(systematic coronary risk estimation)* prend en compte le(s) paramètre(s) suivant(s) :

A. Pression artérielle diastolique
B. Âge
C. LDL-cholestérol
D. Triglycéridémie
E. Tabagisme

A QRM 43

Les facteurs de risque cardiovasculaire comprennent :

A. Tabagisme
B. Hypertension artérielle
C. Diabète
D. Obésité
E. Sédentarité

B QRM 44

Le(s) facteur(s) de risque cardiovasculaire lipidique(s) est (sont) :

A. Un taux de LDL-cholestérol bas
B. Un taux de HDL-cholestérol bas
C. Un taux de triglycérides bas
D. Un taux d'acide urique élevé
E. Un taux de VLDL *(very-low density lipoproteins)* bas

B QRM 45

Le(s) critère(s) pris en compte dans la définition d'un syndrome métabolique est (sont) :

A. Glycémie
B. Tour de hanche
C. Insulinémie
D. Triglycéridémie
E. Tension artérielle

A QRM 46

Pour prévenir les maladies cardiovasculaires, il est recommandé sur le plan nutritionnel de :

A. Augmenter les apports alimentaires en acides gras trans
B. Augmenter les apports alimentaires en acides gras saturés
C. Augmenter les apports alimentaires en fibres
D. Réduire les apports alimentaires en sel
E. Réduire les apports alimentaires en acides gras insaturés

A QRM 47

Parmi les affirmations suivantes lesquelles sont vraies ?

A. La prévention cardiovasculaire primaire s'effectue chez des personnes indemnes de maladie cardiovasculaire
B. La prévention cardiovasculaire secondaire s'effectue chez des personnes indemnes de maladie cardiovasculaire
C. La prévention cardiovasculaire primo-secondaire s'effectue chez des personnes indemnes de maladie cardiovasculaire
D. La prévention secondaire consiste à corriger notamment les facteurs de risque modifiables
E. La prévention secondaire consiste à corriger notamment les facteurs de risque non modifiables

A QRM 48

Quels sont les facteurs de risque modifiables parmi les facteurs suivants ?

A. Tabagisme
B. Âge
C. Antécédents cardiovasculaires familiaux précoces
D. Syndrome métabolique
E. Hypertension artérielle

B QRM 49

Les échelles de risque SCORE répondent aux critères suivants :

A. Elles sont dédiées aux populations de l'hémisphère Nord
B. Elles ont été développées dans des populations européennes
C. L'hypertension artérielle est prise en compte dans l'échelle SCORE
D. L'indice de masse corporelle est pris en compte dans l'échelle SCORE
E. Le tabagisme est pris en compte dans l'échelle SCORE

A QRM 50

Quelles sont les propositions vraies ?

A. Une maigreur isolée nécessite un bilan approfondi
B. Un amaigrissement demande une évaluation de l'état nutritionnel
C. Un amaigrissement involontaire > 15 % chez un adulte de moins de 70 ans est un signe de gravité
D. Un amaigrissement peut être masqué par la présence d'œdèmes
E. Chez l'obèse, un amaigrissement important peut être obtenu par la chirurgie bariatrique

A QRM 51

Un amaigrissement avec augmentation des apports alimentaires peut se constater dans les situations suivantes :

A. Hyperthyroïdie
B. Parasitoses digestives
C. Syndrome dépressif
D. Résection étendue du grêle
E. Gastrectomie totale

B QRM 52

Concernant le bilan biologique à réaliser devant un amaigrissement involontaire isolé sans orientation claire, vous demandez :

A. Hémoglobine glyquée (HbA1c)
B. Bilan hépatique
C. CRP
D. TSH
E. Cortisol

A QRM 53

L'amaigrissement avec réduction alimentaire non volontaire :

A. Est le cadre diagnostic le plus fréquent en cas d'amaigrissement
B. Doit faire rechercher un syndrome dépressif
C. Peut évoquer une anorexie mentale
D. Est un point d'appel de nombreux cancers, notamment digestifs
E. S'explore en première intention par la réalisation d'un PET-scan

A QRM 54

La présence d'une fièvre et/ou d'un syndrome inflammatoire doit faire évoquer, chez une personne présentant par ailleurs un amaigrissement :

A. Un VIH
B. Une néoplasie profonde
C. Une tuberculose
D. Une pathologie psychiatrique
E. Une maladie de Crohn

B QRM 55

La prévention du syndrome de renutrition inappropriée s'appuie sur :
A. Une augmentation progressive de l'apport énergétique
B. Une supplémentation en thiamine
C. Une supplémentation en calcium
D. Une supplémentation en phosphore
E. Une surveillance rapprochée

A QRM 56

Pour un patient dénutri, cocher la (les) réponse(s) juste(s) :
A. Une diminution de poids de 6 % en 1 semaine pour un âge <70 ans est évocatrice de dénutrition
B. Chez un homme de 78 ans, un IMC à 19 signe une dénutrition
C. Une perte de poids chiffrée à 15 % à 40 ans permet d'établir un diagnostic de dénutrition
D. Chez un homme de 45 ans, une force de préhension de 30 kg est évocatrice de dénutrition
E. Chez l'enfant, un IMC <courbe IOTF 18,5 est évocateur de dénutrition

B QRM 57

Le syndrome de renutrition inappropriée peut être responsable d'un(e) :
A. Rhabdomyolyse
B. État confusionnel
C. Insuffisance cardiaque aiguë
D. Insuffisance respiratoire aiguë
E. Anémie hémolytique

A QRM 58

Chez un jeune enfant (6 ans), les items suivants vous feront fortement suspecter une dénutrition :
A. Un IMC <courbe IOTF 18,5
B. Un poids à –0,5 DS
C. Une réduction de la prise alimentaire ≥ 50 % pendant plus de 1 semaine
D. Une stagnation pondérale avec un poids situé à plus de 2 couloirs en dessous du couloir habituel sur la courbe de poids
E. Un simple ralentissement de la taille avec perte de 1 couloir par rapport à la taille habituelle sur la courbe de taille

B QRM 59

La (les) proposition(s) juste(s) concernant la dénutrition à l'hôpital en France est (sont) :
A. La dénutrition concerne environ 5 % des patients toutes spécialités confondues
B. Les enfants sont plus souvent dénutris que les adultes
C. La prévalence de la dénutrition en France diminue progressivement depuis 20 ans
D. Le dépistage de la dénutrition doit être réalisé dans les 48 premières heures de l'hospitalisation
E. Le risque de dénutrition est plus élevé chez la personne âgée

A QRM 60

Un cancer digestif vient d'être découvert chez Monsieur X., 47 ans. Alors qu'en février il mesurait 1,80 m et pesait 70 kg, il pèse désormais, en juin, 62 kg avec une albuminémie à 30 g/L. Monsieur X. est :
A. Dénutri modéré
B. Dénutri sévère
C. Suspect de dénutrition
D. À risque d'infection surajoutée
E. Dans une situation nécessitant une prise en charge nutritionnelle

A QRM 61

La dénutrition peut avoir de multiples conséquences :
A. Une augmentation des lymphocytes sanguins
B. Un syndrome dépressif
C. Un hypogonadisme
D. Une augmentation du risque de fracture
E. Une accélération de la motricité digestive

B QRM 62

La stratégie de prise en charge nutritionnelle est structurée en plusieurs étapes et repose sur les règles de bonnes pratiques suivantes :
A. L'évaluation des apports protéino-énergétiques oraux spontanés est essentielle pour déterminer la stratégie de renutrition
B. « Prise en charge par voie orale » signifie « prescription de compléments nutritionnels oraux (CNO) »
C. L'évaluation des ingesta protéino-énergétiques n'est pas utile si le patient n'est pas dénutri
D. Le choix du type de nutrition artificielle est déterminé par l'état du tube digestif
E. La nutrition artificielle ne doit pas être débutée chez un patient en stade terminal

B QRM 63

Concernant la nutrition entérale (NE), les propositions vraies sont :

A. Elle est moins invasive que la nutrition parentérale
B. Sa réalisation par une gastrostomie est préférable si la durée prévisible est supérieure à 10 jours
C. Les solutions nutritives sont des mélanges complets industriels contenant protéines, lipides, glucides, minéraux, vitamines et oligoéléments
D. Un régulateur de débit (pompe) est indiqué en cas de NE nocturne
E. Elle peut se compliquer de stéatose hépatique

B QRM 64

Concernant les compléments nutritionnels oraux, les propositions vraies sont :

A. Ce ne sont pas des médicaments
B. Ils doivent être prescrits par un médecin
C. Ils doivent être prescrits en association avec des conseils diététiques
D. Ils doivent être pris au cours des repas
E. Ils n'existent que sous forme liquide

B QRM 65

Concernant le statut de la personne âgée, quelle(s) réponse(s) est (sont) exacte(s) ?

A. Les sujets robustes ont une mortalité plus faible que les sujets fragiles
B. Les sujets fragiles ont un risque augmenté de chute
C. La dénutrition est un des facteurs favorisant le passage de la fragilité vers la dépendance
D. Les sujets fragiles ont une autonomie altérée
E. La prise en charge nutritionnelle n'est plus nécessaire chez les patients dépendants

B QRM 66

Concernant le statut nutritionnel de la personne âgée, quelle(s) réponse(s) est (sont) exacte(s) ?

A. L'IMC moyen diminue à partir de 50 ans
B. La masse musculaire diminue de 40 % environ entre les âges de 20 et 80 ans
C. Les besoins protéiques sont de 0,8 g/kg/j chez la personne âgée en bonne santé
D. Il lui faut davantage d'apports alimentaires pour fabriquer la même quantité de protéines qu'un adulte jeune
E. La régulation de l'appétit et de la satiété est perturbée

B QRM 67

Concernant l'obésité sarcopénique, quelle(s) réponse(s) est (sont) exacte(s) ?

A. Elle favorise les troubles de mobilité
B. Son diagnostic est porté devant une diminution de la masse musculaire et une augmentation de la masse grasse
C. Une stabilité pondérale est préférable en association à l'activité physique
D. L'exercice de type endurance est le plus efficace pour augmenter la force
E. La force musculaire peut être évaluée par la mesure de la force préhension

B QRM 68

Concernant l'obésité chez la personne âgée, quelle(s) réponse(s) est (sont) exacte(s) ?

A. Elle constitue un facteur protecteur de troubles de la mobilité et de dépendance
B. Elle constitue un facteur de risque de diabète
C. Elle est associée à un risque augmenté de fracture
D. Elle aggrave le pronostic des patients atteints d'insuffisance rénale sévère
E. Une perte de poids de l'ordre de 10 % doit être encouragée

B QRM 69

Concernant l'état nutritionnel chez la personne âgée, quelle(s) réponse(s) est (sont) exacte(s) ?

A. Une perte de poids de plus de 5 kg en 1 mois signe une dénutrition modérée
B. Un IMC à 17 correspond à une dénutrition sévère
C. Une albuminémie peut être artificiellement diminuée par une déshydratation
D. Le *Mini Nutritional Assessment*® sert à grader la sévérité de la dénutrition
E. La dénutrition touche entre 4 et 10 % des patients âgés hospitalisés

B QRM 70

Concernant la dénutrition de la personne âgée, quelle(s) réponse(s) est (sont) exacte(s) ?

A. Elle est rare car l'IMC moyen est > 25
B. Elle s'accompagne d'une hausse de la mortalité
C. Elle augmente le risque d'évolution vers la dépendance
D. Elle dégrade la qualité de vie
E. Ses facteurs de risque sont souvent multiples

B QRM 71

Concernant les besoins nutritionnels de la personne âgée dénutrie, quelle(s) réponse(s) est (sont) exacte(s) ?

A. Des apports de 1,5 g/kg/j de protéines sont nécessaires
B. Des apports de 25 kcal/kg/j sont insuffisants

C. Les matières grasses d'ajout doivent être limitées
D. L'alcool est déconseillé
E. Les besoins caloriques augmentent en cas de pathologie chronique stable

B QRM 72

Concernant les modalités de la renutrition chez le sujet âgé, quelle(s) réponse(s) est (sont) exacte(s) ?
A. L'huile et la crème fraîche sont des sources importantes d'enrichissement calorique
B. Le gruyère est une source intéressante de protéines
C. Les conseils diététiques peuvent être délivrés après l'échec des compléments nutritionnels oraux (CNO)
D. Une nutrition entérale d'emblée peut être proposée en cas de dénutrition sévère associée à des apports alimentaires très diminués
E. Les CNO sont efficaces dès 200 kcal et 20 g de protéines

B QRM 73

Concernant la sarcopénie, quelle(s) réponse(s) est (sont) exacte(s) ?
A. Une diminution de la force signe une sarcopénie probable
B. L'association d'une diminution de la masse et de la force musculaires est nécessaire au diagnostic
C. La sévérité de la sarcopénie peut être établie grâce à la mesure de la vitesse de marche
D. La *short physical performance battery* (SPPB) évalue la masse musculaire
E. L'activité physique contre résistance est moins efficace que celle en endurance pour l'amélioration de la performance musculaire

B QRM 74

Concernant la surveillance nutritionnelle de la personne âgée, quelle(s) réponse(s) est (sont) exacte(s) ?
A. Le dosage de l'albumine n'est pas recommandé plus de 1 fois par mois
B. En cas de baisse modérée des ingesta associée à une dénutrition sévère, la réévaluation nutritionnelle doit intervenir à 15 jours
C. Une réévaluation régulière des facteurs de risque de dénutrition doit être réalisée
D. Un dosage du zinc doit généralement être réalisé en cas de dénutrition
E. Une absorptiométrie biphotonique est indiquée 2 fois par an en cas de dénutrition sévère

B QRM 75

Les critères d'hospitalisation dans l'anorexie mentale sont :
A. Restriction
B. Perte de poids ≥ 20 % en 3 mois
C. Vomissements
D. Malaise ou perte de connaissance
E. Échec de renutrition ambulatoire

A QRM 76

Les pathologies suivantes peuvent être un diagnostic différentiel de l'anorexie mentale :
A. Tumeur cérébrale
B. Maladie de Crohn
C. Diabète de type 2
D. Hypothyroïdie
E. Trouble obsessionnel compulsif

A QRM 77

Les signes suivants font partie des distorsions cognitives de l'anorexie mentale :
A. Perturbation de l'image du corps
B. Évitement des préoccupations liées à l'alimentation
C. Surestimation de la quantité d'aliments ingérée
D. Croyances erronées sur le fonctionnement digestif et les aliments
E. Conscience du trouble

A QRM 78

Les compulsions alimentaires correspondent à :
A. Des prises alimentaires excessives au cours des repas
B. Des envies irrésistibles de manger en dehors des repas
C. L'ingestion de grandes quantités de nourriture
D. Une frénésie alimentaire
E. La consommation d'aliments non plaisants

A QRM 79

L'hyperphagie boulimique se caractérise par :
A. Accès de boulimie
B. Compulsions
C. Hyperactivité physique
D. Distorsion de l'image corporelle
E. Excès de poids

A QRM 80

La crise de boulimie se caractérise habituellement par :
A. La conscience du trouble
B. Une sensation de faim en début de crise
C. Une ingestion tranquille des aliments
D. Des vomissements spontanés
E. Un sentiment de culpabilité au décours

A QRM 81

Les diagnostics différentiels de la boulimie sont :
A. Une anorexie mentale de type purgatif
B. Un syndrome de Cushing

C. Une tumeur cérébrale
D. Un syndrome maniaque
E. Une hyperphagie boulimique

Ⓐ QRM 82

La boulimie est une cause de :
A. Acidose métabolique
B. Carence en vitamine B1
C. Hyponatrémie
D. Hypermagnésémie
E. Hypothyroïdie

Ⓐ QRM 83

Chez une patiente atteinte d'anorexie mentale de type restrictif, on retrouve généralement :
A. Amaigrissement par perte d'appétit
B. Distorsion de l'image corporelle
C. Hyperkaliémie
D. Angoisse de reprendre du poids
E. Conduites purgatives

Réponses

QRM 1

Réponse : A, C, D, E.
Voir les tableaux 1.4 et 3.2 indiquant les bénéfices de l'activité physique.

QRM 2

Réponse : A, E.
Voir le tableau 1.4.

QRM 3

Réponse : A.
Depuis 2017, les recommandations pour la population générale adulte, sans avis médical particulier, ont évolué vers deux portions de produits laitiers par jour au lieu de trois précédemment. Il est recommandé au moins un féculent complet par jour, car ils sont naturellement plus riches en fibres. Ce sont les huiles de noix et de colza qui sont plutôt recommandées pour leur richesse en acides gras polyinsaturés n-3 (oméga 3). Viande, poisson et œufs : une fois par jour peut suffire ; en tout cas, limiter la viande rouge à 500 g par semaine et le poisson à 2 fois par semaine. Il convient donc d'alterner les sources de protéines : viande, volaille, poisson, œufs, légumes secs.

QRM 4

Réponse : A, D.
La néophobie alimentaire est un processus physiologique qui peut se manifester entre 2 et 10 ans, notamment par rapport à certains aliments de saveur amère (légumes). Il est nécessaire d'habituer les enfants à consommer les différents aliments (notamment les fruits et légumes) avant l'âge de 2 ans pour favoriser une alimentation diversifiée à l'âge adulte et éviter cette néophobie. La découverte trop précoce de certains aliments n'est pas clairement associée à la néophobie mais plutôt aux émotions négatives lors de la découverte d'un aliment ; cela peut expliquer certains refus ultérieurs des enfants.

QRM 5

Réponse : C.
Il ne faut pas faire de *forcing* mais simplement demander à l'enfant de goûter et lui présenter ultérieurement à plusieurs reprises sous une forme variée. Il peut être intéressant de jouer avec les sens (vue, toucher odorat), familiariser en cuisinant ou jardinant, encourager à manger sans forcer et donner l'exemple des autres convives. Le contexte du repas est important : calme et chaleureux, sans distraction telle que les écrans, qui peuvent détourner l'attention des sensations et signaux de rassasiement.

QRM 6

Réponse : A.

QRM 7

Réponse : A, B, D, E.
La pratique d'une activité physique est associée à une diminution du risque des cancers du côlon et du sein. Elle permet également de prévenir la survenue d'un diabète de type 2, mais il n'a pas été démontré de bénéfice en lien avec la réduction d'un diabète de type 1.

QRM 8

Réponse : A, B, C, E.
La pratique sportive chez l'enfant ne favorise pas le développement de la masse grasse mais le développement de la masse maigre.

QRM 9

Réponse : A, B, C.
Les recommandations pour la pratique d'activité physique chez l'enfant (selon l'OMS en 2010) sont : la pratique d'une activité physique pendant plus

de 60 min par jour ; au moins 3 fois par semaine, ces activités devraient être d'intensité élevée, en favorisant celles qui augmentent la masse et la force musculaires (exercice contre résistance) et l'état osseux (activités avec impact et induisant une contrainte physique plus forte). Comme chez l'adulte, il est recommandé de limiter le temps passé assis.

QRM 10

Réponse : C, D, E.

Il n'y a pas *a priori* de majoration du risque de blessure dans le cadre de la pratique d'une activité physique de loisirs. La pratique intensive d'une activité physique dans le cadre de compétition à haut niveau peut engendrer des retards de croissance staturo-pondérale et des retards pubertaires en cas de carence nutritionnelle. Enfin, les disciplines sportives à critère de poids peuvent engendrer un déséquilibre nutritionnel ou des troubles du comportement alimentaire qu'il convient de dépister.

QRM 11

Réponse : A, D.

QRM 12

Réponse : A, C.

QRM 13

Réponse : D, E.

Le certificat d'absence de contre-indication (CACI) est une obligation légale pour toute personne pratiquant une activité sportive en compétition, qu'elle soit licenciée ou non licenciée. La consultation pour obtenir le certificat engage la responsabilité du médecin ; il n'est pas pris en charge par l'assurance maladie. Certaines disciplines sportives à contraintes particulières nécessitent un examen médical plus approfondi par un médecin qualifié. Le CACI se justifie par son intérêt de santé publique car il permet de prévenir, voire d'effectuer, des actes curatifs si besoin.

QRM 14

Réponse : B, C, D.

Le CACI nécessite un examen médical plus approfondi par un médecin qualifié pour les disciplines suivantes : alpinisme de pointe, sports utilisant des armes à feu, sports mécaniques, sports aériens à l'exception de l'aéromodélisme, sports sous-marins, sports de combat pour lesquels la mise hors de combat est autorisée.

QRM 15

Réponse : C.

Avant 35 ans, l'ECG de repos est recommandé en cas de pratique d'une activité physique d'intensité élevée. Le test de Ruffier-Dickson ne fait plus partie des tests à effectuer depuis les nouvelles recommandations de la HAS, 2019.

QRM 16

Réponse : B, D.

Il s'agit d'une obligation légale pour la pratique de tout sport en compétition qu'il soit licencié ou non. Cet examen n'est pas pris en charge par l'assurance maladie. L'épreuve d'effort n'est pas recommandée chez les athlètes asymptomatiques ayant un faible risque cardiovasculaire (SCORE < 1 %).

QRM 17

Réponse : A, B, D, E.

Il s'agit d'un certificat médical de non-contre-indication à la pratique d'un sport qui doit être précisé. Comme tout certificat médical, il engage la responsabilité du médecin qui le rédige. Seules certaines disciplines sportives nécessitent un examen médical approfondi par un médecin qualifié. Ces disciplines sont définies dans l'arrêté du 28 avril 2000 et incluent : alpinisme de pointe, sports utilisant des armes à feu, sports mécaniques, sports aériens à l'exception de l'aéromodélisme, sports sous-marins, sports de combat pour lesquels la mise hors de combat est autorisée.

QRM 18

Réponse : A, B, C, D.

Le type d'activité physique, en particulier son intensité ainsi que la durée et la fréquence de celle-ci, a un impact sur la dépense énergétique totale. Au-delà de 3 h d'activité physique par semaine, il convient d'adapter les apports nutritionnels ; en revanche, les repères nutritionnelles pour la majorité des sportifs correspondent à ceux de la population générale.

QRU 19

Réponse : E.

Les réserves en glucides sous forme de glycogène musculaire représentent le principal déterminant de l'épuisement du sportif. Les aliments glucidiques à index glycémique faible sont à privilégier à distance de l'exercice (constitution des stocks), alors que les aliments à index glycémique élevé sont à privilégier à proximité de l'exercice pour maintenir la glycémie et épargner les stocks de glycogène. Les lipides sont le substrat énergétique des exercices d'intensité modérée et prolongés.

QRM 20

Réponse : A, C, D, E.
Les apports nutritionnels sont à adapter en prenant en compte le sexe seulement à partir de la puberté. Chez l'enfant, les pertes hydriques dépendent de l'âge et de la taille : la compensation hydrique doit donc tenir compte de cette variabilité.

QRM 21

Réponse : A, D.
Soit une consommation de trois à quatre produits laitiers/jour.

QRM 22

Réponse : B, C, D, E.

QRM 23

Réponse : B, D.

QRM 24

Réponse : A, B, C, E.

QRM 25

Réponse : A, C, D.

QRM 26

Réponse : E.

QRM 27

Réponse : B, D.
La restriction cognitive se définit par l'intention de contrôler mentalement son alimentation dans le but de ne pas grossir ou de maigrir. La limitation volontaire des apports alimentaires (avec fréquemment exclusion des aliments « plaisir ») est alors contrôlée par des facteurs externes (injonctions des médias, croyances). Les facteurs internes (signaux intéroceptifs de faim et de rassasiement) ne sont plus respectés. Cela favorise, suite aux frustrations générées, l'impulsivité alimentaire (compulsions et accès boulimiques).

QRM 28

Réponses A, B, D.
La prévention de l'acidose lactique associée à la metformine repose avant tout sur le respect des contre-indications. Il s'agit de toutes les situations au cours desquelles il existe un risque d'hypoxie tissulaire ou de diminution de la clairance du lactate, voire les deux. Il s'agit classiquement de l'insuffisance rénale et de l'insuffisance hépatique sévère. L'insuline est le seul traitement indiqué au cours de la grossesse si les objectifs glycémiques ne sont pas atteints après 7 à 10 jours de mesures hygiénodiététiques.

QRU 29

Réponse : D.
Glycémie à n'importe quel moment de la journée ≥ 2 g/L (11,1 mmol/L) et contexte évocateur.

QRM 30

Réponse : A, C, E.
HTA et obésité sont des critères du syndrome métabolique. Forte hérédité dans le diabète de type 2 par rapport au diabète de type 1.

QRM 31

Réponses B, C, D.

QRM 32

Réponse : B, C, D, E.

QRM 33

Réponse : C, D, E.
Calcul du LDL-cholestérol selon la formule de Friedewald.

QRM 34

Réponse : B, C.

QRM 35

Réponse : A, B, C, D, E.

QRM 36

Réponse : A.

QRM 37

Réponse : A, B, C, D.

QRM 38

Réponse : C.

QRM 39

Réponse : A, B, D.

QRM 40

Réponse : A, C, E.

QRM 41

Réponse : A, B, E.
En cas d'hypertriglycéridémie : diminuer, voire arrêter, la consommation d'alcool; réduire l'apport calorique en cas d'excès de poids abdominal; limiter les boissons sucrées et les aliments (dont les fruits) riches en glucides simples (glucose, fructose, saccharose) et à index glycémique élevé; limiter les apports lipidiques totaux (en particulier dans les hypertriglycéridémies sévères si les mesures diététiques précédentes sont insuffisantes).

QRM 42

Réponse : B, E.
Les facteurs de risque pris en compte dans ces équations sont : l'âge, le sexe, le tabac, la pression artérielle systolique (ou la prise d'un traitement antihypertenseur), le cholestérol total et le HDL-cholestérol.

QRM 43

Réponse : A, B, C, D, E.

QRM 44

Réponse : B.
Une baisse du HDL-cholestérol <0,4 g/L chez un homme et <0,5 g/L chez une femme constitue un facteur de risque cardiovasculaire.

QRM 45

Réponse : A, D, E.
Ce n'est pas le tour de hanche mais le tour de taille qui est pris en compte pour définir le syndrome métabolique : ≥ 102 cm (H), ≥ 88 cm (F) selon NCEP ATP III (2005) et ≥ 94 cm (H), ≥ 80 cm (F) selon IDF (2005). Pas l'insulinémie, uniquement la glycémie à jeun ≥ 1 g/L.

QRM 46

Réponse : C, D.
Acides gras saturés <10 % de la ration calorique journalière via le remplacement par des apports en acides gras mono- et polyinsaturés (huile d'olive extra vierge, huile de colza, huile de noix). Acides gras trans aussi peu que possible (<1 % de la ration calorique journalière), préférentiellement sans apports issus des procédures industrielles. Sel <5 g/j.

QRM 47

Réponse : A, C, D.
La prévention secondaire consiste à éviter la survenue d'un accident cardiovasculaire chez des patients ayant déjà présenté un accident cardiovasculaire en corrigeant les facteurs de risque identifiés et en agissant sur la maladie cardiovasculaire constituée. La prévention primo-secondaire consiste à éviter la survenue d'un accident cardiovasculaire chez des patients indemnes de tout événement cardiovasculaire mais présentant des lésions athéromateuses sévères en corrigeant les facteurs de risque identifiés, et en agissant sur l'athérome infraclinique constitué.

QRM 48

Réponse : A, D, E.

QRM 49

Réponse : B, C, E.
Les tables SCORE ont été développées dans la population européenne et il en existe deux types : un pour les pays européens à haut risque cardiovasculaire (les pays du Nord et de l'Est) et un pour les pays à bas risque cardiovasculaire dont la France fait partie (essentiellement Europe du Sud et de l'Ouest). Les facteurs de risque pris en compte dans ces équations sont : l'âge, le sexe, le tabac, la pression artérielle systolique (ou la prise d'un traitement antihypertenseur), le cholestérol total et le HDL-cholestérol.

QRM 50

Réponse : B, C D, E.
A, bilan et évaluation simple car souvent constitutionnel. C, car signifie une dénutrition sévère. D, en cas de dénutrition avec hypercatabolisme protéique.

QRM 51

Réponse : A, B, D.
A et B, les apports alimentaires peuvent aussi être normaux ou diminués. D, par adaptation. E, anorexie liée à la baisse de la ghréline et à la satiété précoce.

QRM 52

Réponse : B, C, D.
A, pas HbA1C mais glycémie et bandelette urinaire. B, transaminases, phosphatases alcalines, γ-GT.

QRM 53

Réponse : A, B, D.
Par définition, dans l'anorexie mentale, la réduction des apports est auto-imposée. Un PET-scan ne doit pas faire partie des explorations de première intention, mais doit être réservé en cas d'orientation ou de bilan usuel négatif.

QRM 54

Réponse : A, B, C, E.
Une fièvre ou un syndrome inflammatoire peut cependant accompagner tout amaigrissement, notamment s'il y a une complication infectieuse dont le risque est augmenté en cas de dénutrition.

QRM 55

Réponse : A, B, D, E.
La renutrition doit être prudente et progressive afin d'éviter les complications de la renutrition. La supplémentation en thiamine est particulièrement importante en cas d'alcoolisme chronique. La supplémentation concerne avant tout le phosphore pour prévenir le syndrome de renutrition inappropriée, lié à une reprise du fonctionnement métabolique intracellulaire (cycle de Krebs) nécessitant suffisamment de phosphore pour la production d'ATP. Le risque de syndrome de renutrition inappropriée implique une vigilance toute particulière dans la renutrition des premiers jours.

QRM 56

Réponse : A, B, E.
A, car perte de poids ≥ 5 % en 1 mois chez l'enfant comme chez l'adulte <70 ans, critère phénotypique. B, oui car <21, actuellement seule la présence d'un critère phénotypique est nécessaire pour les sujets ≥70 ans. C, nécessité d'avoir également un critère étiologique (HAS, 2019). D, non <26 kg chez l'homme et < 16 kg chez la femme. E, critère phénotypique.

QRM 57

Réponse : A, B, C, D, E.

QRM 58

Réponse : A, C, D, E.
HAS, 2019.

QRM 59

Réponse : D, E.
En France, environ 50 % des sujets âgés (> 70 ans), 30 % des adultes et 10 % des enfants (toutes pathologies confondues) sont dénutris lors de leur admission à l'hôpital et ces fréquences augmentent avec la durée de séjour.

QRM 60

Réponse : B, D, E.
Perte de poids ≥ 10 % et ≤ 15 % en 6 mois, mais albuminémie ≤ 30 g/L avec présence d'un critère étiologique, le cancer.

QRM 61

Réponse : B, C, D.
¶
Lymphopénie au contraire. La dénutrition retentit sur la musculature lisse, notamment digestive.

QRM 62

Réponse : A, D, E.
La prise en charge orale comprend : l'adaptation, l'enrichissement et/ou le fractionnement et la prescription de CNO. L'évaluation des ingesta doit être systématique en cas de prise en charge nutritionnelle.

QRM 63

Réponse : A, C, D.
B, > 1 mois. E, nutrition parentérale.

QRM 64

Réponse : A, B, C.
Doivent être pris à distance des repas et se présentent sous différentes textures : liquides (boissons lactées, jus de fruits, potages), semi-liquides (yaourts à boire), souples (crèmes, flans, compotes, gâteaux moelleux, etc.), plats déshydratés.

QRM 65

Réponse : A, B, C.
Les sujets fragiles ont un risque de chute et une mortalité plus élevée que les sujets robustes. L'autonomie est conservée dans la fragilité sinon on parle de sujet dépendant. Une prise en charge nutritionnelle reste nécessaire chez les sujets dépendants même si les objectifs et les modalités doivent être adaptés à la situation.

QRM 66

Réponse : B, D, E.

L'IMC moyen augmente avec l'âge puis diminue tardivement après 75 ans. Les besoins protéiques du sujet âgé, même en bonne santé, sont plus élevés que chez l'adulte plus jeune, de l'ordre de 1 à 1,2 g/kg/j.

QRM 67

Réponse : A, C, E.
Le diagnostic d'obésité sarcopénique nécessite la conjonction des critères de sarcopénie (diminution de la force musculaire, associée à une diminution de la masse – ou qualité – musculaire) et d'obésité (IMC $\geq$ 30). Une diminution de la masse musculaire associée à une augmentation de la masse grasse n'est donc pas suffisant. L'exercice physique contre résistance, d'intensité croissante, au rythme de deux à trois séances par semaine, améliore la force et la performance musculaires.

QRM 68

Réponse : B.
Une perte de poids importante a des effets délétères sur le pronostic fonctionnel et la mortalité chez l'obèse. En cas de complication (diabète, syndrome des apnées obstructives du sommeil, gonarthrose douloureuse, etc.), une perte de poids modeste de l'ordre de 3 à 5 % seulement, et uniquement en association avec une activité physique, peut être proposée, afin de limiter la perte de masse musculaire.

QRM 69

Réponse : B.
La perte de poids doit être évaluée en pourcentage du poids corporel. Le *Mini Nutritional Assessment®* sert au dépistage et au diagnostic de la dénutrition. La dénutrition touche près de la moitié des patients hospitalisés.

QRM 70

Réponse : B, C, D, E.
Le nombre de patients dénutris au domicile (environ 400000) dépasse celui en EHPAD (environ 150000 patients).

QRM 71

Réponse : A, B, E.
Des apports de l'ordre de 30 à 40 kcal/kg/j sont nécessaires en cas de dénutrition chez la personne âgée. Les matières grasses d'ajout sont une source d'enrichissement calorique très utile. Il n'y a donc pas d'intérêt à les limiter en cas de dénutrition.

QRM 72

Réponse : A, B, D.
Les conseils diététiques doivent être délivrés en première ligne avant même la mise sous CNO. Un apport de CNO à hauteur de 400 kcal et 30 g de protéines par jour est nécessaire pour une efficacité nutritionnelle.

QRM 73

Réponse : A, B, C.
Le SPPB évalue la fonction musculaire mais n'est pas un bon indicateur de la masse musculaire. Chez les personnes âgées sarcopéniques, l'exercice physique en résistance, d'intensité croissante, au rythme de deux à trois séances par semaine, améliore la force et la performance musculaires.

QRM 74

Réponse : A, C.
En cas de dénutrition sévère avec des apports supérieurs à la moitié des apports habituels, la HAS recommande une réévaluation précoce à 1 semaine. En dehors de la vitamine D, le dosage systématique des micronutriments n'est pas recommandé en routine (long et coûteux), même chez le patient dénutri. L'absorptiométrie biphotonique est une des méthodes de référence pour la mesure de la composition corporelle, mais reste difficile d'accès en pratique. En dehors de protocoles de recherche, son utilisation est assez rare dans le suivi de la dénutrition.

QRM 75

Réponse : B, D, E.
La restriction est un des signes de l'anorexie mentale. Elle doit être extrême (refus de boire ou manger) pour être considérée comme un des facteurs indiquant l'hospitalisation. Les vomissements ne sont pas rares dans l'anorexie mentale et ne constituent pas en eux-mêmes une indication à l'hospitalisation. Ils nécessitent une hospitalisation lorsqu'ils sont incoercibles.

QRM 76

Réponse : A, B.
Certaines tumeurs cérébrales telles que les craniopharyngiomes ou tumeurs du tronc cérébral peuvent mimer une anorexie mentale. Le diagnostic vient de l'imagerie (scanner ou IRM). Les maladies du tube digestif, telle la maladie de Crohn, peuvent être des diagnostics associés plutôt que différentiels.

QRM 77

Réponse : A, C, D.

Concernant l'image du corps, le sujet se sent trop gros, malgré un poids en dessous de la normale. Les préoccupations autour du poids et de l'alimentation sont à l'inverse excessives et envahissantes. En revanche, les aliments sont évités, à la fois par le désir de perdre du poids et par les distorsions cognitives (aliments contaminants, nocifs). Dans toute la phase de début d'anorexie mentale, le patient n'a pas conscience du trouble.

QRM 78

Réponse : B.

QRM 79

Réponse : A, E.

QRM 80

Réponse : A, E.
Un sentiment intense et douloureux de culpabilité accompagne souvent la crise. Le sujet a conscience de son trouble, contrairement aux débuts de l'anorexie mentale. Le sujet souffre beaucoup de ce trouble. La crise de boulimie n'est pas déclenchée par la faim mais par des émotions (diverses). L'ingestion des aliments est généralement frénétique (consommation avec avidité d'aliments pas toujours plaisants). Les vomissements ne sont pas spontanés mais provoqués. Leur présence permet de définir la boulimie.

QRM 81

Réponse : A, C, E.
L'anorexie mentale avec des conduites purgatives associe ces conduites aux symptômes explicités ci-dessus. Ces symptômes sont donc à rechercher devant toute conduite purgative. L'hyperphagie boulimique correspond à des accès de boulimie sans conduites purgatives associées.

QRM 82

Réponse : B, C.
Il s'agit d'une alcalose métabolique par le biais des vomissements de la sécrétion gastrique acide. La carence en vitamine B1 est favorisée par les vomissements répétés et peut conduire à un syndrome de Gayet-Wernicke.

QRM 83

Réponse : B, D.
L'amaigrissement est le résultat d'une restriction volontaire. La perte d'appétit est rencontrée dans les anorexies secondaires à des pathologies somatiques ou dans l'anorexie psychogène. La distorsion de l'image corporelle (sous-estimation de la corpulence) est présente quel que soit le type d'anorexie. L'angoisse de reprendre du poids fait partie des critères sémiologiques de l'anorexie mentale (quel que soit le type). Les conduites purgatives définissent l'anorexie-boulimie.

Index

Elsevier-Masson SAS,
65, rue Camille-Desmoulins
92442 Issy-les-Moulineaux cedex
Dépôt légal : novembre 2021

Composition : STRAIVE

Imprimé en Espagne par Egedsa